FUYOU BAOJIAN
ZHONGYIYAO
SHIYI JISHU

U0266884

妇幼保
中医药
适宜技术

主编◎金志春　黄自明　杨雅琴　尹　燕

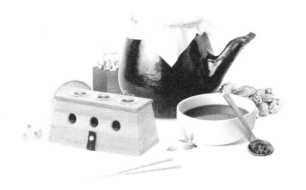

长江出版传媒
湖北科学技术出版社

图书在版编目（CIP）数据

妇幼保健中医药适宜技术 / 金志春等主编 . —武汉：湖北科学
技术出版社，2023.11
ISBN 978-7-5706-2242-9

Ⅰ．①妇…　Ⅱ．①金…　Ⅲ．①妇幼保健－中医疗法
Ⅳ．① R27

中国版本图书馆 CIP 数据核字（2022）第 180302 号

策　　　划：冯友仁		责任校对：陈横宇	
责任编辑：徐　丹　程玉珊		封面设计：喻　杨	

出版发行：湖北科学技术出版社
地　　址：武汉市雄楚大街 268 号（湖北出版文化城 B 座 13—14 层）
电　　话：027-87679468　　　　　　　　　　　　　　　邮　编：430070

印　　刷：武汉中科兴业印务有限公司　　　　　　　　　　邮　编：430071

787×1092　　　1/16　　　　　　　　　　14.5 印张　　　320 千字
2023 年 11 月第 1 版　　　　　　　　　　　2023 年 11 月第 1 次印刷
定　　价：68.00 元

（本书如有印装问题，可找本社市场部更换）

《妇幼保健中医药适宜技术》

编 委 会

主 编 金志春 黄自明 杨雅琴 尹 燕

副主编（排名不分先后）

赵晓莉 戎志斌 易锦发 曲 凡 田青乐 欧阳紫婷

何军琴 潘明沃 侯莉莉 陈 静 宁 艳 陈晓勇

顾岳山 苏凤哲 郭钦源 柴丽宏

编 委（排名不分先后）

金志春	华中科技大学同济医学院附属湖北妇幼保健院
黄自明	华中科技大学同济医学院附属湖北妇幼保健院
杨雅琴	华中科技大学同济医学院附属湖北妇幼保健院
尹 燕	华中科技大学同济医学院附属湖北妇幼保健院
赵晓莉	大连市妇女儿童医疗中心集团
戎志斌	河北省石家庄市妇幼保健院
曲 凡	浙江大学医学院附属妇产科医院
何依菁	浙江大学医学院附属妇产科医院
朱宇航	浙江大学医学院附属妇产科医院
王芳芳	浙江大学医学院附属妇产科医院
何军琴	首都医科大学附属北京妇产医院
李冠杉	首都医科大学附属北京妇产医院
李梦元	首都医科大学附属北京妇产医院
潘明沃	广东省妇幼保健院
马书鸽	广东省妇幼保健院
侯莉莉	南京市妇幼保健院
邱明娟	南京市妇幼保健院
樊 艺	南京市妇幼保健院
陈 静	上海市中医医院
谷灿灿	上海市中医医院
顾岳山	北京市通州区中西医结合医院

苏凤哲　　北京市通州区中西医结合医院
郭钦源　　广西壮族自治区柳州市妇幼保健院
来玉芹　　广西壮族自治区柳州市妇幼保健院
李妙媛　　广西壮族自治区柳州市妇幼保健院
柴丽宏　　北京中西医结合医院
郝　霞　　北京中西医结合医院
张　欢　　北京中西医结合医院
易锦发　　广东省佛山市南海区妇幼保健院
莫鸿辉　　广东省佛山市南海区妇幼保健院
周俊亮　　广东省佛山市南海区妇幼保健院
赵　勇　　广东省佛山市南海区妇幼保健院
杨光林　　广东省佛山市南海区妇幼保健院
田青乐　　江苏省人民医院
周　帅　　江苏省人民医院
王　旭　　江苏省南京市鼓楼区妇幼保健所
欧阳紫婷　湖南省妇幼保健院
罗　岚　　湖南省妇幼保健院
宁东红　　湖南省妇幼保健院
谢锂岑　　湖南省妇幼保健院
宁　艳　　深圳市妇幼保健院
马　飞　　深圳市妇幼保健院
陈晓勇　　江西省妇幼保健院
王慧民　　江西省妇幼保健院
王　巧　　江西省妇幼保健院
陈　瑾　　江西省妇幼保健院
刘馨竹　　江西省妇幼保健院
彭　瑶　　江西省妇幼保健院
祝　佩　　江西省妇幼保健院
梁　艳　　江西省妇幼保健院
陈凌燕　　江西省妇幼保健院
万云慧　　江西省妇幼保健院
崔　英　　江西省妇幼保健院
陈莉莉　　江西省妇幼保健院
方　芳　　江西省妇幼保健院

前　言

中医药学凝聚着深邃的哲学智慧和中华民族几千年健康养生理念及其实践经验，是中国古代科学的瑰宝。中医药适宜技术是中医药学重要的组成部分。中医药适宜技术是指安全有效、成本低廉、简便易学的中医药技术，也称为"中医传统疗法""中医特色疗法""中医民间疗法"，历史悠久，内容丰富，经过历代医家不懈努力和探索，已经形成了较为完善的体系，在防病治病、保护人民群众身体健康中发挥了重要作用。

为了充分发挥中医药适宜技术在妇幼保健领域防病治病作用，推动中医药适宜技术在妇幼保健行业中的应用，中国妇幼保健协会中医和中西医结合分会组织专家编写了《妇幼保健中医药适宜技术》。本书内容既以中医药常用适宜技术为纲，详细介绍各种适宜技术的临床应用方法；又选择中医药适宜技术相对治疗效果较好的部分常见病症进行介绍。本书具有较强的针对性、实用性和操作指导性，适合中医初级人员，尤其是从事基层妇幼保健工作的人员使用。

由于时间仓促，纰漏在所难免，不当之处，敬请指正。

中国妇幼保健协会中医和中西医结合分会主任委员
中国优生优育协会助孕与优生专业委员会主任委员
华中科技大学同济医学院附属湖北妇幼保健院首席顾问专家

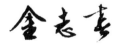

2023 年 5 月 10 日

CONTENTS 目录

第一章　中医药适宜技术概述

中医药是我国独具特色的卫生资源，是中国医药卫生事业的重要特征和显著优势，其临床疗效确切、预防保健作用独特、治疗方式灵活多样、费用较为低廉、具有广泛的群众基础。加强中医药服务能力建设，充分发挥中医药在卫生健康工作中的作用，对于深化医药卫生体制改革（简称医改），探索建立群众支付得起、政府承受得了、财政可持续的中西医相互补充的中国特色医药卫生体制，提高人民群众健康水平，弘扬中华文化，促进经济发展和社会和谐，具有十分重要的意义。

深化医改启动实施以来，在党中央、国务院领导下，在各级党委政府的高度重视和相关部门的大力支持下，各地区按照"保基本、强基层、建机制"的基本原则，加大基层中医药工作力度，大力推广简便易行而又行之有效的中医药适宜技术，取得了明显进展和初步成效，人民群众看中医的公平性、可及性和便利性得到初步改善。中医药为解决群众看病就医问题发挥了重要作用，对建立中国特色基本医疗卫生制度的作用越来越明显。随着人民生活水平不断提高，健康意识和理念不断增强，医疗保障制度不断完善，居民对中医药服务提出了新的更高的要求。

中医药植根于中华文化，在数千年的发展过程中，不断吸收和融合各个时期先进的自然科学、人文科学和哲学思想，理论体系日趋完善，技术方法更加丰富，形成了强调整体把握健康状态、注重个体化、突出治未病、临床疗效确切、治疗方式灵活、养生保健作用突出等鲜明特点，是我国重要的卫生、经济、科技、文化和生态资源，也是我国独具特色的健康服务资源。党和政府高度重视中医药发展，强调要充分发挥中医药作用，大力扶持和促进中医药事业发展，加快推进中医药适宜技术的应用，中医药发展步入快车道，形成了中医药医疗、保健、教育、科研、文化、产业全面发展的新格局，在促进实现医改目标、维护人民群众健康中发挥了重要作用。

第一节　中医药适宜技术基本概念

适宜技术（appropriate technologies）是指既符合自身条件又能够带来最大效益的技术。值得注意的是，在不同领域，适宜技术的概念不尽相同。在医疗卫生领域，适宜技术是指适合于常见病、多发病诊治和广大群众预防疾病、增进健康的技术；能够被广大基层、预防、保健单位的医药卫生人员掌握和应用的技术；费用较为低廉、广大群众在经济上能够承受的技术。概括来说，适宜技术就是一种简便、易行、经济、安全、有效的技术。

中医药适宜技术通常是指安全有效、成本低廉、简便易学的中医药技术，又称"中医适宜技术"，也称"中医传统疗法""中医保健技能""中医特色疗法""中医民间疗法"，是我国传统医学的重要组成部分，其内容丰富、范围广泛、历史悠久。中医药适宜技术作为医疗卫生领域适宜技术的一部分，以中医理论和方法为指导，拥有适用面广、安全性好、可用性强的特点，容易为基层医疗卫生人员掌握，经过历代医家的不懈努力和探索，取得了巨大的成就。

自从有了人类，就有了医疗活动。人类为了生存和繁衍，在与疾病作斗争中，在寻找食物的同时，发现并认识了治病药物。新石器时代，石器成为人类改造和征服自然的有力工具，并成为治疗疾病的器械，如利用"砭石""石针"切开脓肿腔排出脓液治疗脓肿，出现了"砭石疗法"。《山海经》记载"高氏之山，有石如玉，可以为针"，《说文解字》注"砭，以石刺病也"。在出土的文物中，常有砭石发现，也发现有用动物的角进行类似今日的拔罐疗法的"角法"。这些都属于最早的治疗器械，可以说是传统特色疗法的起源。

春秋战国时期，"诸子蜂起，百家争鸣"，促进了医学的发展，传统特色疗法也有了很大的进步。1973年湖南长沙马王堆出土的《五十二病方》，是我国最早的临床医学文献，所记载的外治法有敷药、药浴、熏蒸、按摩、熨、砭、灸等多种手术方法。《黄帝内经》系统确立了传统外治法的治疗原则，提出针、灸、砭、按摩、熨贴、敷药等外治法，为外治法的发展奠定了理论基础。

近些年来，国家十分重视推广使用适宜技术、适宜设备和基本药物为居民提供安全有效和成本低廉的服务。从1991年开始，国家卫生部（现国家卫生健康委员会）每年从全国遴选出10项适宜技术在全国推广应用，这项措施累计推广应用适宜技术近300项，其中包括一部分中医药适宜技术。中医药是我国独具特色的健康服务资源，是构建中国特色健康服务体系不可替代的重要组成部分。充分释放中医药健康服务潜力和活力，满足人民群众多层次、多样化中医药健康服务需求，中医药适宜技术是重要内容。

第二节　中医药适宜技术主要内容

中医药适宜技术主要包括以下6个方面的内容。

（一）针法

"针"是指"针刺"，是一种利用各种针具刺激穴位来治疗疾病的方法。常用针具有体针、头针、耳针、足针、梅花针、火针、电针、小针刀、注射针等。针法类包含体针疗法、放血疗法、头针疗法、耳针疗法、足针疗法、腕踝针疗法、梅花针疗法、火针疗法、电针疗法、小针刀疗法、穴位注射疗法、温针灸疗法等。

（二）灸法

"灸"是指艾灸，艾灸疗法简称灸法，是运用艾绒或其他药物点燃后直接或间接在体表穴位上熏蒸、温熨，借灸火的热力及药物的作用，通过经络的传导，起到温通气血、疏通经络、调和阴阳、扶正祛邪、行气活血、驱寒逐湿、消肿散结等作用，来防病治病的一种治法。

（三）按摩疗法

按摩疗法属于"手法"，包括头部按摩、足底按摩、踩跷疗法、整脊疗法、捏脊疗法、背脊疗法、拨筋疗法、护肾疗法、按揉涌泉穴、小儿推拿疗法、点穴疗法等。

（四）其他外治疗法

其他外治疗法包括刮痧疗法、灌肠疗法、火罐疗法、竹罐疗法、药摩疗法、天灸疗法、盐熨疗法、熏洗疗法、药浴疗法、香薰疗法、火熨疗法、芳香疗法、外敷疗法、膏药疗法、中药蜡疗、敷脐疗法、蜂针疗法等。

（五）内服法

内服法包括方药应用、中药茶饮法、中药药酒疗法、饮食药膳及膏方疗法等。

（六）中药炮制技术

中药炮制技术是根据中医药理论，依照辨证施治用药的需要和药物自身性质，以及调剂、制剂的不同要求所采取的制药技术。中药必须经过炮制后才能入药，这是中医用药的特点之一。经过炮制的中药可改变药性，降低或消除毒副作用，提高药物治疗效果。

第三节 中医药适宜技术作用原理与治疗原则

中医药适宜技术有着较深的理论基础，它与脏腑学说、经络学说、体质学说等有着密切的联系。

（一）脏腑学说

脏腑，古代称为"藏象"，脏腑学说亦称藏象学说。藏是指藏于体内的五脏六腑，象是指征象或形象，藏象即五脏六腑的生理、病理表现于外的征象。

（二）经络学说

经络是人体运行气血、沟通内外、贯穿上下的通络。经络纵横交错，遍布于全身，将人体的五脏六腑、四肢百骸、五官九窍、筋脉肌肤联系成了一个有机的整体。

（三）体质学说

中医对体质的论述始于 2 000 多年以前的《黄帝内经》，但长期以来，有关中医体质的内容，仅散见于一些医著和文献，并未形成专门的学科体系。2009 年国家组织有关专家开始从事中医体质学说的理论、基础与临床研究，并逐步确立了中医体质理论体系，确定了包括平和质、气虚质、阳虚质、阴虚质、痰湿质、湿热质、瘀血质、气郁质、特禀质 9 种基本类型，不同体质类型在形体特征、生理特征、心理特征、病理反应状态、发病倾向等方面各有特点。

（四）中医药适宜技术的治疗原则

《素问·阴阳应象大论》云："治病必求于本。"本即本质、根源，治病求本，就是在治疗疾病时，必须寻找出疾病的根本原因，抓住疾病的本质，并针对疾病的根本原因进行治疗。它是中医辨证论治的一个根本原则，也是中医药适宜技术治疗的基本原则。具体治则又分为扶正祛邪、标本先后、调整阴阳、调和气血、调整脏腑和三因制宜。

扶正祛邪即用培补正气或消除病邪的治疗手段以治愈疾病的治疗原则。扶正就是培补正气以愈病，使用扶助正气的疗法，以增强体质，提高机体的抗病力，从而驱逐邪气，达到战胜疾病、恢复健康的目的；祛邪是消除病邪以愈病，利用祛除邪气的疗法，以祛除病邪，达到邪去正复、恢复健康的目的。

标本先后是针对临床病症中标本主次的不同，而采取"急则治标，缓则治本"的法则施行适宜技术治疗，达到治疗疾病的目的。

调整阴阳是针对机体阴阳偏盛偏衰的变化，采取损其有余、补其不足的原则，使阴阳恢复相对的平衡状态。从根本上讲，人体患病是阴阳协调平衡遭到破坏，出现了偏盛偏衰的结果。故调整阴阳，"以平为期"也是中医治疗疾病的根本法则。

调和气血，是根据气和血的不足及其各自功能的异常，以及气血互用的功能失常等病理变化，施以对应的治疗手段，达到气血协调的治疗目的。

调整脏腑是指人体是一个有机的整体，脏腑之间生理上相互协调，病理上也相互影响。因此在治疗脏腑病变时，既要考虑一脏一腑的阴阳气血失调，更要注意调整各脏腑之间的关系，使之重新恢复平衡状态。

三因制宜即因时、因地、因人制宜。疾病的发生、发展与转归，受多方面因素的影响。气候变化、地理环境、个体的体质差异等因素均对疾病有一定的影响。因此治疗疾病时，必须把这些因素考虑进去，根据具体情况具体分析，区别对待，以采取适宜的治疗手段。

第二章 针 法

第一节 概 述

针灸学（包括针法和灸法）是我国传统医学的重要组成部分，也是日本、韩国等周边国家几个世纪以来主流医学的一部分。近现代以来，针灸技术的外传使针法和灸法逐渐成为欧美最为广泛应用的替代性疗法。由于针法和灸法的普及性，最近几十年来针灸的科学研究发展十分迅速，每年都有许多相关的新研究报告出现，针灸的疗效也得到世界人民越来越多的认同。

针灸学主要包括经络、腧穴、针灸方法及临床治疗等部分。由于其具有操作简便、适应证广、疗效明显和经济安全等优点，因此数千年来深受大众的欢迎。

针灸学的形成和发展经历了一个漫长的过程。战国时期的《黄帝内经》对经络、腧穴、针灸的适应证、禁忌证及治疗原理等做了比较详细的论述，从而奠定了以经络学说为核心的针灸理论体系。明代，针灸医学发展到顶峰。

中华人民共和国成立后，针灸学得到国家的大力支持，各地先后成立了中医学院，设立了研究针灸的专门机构，培养了大批的高级针灸专业人才，针灸在全国范围内得到了普及。在传统的针刺基础上，许多医家根据现代医学理论的指导，使原来的针刺技术得到较好的发展，同时创新性地应用和拓展新的针刺技术，现代针灸发展达到新高潮。

第二节 毫 针 刺 法

毫针是针刺治疗临床上应用最为广泛的针具，毫针刺法也是针灸医生最基本的操作技能，需要重点掌握。

一、毫针的构造、规格

（一）构造

1. 材料

目前临床上应用最广泛的毫针是以不锈钢为制针材料的，特点为具有较高的强度和韧性，针体挺直滑利，且耐高热、耐腐蚀、防锈。此外也有金针、银针等其他金属材料者，临床应用较少。

2. 构造

分为针尖、针身、针根、针柄、针尾 5 个部分（图 2-1）。

（1）针尖：是针身的尖端部分，亦称针芒，是刺入腧穴肌肤的关键部位。

（2）针身：是针尖至针柄间的主体部分，又称针体，是毫针刺入腧穴内相应深度的主要部分。

（3）针根：是针身与针柄连接的部分，是观察针身刺入腧穴深度和提插幅度的外部标志。

（4）针柄：是用金属丝缠绕呈螺旋状针根至针尾的部分，是医者持针、行针的操作部位，也是实施针灸法时装置艾绒的部位。

（5）针尾：是针柄的末端部。

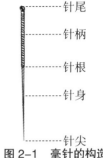

图 2-1　毫针的构造

（二）规格

毫针根据针身的直径和长短，可分为不同的规格（表 2-1、表 2-2）。临床上最常用的毫针规格：粗细为 26 ～ 32 号，长短为 1.0 ～ 3.0 寸。26 ～ 28 号粗细的针，可制成 5.0 ～ 8.0 寸或更长的长针，被称为芒针。粗针刺激强度大，进针相对较痛；细针刺激强度小，进针痛感较轻。短针用于穴位较表浅的部位，长针用于穴位较深、肌肉丰厚的部分。孕妇接受针刺时，宜选择较细规格的针具，避免刺激强度过大；儿童选用毫针规格一般为粗细 30 ～ 32 号，长短 0.5 ～ 1.5 寸。

表 2-1　毫针的粗细规格表

直径（mm）	0.50	0.45	0.40	0.35	0.30	0.25	0.22
号数	22	24	26	28	30	32	34

表 2-2　毫针的长短规格换算表

寸	0.5	1.0	1.5	2.0	2.5	3.0	4.0	5.0
毫米	13	25	40	50	60	75	100	125

（三）检查

针刺是一种侵入性的治疗手段，重复使用隐患较大，现在要求使用一次性针灸针，质量较好，一般不需要特殊检查和收藏。如有特殊情况，如金针、银针，针具需重复使用，须对针尖、针身、针根、针柄等部位认真检查，避免针尖钩曲、针身及针根锈蚀、针柄松动等，造成针刺的意外。

二、针刺法的练习

在进行针刺操作时，一般应双手协同操作，持针的手为刺手，协同操作的手为押手。

刺手的作用，是掌握针具，施行手法操作，进针时运指力于针尖，而使针刺入皮肤，行针时便于提、插、捻、转。押手的作用，主要是固定腧穴位置，夹持针身协助刺手进针，使针身有所依附，保持针身垂直，力达针尖以利于进针，减少疼痛和协助调节、控制针感。

（一）指力练习

1.刺手练习

可用纸垫进行刺手练习。练针时，押手平执纸垫，刺手拇指、食指、中指三指持针柄，如持笔状，使针尖垂直地抵在纸垫上，然后手指捻动针柄，并渐加一定的压力，待针穿透纸垫后另换一处，反复练习。（图2-2）

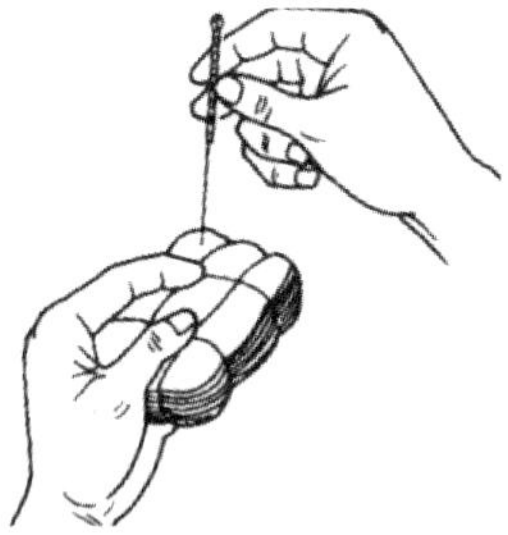

2.押手练习

重点练习拇指、食指二指的指力，面向墙壁站立，将押手拇指和食指撑在墙面上，做类似俯卧撑的练习。

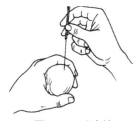

图2-2 刺手练习

（二）手法练习

可用棉球进行手法练习。取棉絮一团，用棉线缠绕，外紧内松，做成直径6～7cm的圆球，外包棉布一层缝制，即可练针。因棉球松软，可以练习提插、捻转、进针、出针等各种毫针操作手法的模拟动作（图2-3）。

图2-3 手法练习

（三）实体练习

通过纸垫、棉球等物体练针，具有了一定的指力基础后，可以在自己身上或和一起学习针法者两人交叉进行实体试针练习，以亲身体会指力的强弱、针刺的感觉、行针的手法等。

三、针刺前的准备

（一）针具选择

选择针柄无松动，针身挺直、光滑、坚韧而富有弹性，针尖圆而不钝的毫针。要根据患者的体质、体形、针刺的部位，选择长短、粗细适宜的针具。

（二）体位选择

针刺时患者体位的选择是否适当，对腧穴的正确定位，针刺的施术操作，留针的持久，以及防止晕针、滞针、弯针甚至折针等都有很大影响。因此据处方选取腧穴的所在部位、选择适当的体位，以既利于腧穴的正确定位，又便于针灸的施术操作和较长时间的留针也不致疲劳为原则。常用体位有以下几种。

1. 仰卧体位

适用于前身部位腧穴。

2. 俯卧体位

适用于后身部位腧穴。

3. 侧卧体位

适用于侧身部位腧穴。

4. 仰靠坐位

适用于头面、前颈、上胸和肩臂腿膝、足踝等部位腧穴。

5. 俯伏坐位

适用于顶枕、后项和肩背等部位腧穴。

6. 侧伏坐位

适用于顶颞、耳颊等部位腧穴。

（三）消毒

1. 针具器械的消毒

目前使用的一次性针灸针，如包装完好，并在使用期限内，不需要进行针具的消毒。如反复使用的针灸针，最好使用高压蒸汽灭菌法。

2. 医者手指消毒

在针刺操作前，医者应先按七步洗手法用肥皂及流动水将手洗干净，再用75% 酒精棉球擦拭手指。

四、进针法

（一）单手进针法

1. 插入法

用右手拇指、食指持针，中指端紧靠穴位，指腹抵住针体中部（图 2-4），当拇指、食指向下用力时，中指也随之屈曲，将针刺入，直至所需的深度。此外，还可以用拇指、食指夹持针体，中指指尖抵触穴位，拇指、食指所夹持的针沿中指尖端迅速刺入（图 2-5），不实施捻转，针刺入穴位后，中指即离开相应的腧穴。

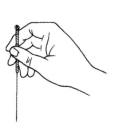 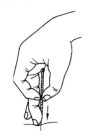

图 2-4　持针　　　图 2-5　单手进针法

2. 捻入法

即指针尖抵于腧穴皮肤时运用指力稍加捻动将针尖刺入皮下的手法。

（二）双手进针法

1. 指切进针法

又称爪切进针法，用左手拇指或食指端切按在腧穴上，右手持针，紧靠左手指甲面将针刺入腧穴（图2-6）。此法适宜于短针的进针。

2. 夹持进针法

即用消毒的左手拇指、食指夹住针身下端，将针尖固定在所刺腧穴的皮肤表面，右手捻动针柄，将针刺入腧穴（图2-7）。此法适用于长针的进针。

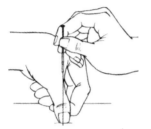 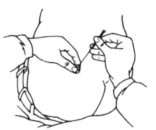

图2-6 指切进针法　　　图2-7 夹持进针法

3. 舒张进针法

用左手食指、中指或拇指、食指将所刺腧穴部位的皮肤向两侧撑开，使皮肤绷紧，右手持针，使针从左手食指、中指或拇指、食指的中间刺入（图2-8）。此法主要用于皮肤松弛部位的腧穴。

4. 提捏进针法

用左手拇指、食指将所刺腧穴部位的皮肤提起，右手持针，从捏起的上端将针刺入（图2-9）。此法主要用于皮肉浅薄部位的腧穴。

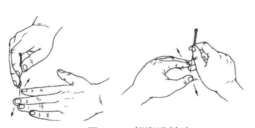 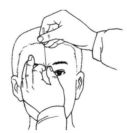

图2-8 舒张进针法　　　图2-9 提捏进针法

（三）针管进针法

将针先插入玻璃、塑料或金属制成的比针短3分（1寸＝10分）左右的小针管里，针尖端放在腧穴皮肤上，左手压紧针管，右手食指对准针柄一击，使针尖迅速刺入体内。然后将针管移除，再将针刺入体内（图2-10）。

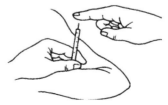

图2-10 针管进针法

五、针刺方向、角度和深度

针刺的方向、角度和深度，要根据施术腧穴所在的具体位置、患者体质、病情需要和针刺手法等实际情况灵活掌握。

（一）针刺的方向

针刺的方向一般根据经脉循行方向、腧穴分布部位和所要求达到的组织结构等情况而定。有时为了使针感达到病所，也可将针尖对向病痛部位。

针刺的方向与针刺的角度是密切相关的。如头面部腧穴多用横刺，颈项、咽喉部腧穴多用斜刺，胸部正中线腧穴多用横刺，侧胸部腧穴多用斜刺，腹部腧穴多用直刺，腰背部腧穴多用斜刺或直刺，四肢部腧穴多用直刺。

（二）针刺的角度

针刺的角度是指进针时针身与皮肤表面所形成的夹角。它是根据腧穴所在的位置和医者针刺时所要达到的目的结合起来而确定的。一般分为以下 3 种角度（图 2-11）。

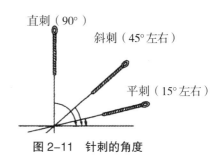

图 2-11　针刺的角度

1. 直刺

直刺是针身与皮肤表面呈 90° 垂直刺入。此法适于人体大部分腧穴。

2. 斜刺

斜刺是针身与皮肤表面呈45° 左右倾斜刺入。此法适用于肌肉浅薄处或内有重要脏器，或不宜直刺、深刺的腧穴。

3. 平刺

平刺即横刺、沿皮刺，是针身与皮肤表面呈 15° 左右或沿皮肤以更小的角度刺入。此法适用于皮薄肉少部位的腧穴，如头部的腧穴等。

（三）针刺的深度

针刺的深度是指针身刺入人体内的深浅度，每个腧穴的针刺深度不同，可灵活掌握。在此仅从患者的年龄、体质、病情、部位等方面介绍。

1. 年龄

年老者体弱、气血衰退，小儿娇嫩、稚阴稚阳，均不宜深刺；中青年、身强体壮者，可适当深刺。

2. 体质

形瘦体弱者，宜浅刺；形盛体强者，宜深刺。

3. 病情

阳证、新病宜浅刺；阴证、久病宜深刺。

4. 部位

头面、胸腹及皮薄肉少处的腧穴宜浅刺；四肢、臀、腹及肌肉丰厚处的腧穴宜深刺。针刺的角度和深度关系极为密切，一般来说，深刺多用直刺，浅刺多用斜刺、平刺。

六、行针与得气

毫针刺入穴位后，为了使患者产生针感，或进一步调整针感的强弱，或者要使针感向某个方向传导而采取的操作方法，称为"行针"，亦称"运针"。行针手法包括基本手法和辅助手法两类。

（一）基本手法

行针的基本手法是毫针刺法的基本动作，从古至今临床常用的主要有提插法和捻转法2种。两种基本手法临床施术时既可单独应用，又可配合应用。

1. 提插法

是将针刺入腧穴一定深度后，施以上提下插的操作手法。使针由浅层向下刺入深层的操作谓之插，从深层向上引退至浅层的操作谓之提，如此反复地做上下纵向运动就构成了提插法（图2-12）。对于提插幅度的大小、层次的变化、频率的快慢和操作时间的长短，应根据患者的体质、病情、腧穴部位和针刺目的等灵活掌握。使用提插法时的指力一定要均匀一致，幅度不宜过大，一般以 3～5 分钟为宜，频率不宜过快，每分钟 60 次左右，保持针身垂直，不改变针刺角度、方向。通常认为行针时提插的幅度大、频率快，刺激强度就大；反之，提插的幅度小、频率慢，刺激强度就小。

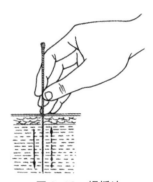

图 2-12 提插法

2. 捻转法

即将针刺入腧穴一定深度后，施向前、向后捻转动作使针在腧穴内反复前后来回旋转的行针手法（图2-13）。捻转角度的大小、频率的快慢、时间的长短等，需根据患者的体质、病情、腧穴的部位、针刺目的等具体情况而定。使用捻转法时，指力要均匀，角度要适当，一般应掌握在 180° 左右，不能单向捻针，否则针身易被肌纤维等缠绕，引起局部疼痛和导致滞针而使出针困难。一般认为捻转角度大、频率快，其刺激强度就大；捻转角度小、频率慢，其刺激强度则小。

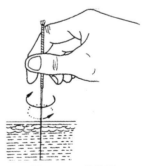

图 2-13 捻转法

（二）辅助手法

行针的辅助手法，是行针基本手法的补充，是以促使得气和加强针刺感应为目的的操作手法。

临床常用的行针辅助手法有以下 6 种。

1. 循法

是医者用手指顺着经脉的循行径路在腧穴的上下部轻柔循按的方法。针刺不得气时，可以用循法催气。

2. 弹法

针刺后在留针过程中，以手指轻弹针尾或针柄，使针体微微振动的方法称为弹法。以加强针感、助气运行（图 2-14）。

3. 刮法

毫针刺入一定深度后，经气未至，以拇指或食指的指腹抵住针尾，用拇指、食指或中指指甲，由下而上或由上而下频频刮动针柄，或者用拇指、中指固定针柄，以食指指尖由上至下刮动针柄的方法称为刮法（图 2-15）。本法在针刺不得气时用之可激发经气，如已得气者可以加强针刺感应的传导和扩散。

4. 摇法

毫针刺入一定深度后，手持针柄，将针轻轻摇动的方法称摇法。其法有二：一是直立针身而摇，以加强得气的感应；二是卧倒针身而摇，使经气向一定方向传导。

5. 飞法

针后不得气者，用右手拇指、食指持针柄轻轻捻搓数次，然后张开两指，一搓一放，反复数次，状如飞鸟展翅，故称飞法（图 2-16）。本法的作用在于催气、行气，并使针刺感应增强。

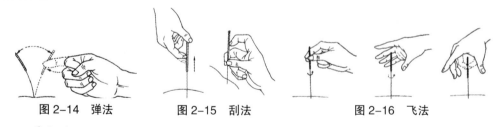

图 2-14　弹法　　　　图 2-15　刮法　　　　图 2-16　飞法

6. 震颤法

针刺入一定深度后，右手持针柄，用小幅度、快频率的提插、捻转手法，使针身轻微震颤的方法称震颤法。本法可促使针下得气，增强针刺感应。

毫针行针手法以提插、捻转为基本操作方法，并根据临证情况，选用相应的辅助手法。

（三）得气

古称"气至"，又称"针感"，是指毫针刺入腧穴一定深度后，施以提插或捻转等行针手法，使针刺部位获得经气感应。针下是否得气，可以从两个方面分析判断，即患者对针刺的感觉、反应和医者刺手指下的感觉。当针刺腧穴得气时，患者的针刺部位有酸胀、麻重等自觉反应，有时还出现热、凉、痒、痛、抽搐、蚁行等感觉，或呈现沿着一定的方向和部位传导和扩散的现象；当患者自觉反应的同时，医者的刺手亦能体会到针下沉紧、涩滞或针体颤动等反应。临床上一般是得气迅速时疗效好，得气慢时疗效就差，若不得气时，就可能无效。当针下不得气时，需采取留针候气的方法等气至。亦可采用间歇运针，施以提插、捻转等手法等待气至。

七、针刺补泻

针刺之所以能治病，就是因其具有调节阴阳相对平衡的作用。在针刺治疗中，此作用是通过补泻手法来实现的。此处只介绍基本补泻手法。

（一）捻转补泻

针下得气后，捻转角度小，用力轻，频率慢，操作时间短，结合拇指向左向前、食指向右向后（左转用力为主）者为补法。捻转角度大，用力重，频率快，操作时间长，结合拇指向右向后、食指向左向前（右转用力为主）者为泻法。

（二）提插补泻

针下得气后，先浅后深，重插轻提，提插幅度小，频率慢，操作时间短，以下插用力为主者为补法；先深后浅，轻插重提，提插幅度大，频率快，操作时间长，以上提用力为主者为泻法。

八、留针与出针

（一）留针法

将针刺入腧穴并施行手法后，使针留置腧穴内称为留针。留针是为了加强针刺的作用和便于继续行针施术。一般病症只要针下得气而施以适当的补泻手法后，即可出针，或留针 10～20 分钟。但对一些特殊病症，如急性腹痛，破伤风，角弓反张，寒性、顽固性疼痛或痉挛性病症，可适当延长留针时间，有时留针可达数小时，以便在留针过程中间歇性行针，以增强、巩固疗效。在临床上留针与否或留针时间的长短，不可一概而论，应根据患者具体病情而定。

（二）出针法

出针，又称起针、退针。在施行针刺手法或留针达到预定针刺目的和治疗要求后，即可出针。出针的方法，一般是以左手拇指、食指两指持消毒干棉球轻轻按压针刺部位，右手持针做轻微的小幅度捻转，并随势将针缓慢提至皮下（不可单手用力过猛），静留片刻，然后出针。出针后，除特殊需要外，都要用消毒棉球轻压针孔片刻，以防出血或针孔疼痛。当针退出后，要仔细查看针孔是否出血，询问针刺部位有无不适感，检查核对针数是否遗漏，还应注意有无晕针延迟反应。

九、异常情况的处理和预防

针刺治疗虽然比较安全，但如操作不慎，针刺手法不当，或对人体解剖部位缺乏全面的了解，在临床上会出现意外情况。常见者有以下几种。

（一）晕针

晕针是在针刺过程中患者发生的晕厥现象，这是可以避免的，医者应该注意。

【症状】患者突然出现精神疲倦，头晕目眩，面色苍白，恶心欲吐，多汗，心慌，四肢发冷，血压下降，脉象细。或意识不清，仆倒在地，唇甲发绀，二便失禁，脉细微欲绝。

【原因】患者体质虚弱，精神紧张，或疲劳、饥饿、大汗、大泻、大出血之后，或者是体位选择不当，或医者针刺手法过重，而致针刺时或留针过程中发生此现象。

【处理】立即停止针刺，将针全部起出。使患者平卧，注意保暖，轻者仰卧片刻，饮温开水或糖水后，即可恢复正常。重者在上述处理基础上，可刺人中、素髎、内关、足三里，灸百会、关元、气海等穴，即可恢复。若仍不省人事、呼吸细微、脉细弱者，配合其他治疗或采用急救措施。

【预防】对于晕针应注重预防。如初次接受针刺治疗或精神过度紧张、身体虚弱者，应先做好解释，消除对针刺的顾虑，同时选择舒适持久的体位，最好采用卧位。选穴宜少，手法要轻。若饥饿、疲劳、大渴时，应令进食、休息、饮水后再予针刺。医者在针刺过程中，要精神专一，随时注意观察患者的反应，询问患者的感觉。一旦有不适等晕针先兆，应及早采取处理措施，防患于未然。

（二）滞针

滞针是指在行针时或留针后医者感觉针下涩滞，捻转、提插、出针均感困难，而患者则感觉剧痛的现象。

【症状】针在体内提插、捻转或出针均感困难，若勉强捻转、提插时，则患者痛不可忍。

【原因】患者精神紧张，当针刺入腧穴后，患者局部肌肉强烈收缩；或行针手法不当，向单一方向捻针太过，以致肌肉组织缠绕针体而成滞针。若留针时间过长，有时也可出现滞针。

【处理】若患者精神紧张，局部肌肉过度收缩时，可于滞针腧穴附近进行循按或叩弹针柄，或在附近再刺一针，以宣散气血，而缓解肌肉的紧张。若行针不当，单向捻针而致滞针者，可向相反方向将针捻回。

【预防】对精神紧张者，应先做好解释工作，消除患者的顾虑。注意行针的操作手法和避免单向捻转。

（三）弯针

弯针是指进针时或将针刺入腧穴后，针身弯曲。

【症状】改变了进针或刺入留针时的方向和角度，提插、捻转及出针均感困难，而使患者感到疼痛。

【原因】医生进针手法不熟练，用力过猛、过快，以致针尖碰到坚硬的组织器官或患者在针刺或留针时移动体位，或因针柄受到某种外力压迫、碰击等，均可造成弯针。

【处理】出现弯针后，即不得再行提插、捻转等手法。如针身轻微弯曲，应慢慢将针起出。若弯曲角度过大时，应顺着弯曲方向将针起出。若由患者移动体位所致，应使患者慢慢恢复原来体位，局部肌肉放松后，再将针缓缓起出。切忌强行拔针，以免将针体折断，留在体内。

【预防】医者进针手法要熟练，指力要均匀，并要避免进针过快、过猛。选择舒适体位，在留针过程中，嘱患者不要随意变动体位。注意保护针刺部位，针柄不得受外物硬碰和压迫。

（四）断针

断针又称折针，是指针体折断在人体内。

【症状】行针时或出针后发现针身折断，断端部分针身尚露于皮肤外，或断端全部在皮肤之下。

【原因】针具质量较差；或进针时将针身全部刺入皮下，强力提插捻转，肌肉强烈收缩折断针身；行针时患者变更体位；滞针、弯针未及时处理，均可造成断针。近年来随着一次性针具的普及，断针现象很少发生。

【处理】嘱患者切勿变动原有体位，防止针体进入深部组织。若残端部分针身显露于体外，可用手指或镊子将针起出。若断端与皮肤相平或稍陷入皮肤下，用左手拇指、食指垂直向下挤压针孔两旁的肌肤，利于断端暴露于体外，右手持镊子夹出。若断端完全陷入深部组织，则需在 X 线定位下，手术取出。

【预防】针刺前检查好针具，针刺过程中避免用力过大；行针、留针时叮嘱患者不要变换体位。进针时不要把针身全部刺入皮肤下，应留部位于体外。

（五）血肿

血肿是指针刺部位出现皮下出血而引起的肿痛。

【症状】出针后，针刺部位肿胀疼痛，继则皮肤呈现青紫色。

【原因】针尖弯曲带钩，使皮肉受损，或刺伤血管所致。

【处理】出现微量的皮下出血而局部小块青紫时，一般不必处理，可以自行消退。若局部肿胀疼痛较剧、青紫面积大且影响到功能活动时，可先做冷敷止血、再做热敷或在局部轻轻揉按，以促使局部瘀血消散吸收。

【预防】仔细检查针具，熟悉人体解剖部位，避开血管针刺，出针时立即用消毒干棉球按压针孔。

（六）创伤性气胸

针刺引起创伤性气胸是指针具刺穿了胸腔且伤及肺组织，气体积聚于胸腔，出现呼吸困难等现象。

【症状】患者突感胸闷、胸痛、气短、心悸，严重者呼吸困难、发绀、冷汗、烦躁、恐惧，到一定程度会发生血压下降、休克等危急现象。检查：患侧肋间隙变宽，叩诊见鼓音，听诊见肺呼吸音减弱或消失，气管可向健侧移位。如气窜至皮下，患侧胸部、颈部可现握雪感或捻发音，X线胸部透视可见肺组织被压缩现象。有的病情轻的，出针后并不出现症状，而过一定时间才慢慢感到胸闷、疼痛、呼吸困难。

【原因】主要是针刺胸部、背部和锁骨附近的穴位过深，针具刺穿了胸腔且伤及肺组织，气体积聚于胸腔而造成气胸。

【处理】一旦发生气胸，应立即出针，采取半卧位安静卧床休息，要求患者心情平静，切勿恐惧而翻转体位，尽量减少呼吸的幅度。一般漏气量少者，可自然吸收。同时要密切观察，随时对症处理，如给予镇咳、消炎药物，以防止肺组织因咳嗽扩大创孔，加重漏气和感染。对严重病例如发现呼吸困难、发绀、休克等现象者需组织抢救，如胸腔排气、少量慢速输氧、抗休克治疗等。

【预防】针刺治疗时，必须选好适当体位。根据患者体型掌握进针深度，施行提插手法的幅度不宜过大。对于胸部、背部及缺盆部位的腧穴，最好平刺或斜刺，且不宜太深，一般避免直刺，留针时间不宜过长，更不可深刺该部腧穴。

（七）刺伤内脏

刺伤内脏是指针刺内脏周围腧穴过深，针具刺入内脏引起内脏损伤，出现各种症状的现象。

【症状】刺伤肝脏时，可引起内出血，患者可感到肝区或脾区疼痛，有的可向背部放射；如出血不止，腹腔内聚血过多，会出现腹痛、腹肌紧张，并有压痛及反跳痛等急腹症症状。刺伤心脏时，轻者可出现强烈的刺痛，重者有剧烈的撕裂痛，引起心外射血，立即导致休克、死亡。刺伤肾脏时，可出现腰痛、肾区叩击痛、血尿，严重时血压下降、休克。刺伤胆囊、膀胱、胃肠等空腔脏器时，可引起局部疼痛、腹膜刺激征或急腹症症状。

【原因】主要是术者缺乏解剖学和穴位知识，对腧穴和脏器的部位不熟悉，加之针刺过深而引起。

【处理】轻者，卧床休息后一般可自愈。如果损伤严重或出血明显，以及出现休克、腹膜刺激征者，应迅速急救处理。

【预防】掌握腧穴定位，熟悉穴下脏器组织；注意体位，掌握好针刺的方向、角度、深度，行针幅度不宜过大。对于肝、脾、胆囊肿大，心脏扩大的患者，胸、背、胁、腋的穴位不宜深刺；尿潴留、肠粘连的患者，腹部穴位不宜深刺，应以针尖仅达腹壁各层、不进入腹腔为度。

十、针刺注意事项

过度劳累、饥饿、精神紧张的患者，不宜针刺，需待其恢复后再治疗。体质虚弱者刺激不宜过强，并尽量采用卧位。避开血管针刺，以免出血。有自发性出血倾向或因损伤后出血不止的患者，不宜针刺。皮肤感染、溃疡、瘢痕部位，不宜针刺。进针时有触电感、疼痛明显或针尖触及坚硬组织时，应退针而不宜继续进针。眼区、头项部、胸背部、胁肋部等部穴位，应掌握好针刺的角度、方向和深度。妊娠3个月以内者，小腹及腰骶部穴位禁针；3个月以上者，上腹部及某些针感强烈的穴位（如合谷、三阴交等）也应禁针。有习惯性流产史者慎用针刺。月经期间如不是为了调经，也不宜用针。小儿囟门未闭合时，头项部穴位一般不宜用针刺。此外，因小儿不能合作，针刺时宜采用速针法，不宜留针。针刺下腹部穴位前嘱患者排空膀胱，对尿潴留患者要掌握适当的针刺方向、角度和深度，以免发生意外。

第三节　皮内针刺法

皮内针刺法，是用特制的小型针具刺入并固定于腧穴部位皮内或者皮下，进行较长时间埋藏的一种针刺方法，又称"埋针法"。其作用与古代的"静以久留"意义相似，给皮部以微弱而较长时间的刺激，达到防治疾病的目的。

一、针具种类

皮内针是用极细的不锈钢丝制成的小针，有颗粒型和揿钉型两种。

1. 颗粒型（麦粒形）

针身长约1cm，针柄形似麦粒或呈环形，针身与针柄成一直线。

2. 揿钉型（图钉形）

针身长0.2～0.3cm，在一个金属圆粒下垂出一个细针尖来，如同图钉，针身与针柄呈垂直状。揿钉型针便于久留气，适用于垂直浅刺埋针治疗各种慢性疾病。这种揿钉型针具有一环形针尾，所以针身埋入皮肤后，不致因身体的运动使针尾受肌肉牵拉的影响而没入皮下。同时环状的针尾，扁平而大，故在埋入时不用特种器械，只要用手指一揿即能刺入。近年来有厂家将揿针型皮内针加以改良，形成新型的揿针，针身更细且直接固定于胶布上，无金属圆粒，使用更加方便。

二、适应证

本法常用于某些慢性顽固性疾病，如高血压、神经衰弱、面肌痉挛、支气管哮喘、月经不调、痛经、遗尿；痛性疾病，如三叉神经痛、偏头痛、胃脘痛、肠绞痛、关节痛、扭挫伤等。

三、操作方法

1. 颗粒型皮内针法

常规消毒皮肤后，以左手拇指、食指按压穴位上下皮肤，稍用力将针刺部位皮肤撑开固定。右手用小镊子夹住针柄，沿皮下将针刺入真皮内，针身可沿皮下平行埋入 0.5～1.0cm。针刺的方向，一般与经脉循行的方向呈十字形交叉，针刺入皮内后，露在外面的针身和针柄下的皮肤表面之间，粘贴一小块胶布，然后再用一条较前稍大的胶布覆盖在针上，这样就可以保护针身固定在皮内，不致因运动等影响而使针具移动或掉落。

2. 揿钉型皮内针法

皮肤消毒，以小镊子或特针钳夹住针柄，将针尖对准选定穴位轻轻刺入，然后以小方块胶布粘贴固定。此外，也可以将针柄放在预先剪好的小方块胶布上粘住，使用时将其胶布连针直接刺入穴位。对于新型的皮内针，可直接刺入固定。此法常用于面部、耳部穴位。皮肤针埋藏的时间一般为 1～2 天，多者 6～7 天，暑热天气埋覆时间不宜超过 2 天，平时注意检查，以防感染。

四、注意事项

埋针时选择利于固定和不妨碍肢体活动的穴位。埋针期间，针处不要着水，以免感染。热天出汗较多，埋针时间不宜过长。发现针处感染，应及时处理。

第四节 鍉 针 疗 法

鍉针为古代九针之一，长 3～4 寸，现多用粗钢丝制成（也有用硬木或骨质材料制成者），针头钝圆如黍粟，不致刺入皮肤，用于穴位表面的推压。用鍉针按压经络穴位表面以治疗疾病的方法称为鍉针疗法。正如《灵枢·九针十二原第一》所云："鍉针者，锋如黍粟之锐，主按脉勿陷，以致其气。"

一、操作方法

将鍉针按压在经脉及穴位表面，不刺入皮肤，以得气为度。亦可指导患者自己使用。鍉针按压的轻重程度可分为弱、强二类。弱刺激为补法，适于虚证；强刺激为泻法，适于实证。

1. 弱刺激

将针轻轻压在经脉穴位上，待局部皮肤周围发生红晕或症状缓解时，缓慢起针，起针后局部稍加揉按。

2. 强刺激

将针重压在经脉及穴位上，动作宜快，待患者感觉疼痛或酸胀感向上下扩散时，迅速起针。

二、适应证

本法具有疏通经络、补益气血的作用，可广泛应用于各种寒证及虚证，尤其是对害怕针刺者、年老体弱者、孕妇及儿童更为适宜。临床上多用于某些疼痛性的虚证，以及属于气分的病症，如胃痛、腹痛、消化不良、神经性呕吐、妊娠呕吐、神经症等。

三、疗程

一般每天 1 次，10 次为 1 个疗程。

四、注意事项

局部皮肤感染、有瘢痕者不宜施用此法。

第五节　火针疗法

火针疗法是一种利用特殊材质制成的粗针或细针，将针身在火上烧红后，迅速刺入穴位的治疗方法，既有针的刺激作用，又有灸的温热作用。火针疗法古而有之。《灵枢·官针》中称火针为"燔针"、火针疗法为"焠刺"，并提到可治疗痹证（如关节炎）、寒证（如风寒感冒）、经筋病（如筋肉劳损）、骨病。火针疗法发展的鼎盛时期是明代。代表著作《针灸大成》《针灸聚英》《名医类案》等书中均提到了火针，对火针疗法从针具、加热、刺法到功效和禁忌等都做了全面精细的论述，使火针疗法在理论和实践上都有了一定的突破，奠定了火针治病的理论体系。

一、火针针具

制作火针的材料不同于一般毫针，采用钨锰合金冷拔成钢丝加工成火针，具有耐高温、坚硬挺拔的特点。火针针体较粗，尖而不锐，稍圆钝。火针分为细火针、中粗火针和粗火针3种。直径0.5mm的细火针主要用于面部穴位，因面部神经、血管丰富，痛觉敏感，所以使用细火针可减少痛苦，对体质虚弱者及老年人也适宜用细火针。中粗火针用于除面部和肌肉组织较薄的部位外的其他穴位或部位。粗火针主要用于针刺发病部位，如腹部肿块、硬块，皮肤肿烂、溃疡、化脓处等。

二、火针针法

火针针法有点刺法、围刺法、痛点刺法、密刺法、散刺法、留针法6种。

（1）点刺法：使用的针具以细火针或中粗火针为宜，进针的深度较毫针浅。

（2）围刺法：所用的针具为中粗火针，每针间隔以1.0～1.5cm为宜。针刺的深浅视病灶深浅而定，病灶深则针刺深，病灶浅则针刺浅。

（3）痛点刺法：选用中粗火针，进针稍深一些。

（4）密刺法：针刺时的密集程度，取决于病变的轻重，一般间隔1cm，如病重可稍密，病轻则稍疏。如病损部位的皮肤厚而硬，针刺时可选用粗火针，反之则用中粗火针。针刺的深度以刚接触到正常组织为好，太浅太深都不适宜。

（5）散刺法：在病变局部周围进行点刺的一种方法。一般据病变部位大小不同，可刺10～20针，由病变外缘环形向中心点刺。

（6）留针法：即刺入穴位或部位后，需留针1～5分钟，然后再出针。在留针期间，医生可采用各种补泻手法，或仅留针而不行手法，待正气自复。

三、操作方法

1. 选穴与消毒

1）选穴：

（1）循经取穴。根据临床症状，辨证归经，按经取穴，在经穴上施以火针，通过经络的调节作用治疗疾病。

（2）痛点取穴。在病灶部位寻找明显的压痛点，在痛点上施以火针，通过温热刺激，使经脉畅通，疼痛则止。

在病灶处或周围进行针刺。因病灶的形成多由于局部气血运行不畅，用火针刺激可使循环改善，组织代谢增强，清除病灶，缓解疾病。

2）消毒：宜先用碘酒消毒，后用酒精棉球脱碘，以防感染。

2. 烧针

烧针是使用火针的关键步骤，《针灸大成·火针》说"灯上烧，令通红，用方有功。若不红，不能去病，反损于人"。因此，在使用前必须将针烧红，才能作用。较为方便的方法是用酒精灯烧针。

3. 针刺与深度

（1）进针：针刺时用烧红的针具，迅速刺入选定的穴位内，即迅速出针。

（2）针刺深度：《针灸大成·火针》中说刺针"切忌太深，恐伤经络，太浅不能去病，惟消息取中耳"。火针针刺的深度要根据病情、体质、年龄和针刺部位的肌肉厚薄、血管深浅而定。一般而言，四肢、腰腹针刺稍深，可刺 2～5 分深，胸背部穴位针刺宜浅，可刺 1～2 分深。

（3）出针：当火针进到一定深度时，应迅速出针，消毒干棉球按压针孔，目的是减少患者的痛苦。不扩大针孔以免小瘢痕形成。

（4）出针后处理：火针出针后一般不需要特殊的处理，只需要用干棉球按压针孔即可。

四、适应证

火针有温经通络、祛风散寒的作用。主要用于痹证、胃下垂、胃脘痛、泄泻、痢疾、阳痿、瘰疬、风疹、月经不调、痛经、小儿疳积及扁平疣、痣等。贺普仁教授在实践中将火针可治疗的病种扩展到 100 多种。

五、注意事项

（1）施用火针时要注意安全，防止烧伤或火灾等意外事故。

（2）精神过于紧张的患者，饥饿、劳累及大醉之人不宜用火针。

（3）体质虚弱的患者，应采取卧位。

（4）人体的有些部位，如大血管、内脏及主要的器官处，禁用火针。

（5）面部应用火针需慎重。因火针后，局部有可能遗留小瘢痕，因此古人认为面部应禁用。但如我们在操作时选用细火针浅刺，则不但可以治疗疾病，而且不会出现瘢痕，因此禁止在面部用火针不是绝对的。

（6）火针针刺后，须向患者交待以下内容：①火针完毕后的正常反应为针后当天针孔可能发红，或针孔有小红点高出皮肤，甚或有些患者出现发痒，嘱患者不必担心，不会造成针孔感染，这是机体对火针的一种正常反应。针孔是个轻度的小烧伤，数天后自行消失，不需要任何治疗处理。②当针孔瘙痒时，不要用指甲搔抓，否则红点范围扩大，影响下一次火针治疗。③火针治疗后当天最好不要洗澡，保护针孔，以免污水浸入针孔，感染化脓。

（7）火针治疗后应注意清洁。

（8）火针治疗期间忌食生冷。

（9）糖尿病患者禁用火针。

第六节 电针疗法

电针疗法是近现代科学发展的产物，与现代物理学进步有密切关系，电针疗法是在针刺基础上产生和发展起来的。在旧石器时代后期已经出现了石针、骨针、竹针等。进入青铜时代，随着生产力的发展，原来的石针（砭石）、骨针等被金属针所替代，故《黄帝内经》中载有"九针"，即为明证。大约在战国末期，集群医之术的《黄帝内经》出版，此书是一部划时代的中医学理论经典著作。它不但论述了人体解剖、生理、病理、病因、诊断等基本理论，还论述了五脏六腑、十二经脉、奇经八脉的生理功能、病理变化及其相互关系，由此奠定了中医针灸学的脏腑经络学理论基础，《黄帝内经》也吸纳了当时社会上流行的思辨性初期哲学思想——阴阳五行说（用以说明中医理论的工具），形成了完整的中医学。在中医经络学说的指导下，经过历代医家不断实践和总结，经络的循行及腧穴部位已基本规范统一，针灸疗法已经成为一种独特的治疗技术。

大约在公元 6 世纪，针灸医学传到朝鲜、日本、越南、印度等国。17 世纪经荷兰人拉因（T.Rhyne）传至欧洲。随着欧洲西方工业的发展和科技的进步，在 1810 年法国医师白利渥慈（Louis Berlioz）提出针上通电的想法，到 1825 年萨朗弟爱（Sarlandiere）医师首用电针治疗神经痛和风湿病，在 20 世纪初（1915 年）戴维斯（Daris）应用电针术治疗坐骨神经痛，在 1921 年戈尔登（Goulden，E.A.）医师用电针治疗神经炎等，这是电针的萌芽。1934 年，我国最早的针灸专业性期刊《针灸杂志》首先刊载了电针疗法临床应用的报道，但应用并不广泛。

陕西省西安卫校朱龙玉医师于 1951 年首倡电针疗法，他将医学生理学实验中刺激神经肌肉的"感应圈"（初级线圈输出脉动直流，次级线圈输出感应电流）应用于针上通电的电针治疗中，据此而制作了电针机，命名为"陕卫式电针机"。电针刺激的部位既包括传统的经络穴位，又包括近代解剖学中的神经，在临床治疗中取得了显著的疗效，这是中西医并蓄的成果，社会影响颇大。

在 20 世纪 60—70 年代，我国广泛开展了"针刺麻醉"的临床手术应用和针刺镇痛机制的深入研究，取得了重大进展。20 世纪 80 年代出现了导电的贴片电极，我国将这种贴片电极应用于皮表穴位上，称为表皮经穴电刺激（transcutaneous electric acupoint stimulation）。由此可见，传统的针灸疗法，在同现代科学技术相结合的过程中，不可避免地有所更新。

一、电针器的选择

电针器的种类较多，目前较常见的有蜂鸣式电针器、电子管电针器、半导体电针器等。它采用振荡发生器，输出接近人体生物电的低频脉冲电流，既可用电针，又可用点状电极或板状电极直接放在穴位或患部进行治疗。电针器以刺激强度大、安全、可用电池、省电、体积小、携带方便、耐震、无噪声者为佳。

二、操作方法

电针的用针除用不锈钢外，也可用银特制。一般选用 26 ～ 28 号粗细的毫针。

电针仪器在使用前，必须先把强度调节旋钮调至零位（无输出），再把电针器上每对输出的两个电极分别连接在两根毫针上。一般将同一对输出电极连接在身体的同侧，在胸背部的穴位上使用电针时，更不可将两个电极跨接在身体两侧。通电和断电时应注意逐渐加大或减小电流强度，以免给患者造成突然的刺激。临床治疗，一般针刺穴位有了治疗所需的"得气"感应后（神志失常、知觉麻木、小儿患者除外），将输出电位器调至"0"度，负极接主穴，正极接配穴（也有不分正负极，将两根导线任接两支针柄），然后拨开电源开关，选好波型，慢慢调高至所需输出电流量。通电时间一般 5 ～ 20 分钟，针刺麻醉可持续更长时间。如感觉降低，可适当加大输出电流量，或暂时断电 1 ～ 2 分钟后再行通电。如果病情只需用一个穴位，可把一根导线接在针柄上，另一根导线接在一块约 25cm 大小的薄铝板上，外包几层湿纱布，平放在离针稍远的皮肤上，用带子固定。这样，针刺部位的电刺激感应很明显，作用较集中，而铝板部位因电流分散，感应微弱，作用很小。

三、电针的选穴

电针疗法的选穴与毫针刺法大致相同。但须选取两个穴位以上，一般以取用同侧肢体 1 ～ 3 对穴位（即使用 1 ～ 3 对导线）为宜，不可过多，过多则会刺激太强，患者不易接受。

电针的选穴，既可按经络选穴，又可结合神经的分布，选取有神经干通过的穴位及肌肉神经运动点。

（1）头面部：听会、翳风（面神经）；下关、阳白、四白、夹承浆（三叉神经）。

（2）上肢部：颈夹脊、天鼎（臂丛）；青灵、小海（尺神经）；手五里、曲池（桡神经）；曲泽、郄门（正中神经）。

（3）下肢部：环跳、殷门（坐骨神经）；委中（胫神经）；阳陵泉（腓总神经）；冲门（股神经）。

（4）腰骶部：气海俞（腰神经）；八髎（骶神经）。

穴位的配对：一般根据受损部位的神经支配。

（1）面神经麻痹：取听会或翳风为主穴，额部配阳白，颧部配颧髎，口角配地仓，眼睑配瞳子髎。

（2）上肢瘫痪：以天鼎或缺盆为主穴，三角肌配肩髎或臑上，肱三头肌配臑会，肱二头肌配天府一；屈腕和伸指肌以曲池为主，配手五里或四渎。

（3）下肢瘫痪：股前部以冲门或外阴廉为主，加配髀关或箕门；臀、腿后部以环跳或秩边为主，小腿后面配委中，小腿外侧配阳陵泉。

在针刺主穴和配穴时，最好能在针感达到疾病部位后，再接通电针器。

四、脉冲电流的作用

人体组织是由水分、无机盐和带电生物胶体组成的复杂的电解质导体。当一种波形、频率不断变换的脉冲电流作用于人体时，组织中的离子会发生定向运动，消除细胞膜极化状态，使离子浓度和分布发生显著变化，从而影响人体组织功能。离子浓度和分布的改变，是脉冲电流治疗作用最基本的电生理基础。低频脉冲电流通过毫针刺激腧穴，具有调整人体功能，加强止痛、镇静，促进气血循环，调整肌张力等作用（表2-3）。脉冲针灸治疗仪如图2-17所示。

低频脉冲电流的波形、频率不同，其作用亦不同。频率有每分钟几十次至每秒钟几百次不等。频率快的叫密波（或叫高频），一般在50～100次/秒；频率慢的叫疏波（或叫低频），一般是2～5次/秒。有的电针器有连续波（亦叫可调波），可用频率旋钮任意选择疏密波形。有的电针器分别装置密波、疏波、疏密波、断续波等数种波形，临床使用时应根据病情选择适当波形，可以提高疗效。

（1）密波：能降低神经应激功能。先对感觉神经起抑制作用，接着对运动神经也产生抑制作用。常用于止痛、镇静、缓解肌肉和血管痉挛、针刺麻醉等。

（2）疏波：其刺激作用较强，能引起肌肉收缩，提高肌肉韧带的张力。对感觉神经和运动神经的抑制发生较迟。常用于治疗痿证，各种肌肉、关节、韧带、肌腱的损伤等。

（3）疏密波：是疏波、密波自动交替出现的一种波形。疏波、密波交替持续的时间约各1.5秒，能克服单一波形易产生适应的缺点。动力作用较大，治疗时兴奋效应占优势。能促进代谢，促进气血循环，改善组织营养，消除炎性水肿。常用于止痛、扭挫伤、关节周围炎、气血运行障碍、坐骨神经痛、面瘫、肌无力、局部冻伤等。

（4）断续波：是有节律地时断时续自动出现的一种波形。断时，在1.5秒内无脉冲电输出；续时，密波连续工作1.5秒。断续波形，机体不易产生适应，其动力作用颇强。能提高肌肉组织的兴奋性，对横纹肌有良好的刺激收缩作用。常用于治疗痿证、瘫痪，也可用于电肌体操训练。

（5）锯齿波：是脉冲波幅按锯齿形自动改变的起伏波，每分钟16～20次或20～25次，其频率接近人体的呼吸规律，故可用于刺激膈神经（相当于天鼎穴部）、做人工电动呼吸、抢救呼吸衰竭（心脏尚有微弱跳动者），故又称呼吸波。有提高神经肌肉兴奋性、调整经络功能、改善气血循环等作用。

表 2-3　电针的电流作用

名称	频率、波形	特点	主治及功用
密波	同频 50～100 次 / 秒	能降低神经应激功能	止痛，镇静，缓解痉挛、针麻
疏波	低频 2～5 次 / 秒	能引起肌肉收缩，提高肌肉韧带张力	痿证，各种肌肉、关节、韧带损伤
疏密波	疏密波交替，持续实践各约 1.5 秒	能促进代谢、气血循环，改善组织营养，消除炎性水肿	止痛、扭挫伤、关节炎、面瘫、肌无力、冻伤等
断续波	断时，1.5 秒内无电流，续时，1.5 秒密波	能提高肌肉组织的兴奋性	痿证、瘫痪
锯齿波	6～20 次 / 分，锯齿形波	能提高神经肌肉兴奋性，改善气血循环	刺激膈神经，做人工电呼吸，抢救呼吸衰弱

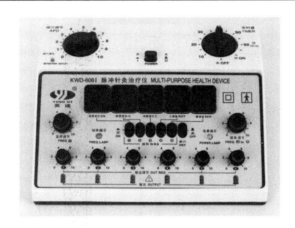

图 2-17　脉冲针灸治疗仪示意图

五、适应证

电针的适应证基本和毫针刺法相同，故其治疗范围较广。临床常用于各种痛证、痹证、痿证，心、胃、肠、胆、膀胱、子宫等器官的功能失调，癫狂，肌肉、韧带、关节的损伤性疾病等，并可用于针刺麻醉。

六、注意事项

（1）每次治疗前，检查电针器输出是否正常。治疗后，须将输出调节电钮等全部退至零位，随后关闭电源，撤去导线。

（2）电针感应强，通电后会产生肌收缩，故需事先告诉患者，让其思想上有所准备，能更好地配合治疗。电针刺激强度应逐渐从小到大，不要突然加强，以免出现晕厥、弯针、断针等异常现象。

（3）患有严重心脏病者，在应用电针时应严加注意，避免电流回路经过心脏。在邻近延髓、脊髓部位使用电针时，电流的强度要小些，切不可使用强电刺激，以免发生意外。

（4）在左右两侧对称的穴位上使用电针，如出现一侧感觉过强，可以将左右输出电极对换。对换后，如果原感觉强的变弱，而弱的变强，则这种现象是电针器输出电流的性能所致。如果无变化，这说明是针刺在不同的解剖部位而引起。

（5）曾作为温针使用过的毫针，针柄表面往往因氧化而导电不良，有的毫针柄是用铝丝绕制而成，并经氧化处理成金黄色，导电性能也不好。这类毫针最好不用，如使用需将输出电极夹在针体上。

（6）在使用电针时，如遇到输出电流时断时续，往往是电针器的输出部分发生故障或导线根部有断损，应修理后再用。

（7）毫针经多次使用后，针身容易缺损，在消毒前应加以检查，以防断针。

第七节　穴位注射法

穴位注射法是将适量中西药物的注射液注入穴位，通过针刺与药物对穴位的双重治疗作用，以防治疾病的方法。穴位注射法具有操作简便、用药量少、适应证广、作用迅速等特点。

一、适应证

穴位注射法适用范围很广，凡是针灸治疗的适应证大部分可采用该法。

二、常用药物

凡可用于肌内注射的药液均可供穴位注射用，常用的穴位注射药物有以下 3 类。

1. 中草药制剂

如丹参注射液、川芎嗪注射液、银黄注射液、柴胡注射液、威灵仙注射液、清开灵注射液等。

2. 维生素类制剂

如维生素 B_1 注射液、维生素 B_6 注射液、维生素 B_{12} 注射液、维生素 C 注射液、注射用腺苷钴胺等。

3. 其他常用制剂

抗生素类：如青霉素等。糖皮质激素：如泼尼松龙、复方倍他米松注射液等。营养支持类药物：如三磷腺苷、胎盘组织液、5% ～ 10% 葡萄糖、生理盐水等。神经营养类药物：如神经生长因子等。胃肠道解痉类药物：如硫酸阿托品、山莨菪碱等。局部麻醉药物：如利多卡因等。

三、操作方法

1. 针具

针具为消毒或一次性的注射器与针头。可根据使用的药物、剂量及针刺的深浅使用不同规格的注射器与针头。一般可使用 1ml、2ml、5ml 注射器，肌肉肥厚部位可使用 10ml、20ml 注射器。针头可选用 5 ~ 7 号普通注射针头、牙科用 5 号针头及肌肉封闭用的长针头等。

2. 穴位选择

选穴宜少而精，以 1 ~ 4 个腧穴为宜。为获得更佳疗效，尽量选取阳性反应点进行注射，如在背部、胸腹部或四肢的特定穴出现的条索、结节、压痛，以及皮肤的凹陷、隆起、色泽变异等，软组织损伤可选取最明显的压痛点。每天或隔天注射 1 次，治疗后反应强烈者可间隔 2 ~ 3 天注射 1 次，所选腧穴可交替使用。6 ~ 10 次为 1 个疗程，疗程间休息 3 ~ 5 天。

3. 注射剂量

注射剂量取决于注射部位和药物性质及浓度，应根据药品说明书规定的剂量，不能过量。做小剂量注射时，可用原药物剂量的 1/5 ~ 1/2，一般以穴位部位来分，耳穴可注射 0.11ml，面部每穴 0.3 ~ 0.5ml，四肢部穴位注射 1 ~ 2ml，胸背部穴位可注射 0.5 ~ 1ml。儿童使用时每穴药量酌减。

4. 操作

首先使患者取舒适体位，选择适宜的消毒注射器和针头，抽取适量的药液，在穴位局部消毒后，右手持注射器对准穴位或者阳性反应点快速刺入皮下，然后将针缓慢推进，达到一定深度后，进行和缓提插，当产生得气感应时，进行回抽，如无回血，再将药液注入（图 2-18）。凡急性病、体强者可用较强刺激，可快速推药液；慢性病、体弱者或儿童，宜用较轻刺激，可缓慢推药液；一般疾病可用中等速度推药液。如果推注药液较多时，可采用由深至浅，边推药液边退针，或将注射针向几个方向注射药液。

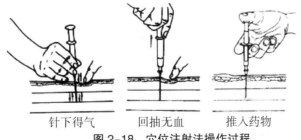

针下得气　　　回抽无血　　　推入药物

图 2-18　穴位注射法操作过程

四、注意事项

（1）治疗时应对患者说明治疗特点和注射后的正常反应。如注射后局部可能有酸胀感，

48 小时内局部可能有轻度不适，有时持续时间较长，但一般不超过 1 天。

（2）严格遵循无菌原则，严格消毒，无菌操作，防止感染，如注射后局部红肿、发热等，应及时处理。

（3）注意注射药物的性能、药理作用、剂量、配伍禁忌、不良反应、变态反应及药物的有效期、有无沉淀变质等情况。凡是能引起变态反应的药物，如青霉素、链霉素、普鲁卡因等，必须先做皮试，阳性反应者不可使用。不良反应较强的药物，应当慎用。

（4）一般药液不宜注入关节腔、脊髓腔和血管内。还应注意避开神经干，以免损伤神经。

（5）孕妇的下腹部、腰骶部和三阴交、合谷穴等不宜使用穴位注射法，以免引起流产。孕妇宜酌情减量。

（6）小儿、老年人及体弱、敏感者，药液剂量应酌情减量。

第八节　三棱针刺法

三棱针刺法（放血疗法），是以针刺某些穴位或体表小静脉而放出少量血液的治疗方法，又称为刺络疗法。主要依据为中医经络学说和气血学说。中医认为经络具有由里及表、通达内外、联络肢节的作用，是气血运行的通道，其"内属于脏腑，外络于肢节"。根据患者不同的疾病，用三棱针或粗而尖的针具，在患者身上一定穴位或浅表血络施以针刺，放出适量血液，以达到治疗疾病的目的。本疗法最早的文字记载见于《黄帝内经》，如"刺络者，刺小络之血脉也""菀陈则除之，出恶血也"。《黄帝内经》还明确地提出刺络放血可以治疗癫狂、头痛、暴喑、热喘、衄血等病症。如今放血疗法已经广泛应用于临床，在临床上医生根据"宁失其穴，毋失其络"的理论指导，应用放血疗法治疗多种急慢性疾病及疑难病，常有神奇疗效，因此受到越来越多的医家重视和应用。

一、放血工具

三棱针一般用不锈钢制成，针长约 6cm，针柄较粗呈圆柱形，针身呈三棱形，尖端三面有刃，针尖锋利。一般有大号和小号两种规格。

针具在使用前应先进行高压消毒，或放入 70% ～ 75% 的酒精内浸泡 20 ～ 30 分钟。施针前局部皮肤用含 2% 碘酒棉球消毒，再用酒精棉球脱碘。

二、三棱针针刺方法

一般分为点刺法、散刺法、泻血法 3 种。

1. 点刺法

针刺前，在预定针刺部位上下用左手拇指和食指向针刺处推按，使血液积聚于针刺部位，然后消毒。针刺时左手拇指、食指、中指三指夹紧被刺部位或穴位，右手持针，用拇指和食指捏住针柄，中指指腹紧靠针身下端，针尖露出 1 ～ 2 分，对准针刺的穴位或部位，刺入 1 ～ 2 分，随即将针迅速退出，轻挤压针孔周围，使其出血少许。然后用消毒棉球按压针孔。此法多用于指（趾）末端穴位如十宣、十二井穴等处。

2. 散刺法

散刺法是对病变局部周围进行点刺的一种方法，根据病变部位大小不同，可刺 10 ～ 20 针，由病变外缘环形向中心点刺，以促使瘀滞的瘀血或水肿得以排出，达到"菀陈则除之"、去瘀生新、通经活络的目的。此法多用于局部瘀血、血肿或水肿、顽癣等，针刺深浅根据局部肌肉厚薄、血管深浅而定。

3. 泻血法

先用带子或橡皮管，结扎在针刺部位上端（近心端），然后迅速消毒。针刺时左手拇指压在被针刺部位下端。右手持三棱针对准被针刺部位的静脉，刺入脉中（0.5 ～ 1 分深）即将针迅速退出，使其流出少量血液，出血停止后，再用消毒棉球按压针孔。当出血时，也可轻轻按静脉上端，以助瘀血外出，毒邪得泻。泻血法一般隔 2 ～ 3 天治疗 1 次，出血量较多的可间隔 1 ～ 2 周 1 次。

三、三棱针刺法适应证

三棱针刺法具有通经活络、开窍泻热、消肿止痛的作用。各种实证、热证、瘀证和经络瘀滞、疼痛等均可应用。

四、放血量

少量：0.5ml 内，如耳尖、头部、四肢指（趾）尖、末梢神经、不好把握的部位等。

中量：0.5 ～ 10ml，如劳损、炎症、关节部位、急性扭伤等。

大量：10 ～ 60ml，如镇静安神、腰腿痛等。

五、注意事项

（1）严格消毒，注意无菌操作，以防感染。

（2）嘱患者放血部分当天尽量不要沾水。

（3）点刺、散刺时，手法宜轻、宜浅、宜快。泻血法一般出血不宜过多，每次泻血总数最多不超过 200ml，注意切勿刺伤深部大动脉。

（4）年老体弱者、妇女产后及损伤后出血不止的患者，不宜使用。

（5）贫血、低血糖、有血液病或出血倾向者，肝、肾或心脏有严重疾患者，不宜使用。

第九节　小针刀疗法

小针刀是由金属材料做成的在形状上似针又似刀的一种针灸用具，是在古代九针中的铃针、锋针等基础上，结合现代医学外科用手术刀而发展形成的，是与软组织松解手术有机结合的产物，已有 10 多年的历史，近几年来有进一步发展的趋势，并为世人所重视。

一、针具

根据临床治疗的不同需要，小针刀有Ⅰ型、Ⅱ型、Ⅲ型 3 种型号。其形状和长短略有不同，一般为 10 ～ 15cm，直径为 0.4 ～ 1.2mm。分手持柄、针身、针刀三部分。针刀宽度一般与针体直径相等，刃口锋利。

1. Ⅰ型齐平口针刀

又分为长短不同的 4 种，分别记作Ⅰ-1、Ⅰ-2、Ⅰ-3、Ⅰ-4。Ⅰ-1 型小针刀，全长 15cm，针柄长 2cm，针身长 12cm，针头长 1cm，针柄为一扁平葫芦形，针身为圆柱形，直径 1mm，针头为楔形，末端扁平带刃，刀口线为 0.8mm。刀口有齐平口和斜口两种，以适应临床不同需要，同时要使刀口线和刀柄在同一平面内，只有在同一平面内才能在刀锋刺入肌肉后，从刀柄的方向辨别刀口线在体内的方向，Ⅰ型小针刀结构模型全部一样，只是针身长度不同而已。Ⅰ-2 型针身长度为 9cm，Ⅰ-3 型针身长度为 7cm，Ⅰ-4 型针身长度为 4cm。（图 2-19）

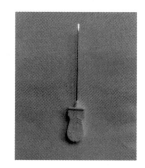

图 2-19　Ⅰ型齐平口针刀

2. Ⅱ型截骨针刀（小号）

Ⅱ型针刀全长 12.5cm，针柄长 2.5cm，针身长 9cm，针头长 1cm，针柄为一梯形葫芦状，针身为圆柱形，直径 3mm，针头为楔形，末端平带刃，开端刀口线为 0.8mm，刀口线和刀柄在同一平面内，刀口为齐平口。Ⅱ型针刀适用于深层大范围软组织松解、骨折固定及骨折畸形愈合的折骨术。

3. Ⅲ型截骨针刀

全长 15cm，针柄长 3cm，针身长 11cm，针头长 1cm，结构模型和Ⅱ型针刀一样。

4. 注射针刀

根据其长短分为两种。

（1）长型注射针刀：全长 10cm，针柄长 2cm，针身长 7cm，针头长 1cm，针柄为一扁平葫芦形，针身为圆柱形，直径 2mm，针头为楔形，末端平带刃，刀口线为 1mm，刀口为斜口，刀口线和刀柄在同一平面内。针柄、体、头均为中空设计，针柄端有一注射器接口，可接注射器。

（2）短型注射针刀：全长 7cm，针柄长 2cm，针身长 4cm，针头长 1cm，其他结构与长型注射针刀相同。

注射针刀用于针刀松解同时注射麻醉药物、封闭药物及神经营养药物等。

5. 芒针刀

根据其尺寸不同分为 3 种型号。

（1）芒针刀 1 号：全长 10cm，针柄长 2cm，针身长 7cm，针头长 1cm，针柄为一扁平葫芦形，针身为圆柱形，直径 0.5mm，针头为楔形，末端扁平带刃，刀口线为 0.4mm，刀口为齐平口，刀口线和刀柄在同一平面内。

（2）芒针刀 2 号：结构模型和芒针刀 1 号相同，只是针身长度比芒针刀 1 号短 3cm，即针身长度为 4cm。

（3）芒针刀 3 号：结构模型和芒针刀 1 号相同，只是针身长度比芒针刀 1 号短 5cm，即针身长度为 2cm。

芒针刀适用于眼角膜和其他黏膜表面的治疗，以及因电生理线路紊乱或短路引起的各种疾病的治疗。

6. 特型针刀

根据疾病部位及种类不同，需要特制针刀对病变部位进行松解。

髋关节弧形针刀：全长 32cm，针柄长 10cm，针体长 20cm，针头长 2cm，针柄为一梯形葫芦状，直径 2cm，针身为圆柱形，直径 5mm，针头为弧形，末端扁平带刃，末端刀口线 3mm，刀口线和刀柄在同一平面内，刀口为齐平口。

髋关节弧形针刀用于髋关节疾病的针刀松解，如股骨头坏死、髋关节强直、弹响髋等。

二、操作方法

1. 体位

以医生操作时方便、患者被治疗时自我感觉体位舒适为原则。如在颈部治疗，多采用坐位；头部可根据病位选择仰头位或低头位。

2. 治疗点选择

一般病灶处选择损伤组织的无菌性严重部位或粘连瘢痕处。注意避开神经干及大血管部位。

3. 消毒

做局部无菌消毒，即先用酒精消毒，再用碘酒消毒，酒精脱碘。医生戴无菌手套，最后确认进针部位，并做标记。为减轻局部操作时引起的疼痛，可做局部麻醉，阻断神经痛觉传导。常用的注射药物：

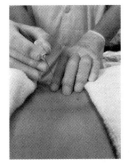

图 2-20 进针

（1）1% 普鲁卡因 2～5ml/ 每个进针点。

（2）2% 利多卡因 5ml 左右 / 每个进针点。

（3）2% 利多卡因 5ml，确炎舒松 A 1ml，混匀后分别注入 2～3 个治疗点。

4. 进针

（1）定点：在确定病变部位和清楚该处的解剖结构后，在进针部位用甲紫溶液做一记号，局部碘酒消毒再用酒精脱碘。对于身体大关节部位或操作较复杂的部位可敷无菌洞巾，以防止操作过程中的污染。

（2）定向：使刀口线和大血管、神经及肌肉纤维走向平行，将刀口压在进针点上。

（3）加压分离：在完成定向后，右手拇指、食指捏住针柄，其余 3 指托住针体，稍加压力但不刺破皮肤，使进针点处形成一个长形凹陷，刀口线和重要血管神经及肌肉纤维走向平行。这样，神经血管就会被分离在刀刃两侧。

（4）刺入：当继续加压、感到一种坚硬感时，说明刀口下皮肤已被推挤到接近骨质，稍一加压，即可穿过皮肤。此时进针点处凹陷基本消失，神经血管即膨起在针体两侧，可根据需要施行手术进行治疗。

5. 手术八法

（1）纵行疏通剥离法：粘连结疤发生于肌腱韧带附着点时，将刀口线和肌肉韧带走行方向平行刺入患处，当刀口接触骨面时，按刀口线方向疏剥，按附着点的宽窄，分几条线疏剥，不可横行剥离。

（2）横行剥离法：当肌肉和韧带及骨发生粘连，将刀口线和肌肉或韧带走行方向平行刺入患处，当刀口接触骨面时，沿肌肉或韧带走行方向垂直铲剥，将肌肉或韧带从骨面上铲起，当觉得针下有松动感时，即出针。

（3）切开剥离法：当几种软组织互相粘连结疤，如肌肉与韧带、韧带与韧带互相结疤粘连时，将刀口线和肌肉或韧带走行方向平行刺入患处，将粘连或瘢痕切开。

（4）铲磨削平法：当骨刺长于关节边缘或骨干，并且骨刺较大时，将刀口线和骨刺竖轴线垂直刺入，刀口接触骨刺后，将骨刺尖部或锐边削去磨平。

（5）瘢痕刮除法：瘢痕如在腱鞘壁或肌肉的附着点处和肌腹处，可用小针刀将其刮除。先沿软组织的纵轴切开数条口，然后在切开处反复疏剥 2～3 次，刀下有柔韧感时，说明瘢痕已碎，出针。

（6）骨痂凿开法：当骨干骨折畸形愈合、影响功能者，可用小针刀穿凿数孔，将其折断再行复位。较小骨痂，将小针刀刀口线和患骨纵轴垂直刺入骨痂，在骨折间隙或两骨间隙穿凿 2～3 针即可分离；较大骨痂用同法穿凿 7～8 针后，再行手法折断，并且不会在手法折断时再将患骨折断，只会在骨痂需要折断的位置折断。

（7）通透剥离法：当某处有范围较大的粘连板结，无法进行逐点剥离时，在板结处可取数点进针，进针点都选在肌肉或其他软组织相邻的间隙处，当针接触骨面时，除软组织在骨上的附着点之外，都将软组织从骨面铲起，并尽可能将软组织互相之间的粘连疏剥开来，将瘢痕切开，因 I 型小针刀针体较小，是容易达到此要求的。

（8）切割肌纤维法：当某处因为部分肌肉纤维紧张或痉挛，引起顽固性疼痛、功能障碍时，将刀口线和肌纤维垂直刺入，切断少量的紧张或痉挛的肌纤维，往往使症状立解。此法可广泛应用于四肢、腰背部疾病的治疗中。

6. 出针

每次每穴切割剥离 2～5 次即可出针，一般治疗 1～5 次即可治愈，两次相隔时间可视情况 5～7 天不等。出针要迅速，出针后压迫针孔片刻，待其不出血为止，但一般都不出血，用无菌纱布覆盖稍加胶布固定，或用创可贴敷贴。嘱患者 3 天内施术处不可沾水以防污染。

三、适应证

（1）骨伤科方面：各种类型颈椎病（颈椎间盘突出症），腰椎病（腰椎间盘突出症），椎管狭窄，各种颈椎、胸椎、腰椎手术并发症、后遗症，顽固性头、颈、肩、背、腰腿痛，各种风湿性、类风湿性关节炎，肩周炎，股骨头坏死，膝关节骨性关节炎，膝关节侧副韧带损伤，关节强直，强直性脊柱炎，脊柱侧弯，骨折，骨不连，四肢手术后引起的关节强直。

（2）外科方面：乳腺囊性增生、肛裂、肾结石、驼背等。

（3）内科方面：慢性支气管炎、支气管哮喘、慢性胃炎、胃溃疡、糖尿病等。

（4）妇科方面：妇、产科手术后引起的瘢痕挛缩等手术后遗症，慢性盆腔炎，痛经等。

（5）五官科疾病：不明原因的失明、上睑下垂、过敏性鼻炎、慢性咽喉炎、颞颌关节脱位、三叉神经痛、面神经麻痹、面肌痉挛等。

（6）整形外科：各种瘢痕、挛缩、畸形。

四、禁忌证

（1）一切严重内脏疾病的发作期。

（2）施术部位有皮肤感染，肌肉坏死者。

（3）施术部位有红肿、灼热，或在深部有脓肿者。

（4）施术部位有重要神经血管，或重要脏器而施术时无法避开者。

（5）患有血友病者或其他出血倾向者。

（6）体质极度虚弱者。

（7）血压较高，且情绪紧张者。

存在以上 7 种情况之一，虽有针刀疗法适应指征，也不可施行针刀手术。

五、注意事项

（1）由于小针刀疗法是在非直视下进行操作治疗的，如果对人体解剖特别是局部解剖不熟悉、手法不当，容易造成损伤，因此医生必须做到熟悉欲刺激穴位深部的解剖知识，以提高操作的准确性和提高疗效。

（2）选穴一定要准确，如选择阿是穴作为治疗点，一定要找准痛点的中心进针，进针时保持垂直（非痛点取穴可以灵活选择进针方式），如偏斜进针易在深部错离病变部位，损伤非病变组织。

（3）注意无菌操作，特别是做深部治疗，重要关节如膝、髋、肘、颈等部位的关节深处切割时尤当注意。必要时可在局部盖无菌洞巾，或在无菌手术室内进行。对于身体的其他部位只要注意无菌操作便可。

（4）小针刀进针法要速而捷，这样可以减轻进针带来的疼痛。在深部进行铲剥、横剥、纵剥等法剥离操作时，手法宜轻，不然会加重疼痛，甚或损伤周围的组织。在关节处做纵向切剥时，注意不要损伤或切断韧带、肌腱等。

（5）术后对某些创伤不太重的治疗点可以做局部按摩，以促进血液循环和防止术后出血粘连。

（6）对于部分病例短期疗效很好，1～2个月或更长一段时间后，疼痛复发，又恢复原来疾病状态，尤其是负荷较大的部位如膝关节、肩肘关节、腰部等。应注意下述因素：患者的习惯性生活、走路姿势、工作姿势等造成复发；手术解除了局部粘连，但术后创面因缺乏局部运动而造成粘连；局部再次遭受风、寒、湿邪的侵袭所致。因此，生活起居应当特别注意。

第十节 头 针 疗 法

头针又称头皮针，是指采用毫针或其他针具刺激头部特定部位以治疗全身病症的一种方法。针刺头部腧穴治疗疾病的方法由来已久，但头针疗法成为一种有别于传统腧穴定位、刺激方法特殊的治疗手段则是在20世纪50—70年代。1984年，为促进头针应用的发展与研究，世界卫生组织西太区会议通过了中国针灸学会依照"分区定经，经上选穴，结合传统穴位透刺方法"的原则拟定的《头皮针穴名国际标准化方案》，2021年国家市场监督管理总局和国家标准化管理委员会再次颁布和实施了《针灸技术操作规范第2部分：头针》及《头皮针穴名国际标准化方案》。

一、标准头针穴线的定位和主治

标准头针穴线分布在头部的4个区内。

1. 额区

如表 2-4 和图 2-21 所示。

表 2-4 额区穴线

穴线名	定位	与经脉关系	主治
额中线	在额部正中，前发际上下各 0.5 寸，即自神庭向下针 1 寸	属督脉	头痛、强笑、自哭、失眠、健忘、多梦、癫狂病、鼻病等
额旁 1 线	在额部，额中线外侧直对目内眦角，发际上下各半寸，即自眉冲穴起，沿经向下针 1 寸	属足太阳膀胱经	冠心病、心绞痛、支气管哮喘、支气管炎、失眠等上焦病症
额旁 2 线	在额部，额旁 1 线的外侧，直对瞳孔，发际上下各半寸，即自头临泣穴起，向下针 1 寸	属足少阳胆经	急、慢性胃炎，胃十二指肠溃疡，肝胆疾病等中焦病症
额旁 3 线	在额部，额旁 2 线的外侧，自头维穴内侧 0.75 寸处，发际上下各半寸，共 1 寸	属足少阳胆经和足阳明胃经之间	功能性子宫出血、阳痿、遗精、子宫脱垂、尿频、尿急等下焦病症

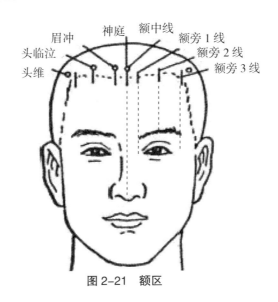

图 2-21 额区

2. 顶区

如表 2-5 和图 2-22 所示。

表 2-5　顶区穴线

穴线名	定位寸至前顶穴	与经脉的关系	主治
顶中线	在头顶正中线上，自百会穴向前 1.5 寸	属督脉	腰腿足病症，如瘫痪、麻木、疼痛、皮质性多尿、小儿夜尿、脱肛、胃下垂、子宫脱垂、高血压、头项痛等
顶颞前斜线	在头部侧面，从前顶穴起至悬厘穴的连线	斜穿足太阳膀胱经、足少阳胆经	对侧肢体中枢性运动功能障碍。将全线分为 5 等份，上 1/5 治疗对侧下肢中枢性瘫痪；中 2/5 治疗对侧上肢中枢性瘫痪；下 2/5 治疗对侧中枢性面瘫、运动性失语、流涎、脑动脉硬化等
顶颞后斜线	在头部侧面，从百会穴至曲鬓穴的连线	斜穿督脉、足太阳膀胱、足少阳胆经	对侧肢体中枢性感觉功能障碍。将全线分为 5 等份，上 1/5 治疗对侧下肢感觉异常；中 2/5 治疗对侧上肢感觉异常；下 2/5 治疗对侧头面部感觉异常
顶旁 1 线	在头顶部，顶中线左右各旁开 1.5 寸的两条平行线，自承光穴起向后针 1.5 寸	属足太阳膀胱经	腰腿足病症，如瘫痪、麻木、疼痛等
顶旁 2 线	在头顶部，顶旁 1 线的外侧，两线相距 0.75 寸，距正中线 2.25 寸，自正营穴起沿经线向后针 1.5 寸	属足少阳胆经	肩、臂、手病症，如瘫痪、麻木、疼痛等

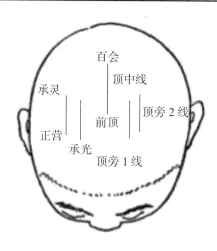

图 2-22　顶区

3. 颞区

如表 2-6 和图 2-23 所示。

表 2-6　颞区穴线

穴线名	定位	与经脉关系	主治
颞前线	在头部侧面，颞部两鬓内，从额角下部向前发际处额厌穴至悬厘穴	属足少阳胆经	偏头痛、运动性失语、周围性面神经麻痹及口腔疾病等
颞后线	在头部侧面，颞部耳上方，耳尖直上率谷穴至曲鬓穴	属足少阳胆经	偏头痛、眩晕、耳聋、耳鸣等

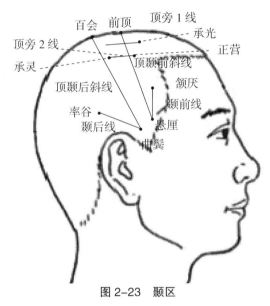

图 2-23　颞区

4. 枕区

如表 2-7 和图 2-24 所示。

表 2-7　枕区穴线

穴线名	定位	与经脉关系	主治
枕上正中线	在枕部，枕外粗隆上方正中的垂直线，自强间穴起至脑户穴	属督脉	眼病
枕上旁线	在枕部，枕上正中线平行向外 0.5 寸	属足太阳膀胱经	皮质性视力障碍、白内障、近视眼、目赤肿痛等眼病
枕下旁线	在枕部，从膀胱经玉枕穴，向下引一直线，长 2 寸	属足太阳膀胱经	小脑疾病引起的平衡障碍、后头痛、腰背两侧痛

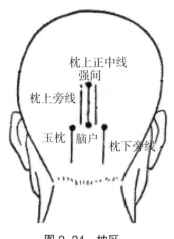

图 2-24 枕区

二、适应证

1. 中枢神经系统疾病

脑血管疾病所致偏瘫、失语、假性延髓麻痹，小儿神经发育不全和脑性瘫痪，颅脑外伤后遗症，脑炎后遗症，以及癫痫、舞蹈症和震颤麻痹等。

2. 精神疾病

精神分裂症、癔症、考场综合征、抑郁症等。

3. 疼痛和感觉异常等病症

头痛、三叉神经痛、颈项痛、肩痛、腰背痛、坐骨神经痛、肠绞痛、胃痛、痛经等各种慢性疼痛病症，以及肢体远端麻木、皮肤瘙痒等病症。

4. 皮质内脏功能失调所致疾病

高血压、冠心病、溃疡、性功能障碍和月经不调，以及神经性呕吐、功能性腹泻等。

三、操作方法

1. 进针方法

选择患者舒适、医者便于操作的治疗体位为宜。常规消毒后，一般选用 28 ～ 30 号长 1.5 ～ 3 寸的毫针，针体与皮肤呈 30°，将针迅速刺入皮下，当针尖达到帽状腱膜下层时，指下感到阻力减小，然后使针与头皮平行刺入穴线内 3cm 左右为宜。

2. 针刺手法

食指第 1、2 节呈半屈曲状，用食指第 1 节的桡侧面与拇指第 1 节的掌侧面持住针柄，然后食指掌指关节做伸屈运动，使针体快速旋转，要求每分钟捻转频率在 200 次左右，持续 2 ～ 3 分钟。或者手持毫针沿皮刺入帽状腱膜下层，将针向内推进 3cm 左右，保持针体平卧，用拇指、食指紧捏针柄，进针提插，指力应均匀一致，幅度不宜过大，如此反复操作，持续 3 ～ 5

分钟。

3. 留针

一般情况下，头针留针时间宜在 15 ~ 30 分钟，宜间歇行针 2 ~ 3 次，每次 2 分钟左右。如症状严重、病情复杂、病程较长者，可留针 2 小时以上。（图 2-25）

4. 起针

先缓慢出针至皮下，然后迅速拔出，拔针后必须用消毒干棉球按压针孔，以防出血。

5. 疗程

瘫痪患者一般每天或隔天针 1 次，连续 10 ~ 15 次为 1 个疗程，休息 3 ~ 5 天后再开始下一个疗程。

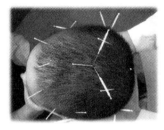

图 2-25　留针

四、注意事项

囟门过大和骨缝尚未骨化的小婴儿，或颅骨缺损或开放性脑损伤患者不宜使用。头部严重感染、溃疡、瘢痕者不宜使用。患有严重心脏病、重度糖尿病、重度贫血、急性炎症和心力衰竭者不宜使用。脑血管意外等患者急性期或血压、病情不稳定者不宜使用。针刺的深浅和方向，应根据治疗要求，并结合患者年龄、体质及敏感性决定。

第十一节　耳 针 疗 法

耳针疗法是指在耳郭上运用毫针、王不留行籽、磁珠、线艾等方法，进行针刺、点刺、放血、贴压等操作，从而治病防病的一种治疗方法。它是中医传统疗法的重要组成部分，文献记载自经络被发现开始，经过历朝历代的发展及近现代医学家的研究，推动各种临床应用及规范出台，耳针逐渐发展为一门相对独立的学科——耳针学。因其简单易行、适应证广泛、疗效确切、无创或微创、疼痛较轻而被广大群众接受，现在已经成为日常保健常用的方法之一。

一、耳郭的解剖名称及耳穴分布、主治

（一）耳郭的表面解剖

1. 耳郭正面（图 2-26）

（1）耳轮：耳郭最外圈的卷曲部分。

耳轮前沟：耳轮与面部之间的浅沟。

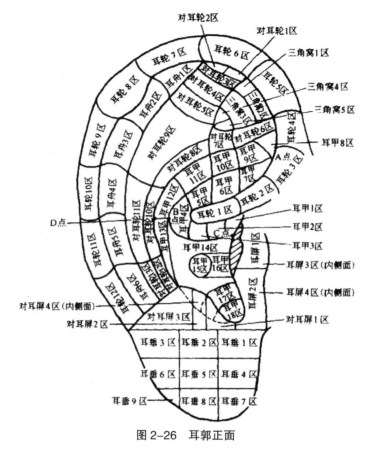

图 2-26　耳郭正面

（2）耳轮脚：耳轮深入耳腔内横行突起部分。

耳轮脚棘：耳轮脚和耳轮之间的软骨隆起。

耳轮脚切迹：耳轮脚棘前方的凹陷处。

耳轮尾：耳轮终末与耳垂相接的部分。

耳轮结节：耳轮后上方稍突起处。

（3）对耳轮：与耳轮相对的，上面分叉的隆起部分。

对耳轮体：对耳轮的垂直部分。

对耳轮上脚：对耳轮向上分叉的一支。

对耳轮下脚：对耳轮向下分叉的一支。

轮屏切迹：对耳轮与对耳屏之间的凹陷处。

（4）三角窝：对耳轮上下脚之间构成的三角形凹窝。

（5）耳舟：耳轮和对耳轮之间的凹沟。

（6）耳甲：部分耳轮和对耳轮、对耳屏、耳屏及外耳门之间的凹窝。由耳甲艇、耳甲腔两部分组成。

耳甲艇：耳轮脚以上的耳甲部。

耳甲腔：耳轮脚以下的耳甲部。

（7）耳屏：耳郭前面的瓣状突起处，又称耳珠。

屏上切迹：耳屏上缘和耳轮脚之间的凹陷。

上屏尖：耳屏游离缘上隆起部。

下屏尖：耳屏游离缘下隆起部。

耳屏前沟：耳屏与面部之间的浅沟。

（8）对耳屏：耳垂的上部与耳屏相对的隆起处。

对屏尖：对耳屏游离缘隆起部。

屏间切迹：耳屏和对耳屏之间的凹陷处。

（9）外耳道开口：耳甲腔前缘的孔窍。

（10）耳垂：耳郭最下部，无软骨的皮垂。

耳垂切迹：耳轮和耳垂后缘之间的凹陷处。

2.耳郭背面（图2-27）

（1）耳郭背面：耳部前部的平坦部分。

（2）耳郭尾背面：耳郭尾背部的平坦部分。

（3）耳垂背面：耳垂背部的平坦部分。

（4）耳舟隆起：耳舟在耳背呈现的隆起。

（5）三角窝隆起：三角窝在耳背呈现的隆起。

（6）耳甲艇隆起：耳甲艇在耳背呈现的隆起。

（7）耳甲腔隆起：耳甲腔在耳背呈现的隆起。

（8）对耳轮上脚沟：对耳轮上脚在耳背呈现的凹沟。

（9）对耳轮下脚沟：对耳轮下脚在耳背呈现的凹沟。

（10）对耳轮沟：对耳轮体在耳背呈现的凹沟。

（11）耳轮脚沟：耳轮脚在耳背呈现的凹沟。

（12）对耳屏沟：对耳屏在耳背呈现的凹沟。

3.耳根

（1）上耳根：耳郭与头部相连的最上部。

（2）下耳根：耳郭与头部相连的最下部。

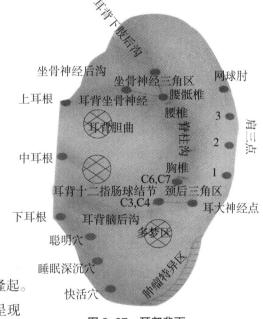

图2-27 耳郭背面

（二）耳穴的分布

耳郭的外形犹如一个倒置的胎儿，头部朝下，臀部及下肢朝上，胸部及躯干在中间。

耳屏和耳垂对应的部位是头面部，耳舟对应的是上肢，对耳轮对应的是躯干，对耳轮上下脚对应的是下肢和臀部，三角窝对应的是盆腔，耳轮脚对应的是消化道，耳甲艇对应的是腹腔，耳甲腔对应的是胸腔，耳屏对应的是鼻咽部，屏间切迹对应的是内分泌区。

（三）耳穴的定位、主治功能

参照《中华人民共和国国家标准·耳穴名称与定位》中的标准耳穴，将耳郭各部分临床常用的耳穴名称、定位、功能与主治分叙如下。

1. 耳轮部位

1）耳中。

【定位】在耳轮脚处，即耳轮 1 区。

【主治】呃逆、胃痛、小儿遗尿。

2）直肠。

【定位】在耳轮脚棘前上方的耳轮处，即耳轮 2 区。

【主治】痢疾、肠炎、肛裂、痔疮、便秘等。

3）尿道。

【定位】在直肠上方的耳轮处，即耳轮 3 区。

【主治】尿路感染、小便不畅等。

4）外生殖器。

【定位】在对耳轮下脚前方的耳轮处，即耳轮 4 区。

【主治】性功能障碍、阴囊炎、宫颈炎、腰痛、坐骨神经痛等。

5）肛门。

【定位】在三角窝前方的耳轮处，即耳轮 5 区。

【主治】肛门瘙痒、肛裂、痔疮、脱肛等。

6）耳尖。

【定位】在耳郭向前对折的上部尖端处，即耳轮 6 区与 7 区交界处。

【主治】消炎、止痛，用于高血压、麦粒肿、急性结膜炎、流行性腮腺炎等多种疼痛。

7）耳尖后。

【定位】在耳郭向前对折的上部尖端的后部，即耳轮 7 区。

【主治】扁桃体炎、咽喉炎。

8）结节。

【定位】在耳轮结节处，即耳轮 8 区。

【主治】头昏、头痛，高血压，急慢性肝炎。

2. 对耳轮部位

1）跟。

【定位】在对耳轮上脚的前上部，即对耳轮1区。

【主治】足跟痛。

2）踝。

【定位】在趾跟区下方，即对耳轮3区。

【主治】踝关节扭伤。

3）膝。

【定位】在对耳轮上脚中1/3处，即对耳轮4区。

【主治】膝部肿痛。

4）髋。

【定位】在对耳轮上脚的下1/3处，即对耳轮5区。

【主治】臀部疼痛、坐骨神经痛。

5）坐骨神经。

【定位】在对耳轮下脚的前2/3处，即对耳轮6区。

【主治】坐骨神经痛、腰痛。

6）交感。

【定位】在对耳轮下脚前端与耳轮内缘相交处，即对耳轮6区与耳轮内侧缘相交处。

【主治】胃痛、会阴部疼痛、胃肠痉挛。

7）臀。

【定位】在对耳轮下脚的后1/3处，即对耳轮7区。

【主治】臀骶痛、坐骨神经痛。

8）腹。

【定位】在对耳轮体前部上2/5处，即对耳轮8区。

【主治】腹胀、腹痛、腹泻。

9）腰骶椎。

【定位】在腹区的后方，即对耳轮9区。

【主治】腰骶痛、坐骨神经痛、腹痛。

10）胸。

【定位】在对耳轮体前部中2/5处，即对耳轮10区。

【主治】产后缺乳、经前紧张征、胸胁部带状疱疹。

11）胸椎。

【定位】在对耳轮体后部中 2/5 处，即对耳轮 11 区。

【主治】外伤腰痛，慢性腰肌劳损。

12）颈。

【定位】在对耳轮体前部下 1/5 处，即对耳轮 12 区。

【主治】落枕、颈椎病、头昏、耳鸣。

13）颈椎。

【定位】在颈区后方，即对耳轮 13 区。

【主治】颈椎病。

3. 耳舟部位

1）腕。

【定位】在耳舟自上向下第二个 1/6 处，即耳舟 2 区。

【主治】腕部扭伤。

2）风溪。

【定位】在耳轮结节前方指区与腕区之间，即耳舟 1 区与 2 区交界处。

【主治】荨麻疹、皮肤瘙痒症、过敏性鼻炎、过敏性皮炎、哮喘。

3）肘。

【定位】在耳舟自上向下第三个 1/6 处，即耳舟 3 区。

【主治】失眠、网球肘、急性阑尾炎。

4）肩。

【定位】在耳舟自上向下第四与第五个 1/6 处，即耳舟 4 区与 5 区。

【主治】肩关节疼痛、落枕、胆石症。

5）锁骨。

【定位】在耳舟最下方的 1/6 处，即耳舟 6 区。

【主治】相应部位疼痛、无脉症、急性阑尾炎。

4. 三角窝部位

1）角窝上。

【定位】在三角窝后 1/3 的上部，即三角窝 1 区。

【主治】高血压。

2）内生殖器。

【定位】在三角窝前 1/3 的中下部，即三角窝 2 区。

【主治】月经不调、痛经、带下、遗精、阳痿。

3）角窝中。

【定位】在三角窝中 1/3 处，即三角窝 3 区。

【主治】喘息、便秘。

4）神门。

【定位】在三角窝后 1/3 的上部，即三角窝 4 区。

【主治】麦粒肿、妊娠呕吐、急性腰扭伤、小儿高热惊厥、戒断综合征、失眠。

5）盆腔。

【定位】在三角窝后 1/3 的下部，即三角窝 5 区。

【主治】盆腔炎。

5. 耳屏与对耳屏部位

1）上屏。

【定位】在耳屏外侧面上 1/2 处，即耳屏 1 区。

【主治】单纯性肥胖。

2）下屏。

【定位】在耳屏外侧面下 1/2 处，即耳屏 2 区。

【主治】单纯性肥胖、高血压。

3）外耳。

【定位】在屏上切迹前方近耳轮部，即耳屏 1 区上缘处。

【主治】耳鸣、眩晕、听力减退。

4）外鼻。

【定位】在耳屏外侧面中部，即耳屏 1 区与 2 区之间。

【主治】鼻塞、单纯性肥胖。

5）肾上腺。

【定位】在耳屏游离缘下部尖端，即耳屏 2 区的后缘处。

【主治】低血压、间日疟、喘息。

6）咽喉。

【定位】在耳屏内侧面上 1/2 处，即耳屏 3 区。

【主治】急性咽炎、扁桃体炎。

7）内鼻。

【定位】在耳屏内侧面下 1/2 处，即耳屏 4 区。

【主治】鼻塞、副鼻窦炎。

8）额。

【定位】在对耳屏外侧面的前部，即对耳屏 1 区。

【主治】头昏、头疼、失眠、多梦。

9）颞。

【定位】在对耳屏外侧面的中部，即对耳屏 2 区。

【主治】偏头疼、眩晕、耳鸣、听力减退。

10）枕。

【定位】在对耳屏外侧面的后部，即对耳屏 3 区。

【主治】晕动症、头疼。

11）皮质下。

【定位】在对耳屏内侧面，即对耳屏 4 区。

【主治】间日疟、急性附睾炎、月经不调。

12）对屏尖。

【定位】在对耳屏的尖端，即对耳屏 1 区、2 区与 4 区的交点。

【主治】喘息、偏头疼、颞颌关节功能紊乱、腮腺炎。

13）缘中。

【定位】在对耳屏的上缘，对屏尖与屏轮切迹的中点，即对耳屏 2 区、3 区与 4 区的交点。

【主治】梅尼埃病、三叉神经痛、偏头疼。

14）脑干。

【定位】在屏轮切迹处，即对耳屏 3 区、4 区与对耳轮 1 区、2 区之间。

【主治】失眠、弱智。

6. 耳甲部位

1）口。

【定位】在耳轮脚下方前 1/3 处，即耳甲 1 区。

【主治】胆囊炎、胆结石、口腔溃疡。

2）食道。

【定位】在耳轮脚下方中 1/3 处，即耳甲 2 区。

【主治】食道炎、吞咽困难、胸闷。

3）贲门。

【定位】在耳轮脚下方后 1/3 处，即耳甲 3 区。

【主治】食欲不振、贲门痉挛、神经性呕吐、胃痛。

4）胃。

【定位】在耳轮脚消失处，即耳甲 4 区。

【主治】消化不良、牙痛、胃痛、失眠。

5）十二指肠。

【定位】在耳轮脚及部分耳轮与 A、B 线之间的后 1/3 处，即耳甲 5 区。

【主治】胆囊炎、胆结石、上腹痛。

6）小肠。

【定位】在耳轮脚及部分耳轮与 A、B 线之间的中 1/3 处，即耳甲 6 区。

【主治】心律失常、咽痛、腹痛、腹泻。

7）大肠。

【定位】在耳轮脚及部分耳轮与 A、B 线之间的前 1/3 处，即耳甲 7 区。

【主治】痤疮、咳嗽、腹泻、便秘。

8）阑尾。

【定位】在小肠区和大肠区之间，即耳甲 6 区与 7 区交界处。

【主治】阑尾炎、腹痛。

9）艇角。

【定位】在对耳轮下脚下方前部，即耳甲 8 区。

【主治】前列腺炎、尿道炎、性功能减退。

10）膀胱。

【定位】在对耳轮下脚下方中部，即耳甲 9 区。

【主治】后头痛、腰痛、坐骨神经痛、膀胱炎。

11）肾。

【定位】在对耳轮下脚下方后部，即耳甲 10 区。

【主治】耳鸣、腰痛、遗尿、遗精。

12）输尿管。

【定位】在肾区与膀胱区之间，即耳甲 9 区与 10 区交界处。

【主治】肾输尿管、结石、绞痛。

13）胰胆。

【定位】在耳甲艇的后上部，即耳甲 11 区。

【主治】胁痛、胸胁部带状疱疹、胆囊炎、胆结石、耳鸣。

14）肝。

【定位】在耳甲艇的后下部，即耳甲 12 区。

【主治】高血压、青光眼、经前综合征、更年期综合征。

15）脾。

【定位】在耳甲腔的后上部，即耳甲 13 区。

【主治】眩晕、纳呆、腹泻。

16）心。

【定位】在耳甲腔正中凹陷处，即耳甲 15 区。

【主治】心悸、声嘶癔症、无脉症。

17）气管。

【定位】在心区和外耳门之间，即耳甲 16 区。

【主治】面瘫、咳喘。

18）肺。

【定位】在心区和气管区周围处，即耳甲 14 区。

【主治】皮肤病、咳喘、单纯性肥胖。

19）三焦。

【定位】在外耳门外下，肺与内分泌区之间，即耳甲 17 区。

【主治】上肢三焦经部位疼痛、单纯性肥胖、便秘。

20）内分泌。

【定位】在屏间切迹内，耳甲腔的前下部，即耳甲 18 区。

【主治】间日疟、经前紧张征、更年期综合征、月经不调。

7. 耳垂部位

1）牙。

【定位】在耳垂正面前上部，即耳垂 1 区。

【主治】牙痛、低血压。

2）舌。

【定位】在耳垂正面中上部，即耳垂 2 区。

【主治】舌痛、口腔溃疡。

3）颌。

【定位】在耳垂正面后上部，即耳垂 3 区。

【主治】牙痛、下颌淋巴结炎。

4）垂前。

【定位】在耳垂正面前中部，即耳垂 4 区。

【主治】牙痛、周围性面瘫。

5）眼。

【定位】在耳垂正面中央部，即耳垂 5 区。

【主治】假性近视、电光性眼炎、青光眼、胀痛。

6）内耳。

【定位】在耳垂正面后中部，即耳垂 6 区。

【主治】耳鸣、听力减退、眩晕。

7）面颊。

【定位】在耳垂正面眼区与内耳区之间的中点，即耳垂5区与6区交界处中点。

【主治】周围性面瘫、梅尼埃病。

8）扁桃体。

【定位】在耳垂正面下部，即耳垂7、8、9区。

【主治】急性扁桃体炎。

8. 耳背部位

1）耳背心。

【定位】在耳背上部，即耳背1区。

【主治】失眠、心悸、高血压。

2）耳背肺。

【定位】在耳背中部近乳突侧，即耳背2区。

【主治】胃痛、皮肤瘙痒症、哮喘。

3）耳背脾。

【定位】在耳背中央部，即耳背3区。

【主治】胃痛、纳呆、腹胀、腹泻。

4）耳背肝。

【定位】在耳背中部近耳轮侧，即耳背4区。

【主治】胆囊炎、胆石症、失眠。

5）耳背肾。

【定位】在耳背下部，即耳背5区。

【主治】月经不调、神经衰弱。

6）耳背沟。

【定位】在耳背对耳轮沟和对耳轮上下脚沟处。

【主治】高血压、皮肤瘙痒症。

二、耳针疗法的作用机制

1. 中医学基础

早在先秦时期，医学家就发现了耳部与人体脏腑经络的关系，在五脏对应的五窍当中，就有"肾开窍于耳"这一个说法。因此《灵枢·邪气脏腑病形篇》中首先指出："十二经脉，三百六十五络，其血气皆上于面而走空窍，……其别气走于耳而为听。"就是说十二经脉和所属的365个穴位，它们的血气都上行渗灌于头部的五官、七窍及脑髓，其中别行的血气并灌注于耳部,使耳有听声音的功能。

《灵枢·经脉》中更具体地记载了十二经脉的分布:足太阳的分支到耳上角;足阳明上耳前;足少阳下耳后,分支到耳后,出耳前;手太阳入耳中;手阳明的别络入耳中;手少阳联系耳后,出耳上角,分支入耳中。这样,手足三阴经都联系到耳部,阴经则通过其别支(经别)合于阳经而与耳部相通,如手厥阴的别支出耳后、合于手少阳等。

《素问·缪刺论》中还记载:"手足少阴、太阴,足阳明五络皆会于耳中。"在奇经方面,有阴阳跷脉并入耳后,阳维脉循头入耳。所以《灵枢·口问》说:"耳为宗脉之所聚。"指出了耳部与全身经络的密切关系。

《灵枢·脉度》记载:"肾气通于耳。"《素问·金匮真言论》中载有:"(心)开窍于耳。"《素问·玉机真藏论》指出:"(脾)不及,则令人九窍(指五官七窍加前后阴)不通。"《素问·通评虚实论》也载述:"头痛、耳鸣、九窍不利,肠胃之所生也。"《灵枢·海论》也有"髓海不足,则脑转耳鸣"等的论述。清代《杂病源流犀烛》中还说:"肺主气,一身之气贯于耳。"说明耳部与各脏腑均有密切关系。耳郭上的一些特定部位既反映全身各部的病症,又能作为针灸的刺激点以治疗全身各部的病症。

2. 全息生物学基础

张颖清教授在《全息生物学》提出:"人体一个肢节的各个部位与全身各部位一一对应相关,一个肢节包含着全身各部位的生理病理信息。"基于这一观点,耳郭作为人体相对独立的一个器官,也具有生物信息的对应关系。当人体某一个脏腑或组织器官发生病变时,会在对应的耳郭部位出现病理反应,如变色、变形、疼痛、结节、电阻降低等,通过刺激耳郭上特定的部位,可以对与之对应的脏腑功能产生调控作用,从而治疗相关疾病或起到预防、保健等作用。

三、耳针疗法的操作技术

1. 耳针法(图 2-28)

(1)毫针针刺。进针时,医生用拇指和食指固定耳郭,中指托着针刺部位的耳背,这样既可掌握针刺的深度,又可减轻针刺时的疼痛,用右手持针,在选定的反应点或耳穴处进针。进针的方法有插入法和捻入法 2 种。针刺的深度应视耳郭局部的厚薄、穴位的位置而定,一般刺入 0.2～0.3 寸深即可达软骨,其深度以毫针能稳定而不摇摆为宜,但不可刺透耳郭背面皮肤。针刺手法以小幅度捻转为主,若局部感应强烈,可不行针。留针时间一般是 20～30 分钟。起针时,左手托住耳背,

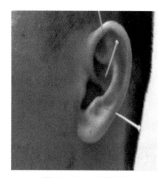

图 2-28 耳针法

右手起针,并用消毒干棉球压迫针孔,以防出血,必要时再用 2% 碘酒棉球涂擦 1 次。一

般来说，急性病症，两侧耳穴同用；慢性病症，每次用一侧耳郭，两耳交替针刺，7～10次为1个疗程，疗程间歇2～3天。

（2）埋针法（图2-29）。先严格消毒局部皮肤，医者左手固定耳郭，绷紧耳针处的皮肤，右手用镊子夹住消毒的皮内针柄，轻轻刺入所选耳穴内，一般刺入针体的2/3，再用胶布固定。若用环形揿钉状皮内针时，因针环不易拿取，可直接将针环贴在预先剪好的小块胶布上，再按在耳穴内。一般仅埋患侧单耳，每次埋针3～5穴，每天自行按压3～5次，留针3～5天。若埋针处痛甚，可适当调整针尖方向和深浅度；埋针处不要淋湿浸泡，夏季埋针时间不宜过长；埋针后

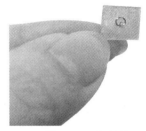

图2-29 埋针法

耳郭局部跳痛不适，需及时检查埋针处有无感染；若有感染现象，起针后，针眼处红肿或有脓点，当立即采取相应措施。

2. 耳贴法（图2-30）

可选用表面光滑、质硬、适合贴压穴位面积大小的材料，如王不留行籽、油菜籽、莱菔子、六神丸、小米、磁珠等。操作方法是先在耳郭局部消毒，将材料附在0.5cm×0.5cm大小的胶布中央，然后贴敷于耳穴上，并给予适当按压，使耳郭有发热、胀痛感（即"得气"）。一般每次贴压一侧耳穴，两耳轮流，3天1换，也可两耳同时贴压。在耳穴贴压期间，应嘱患者每天自行按压数次，每次每穴1～2分钟。

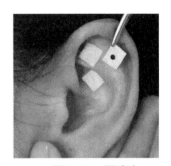

图2-30 耳贴法

使用此法时，应防止胶布潮湿或污染；耳郭局部有炎症、冻疮时不宜贴压；对胶布过敏者，可缩短贴压时间并加压肾上腺、风溪穴，或改用毫针法；按压时，切勿揉搓，以免搓破皮肤，造成感染。

3. 耳穴放血法（图2-31）

治疗前先按摩耳部使其充血，常规消毒后，手持三棱针用点刺法在耳穴处放血3～5滴，然后用消毒干棉球擦拭，按压止血。一般隔天1次，急性病可1天2次。孕妇、出血性疾病的凝血功能障碍者忌用，体质虚弱者慎用。

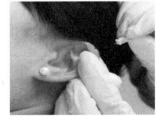

图2-31 耳穴放血法

4. 灸耳法

灸耳法分为艾条灸、艾绒灸、灯芯草灸、线香灸、苇管器灸等。施灸时需要仔细操作，不可引起耳郭烫伤，以免继发感染。如出现小水泡可任其自然吸收，若已经破损则注意消毒，保持干燥。精神紧张者、严重冠心病者、孕妇、糖尿病患者等慎用此法。

5. 耳穴按摩法

耳穴按摩法为在耳郭不同部位用手进行按摩、提捏、点拍以防治疾病的方法。常用的方法有自身耳郭按摩法和耳郭穴位按摩法。前者包括全耳按摩和提捏耳垂等。全耳按摩，是用两手掌心依次按摩耳郭腹背两侧至耳郭充血发热为止；提捏耳垂，是用两手由轻到重提捏耳垂 3 ～ 5 分钟。以上方法可用于多种疾病的辅助治疗和养生保健。耳郭穴位按摩法是医生用压力棒点压或揉按耳穴，也可将拇指对准耳穴，食指对准与耳穴相对应的耳背侧，拇、食两指同时掐按。

四、耳针选穴处方原则

1. 按部位取穴

按照耳郭与人体部位的对应关系，在耳郭上相应的穴位找到反应点，如压痛点、结节等，配以相邻部位穴位或阳性反应点。

2. 按中医理论取穴

（1）按照脏腑理论辨证选穴。

（2）按经络理论选穴。

（3）按五行相生相克关系选穴。

3. 按现代医学理论取穴

部分耳穴以现代医学名称命名，如肾上腺、内分泌、交感、皮质下等，这些穴位的功能与现代医学理论一致。

4. 按经验取穴

如耳尖放血治疗高血压、发热、咽痛、睑腺炎等；过敏取耳背沟；口疮取心、脾等。

五、耳针适应证

（1）各种疼痛性病症如对头痛、偏头痛、腰痛等。

（2）各种炎症性病症。如急性结膜炎、中耳炎、牙周炎、咽喉炎等。

（3）一些功能紊乱性疾病。如眩晕、心律不齐、高血压、多汗症、肠功能紊乱、月经不调、遗尿、神经衰弱、疮病等。

（4）过敏与变态反应性疾病。如对过敏性鼻炎、哮喘、过敏性结肠炎、荨麻疹等能消炎、脱敏，改善免疫功能。

（5）内分泌代谢性疾病。如单纯性甲状腺肿、甲状腺功能亢进、绝经期综合征等，耳针有改善症状、减少药量等辅助治疗作用。

（6）各种慢性病症。如对腰腿痛、肩周炎、消化不良、肢体麻木等有改善症状、减轻痛苦的作用。

（7）预防感冒、晕车、晕船，以及处理和预防输血、输液反应。还可用于戒烟、减肥、戒毒等。

六、注意事项

（1）严格消毒，防止感染。耳郭暴露在外，结构特殊，血液循环较差，容易感染，且感染后易波及软骨，严重者可致软骨坏死、萎缩而导致耳郭畸变，故应重视预防。一旦感染，应立即采取相应措施，如局部红肿疼痛较轻，可涂 2.5% 碘酒，每天 2～3 次；重者局部涂擦四黄膏或消炎抗菌类的软膏，并口服抗生素。耳郭由于外伤或冻伤所致的炎症部位不要针刺，以免炎症扩散。

（2）过度疲劳、饥饿、身体虚弱、精神紧张的患者，治疗前应适当休息，治疗时手法要轻柔，刺激量不宜过大，以免发生晕针现象。

（3）耳针治疗中，如发现患者有头晕、恶心、胸闷、面色苍白、四肢发冷等晕针现象，必须及时处理。

（4）有习惯性流产的孕妇禁用耳针治疗；妇女怀孕期间也应慎用，尤其不宜用子宫、卵巢、内分泌、肾等穴。

（5）夏季耳穴埋针、压丸、贴敷等时间均不宜过长。

（6）放血法注意针刺不宜太深，切忌穿透耳郭。

第十二节　足针疗法

足针疗法是运用针具或按摩、药物贴敷、艾灸等治疗方法刺激足部特定区域以治疗疾病的一种方法。

一、足针疗法的历史与发展

足针是中医学的重要组成部分，也是针灸学的一个延伸。从我国的古代医家发现经络开始，已经有很多足部的穴位开始应用，人们已经认识到了足部许多的敏感点与人体脏腑功能的内在关系，刺激这些反应点能够起到治疗作用，这为足针的发展提供了理论基础。20世纪 70 年代，国内一些医学家整理挖掘前人经验，经过反复研究和实践，在足部发现许多新的敏感点和敏感区域，并逐渐形成了一个规范的治疗系统，所以总结为足针疗法。

二、足针疗法的理论依据

足是我们行走的器官，在古代，足与脚的含义是不一致的，在古文中，脚是踝关节以上、膝关节以下的部位，故《说文解字》曰"脚，胫也"。足与人体经络、脏腑、气血联系密切。《素问·厥论》："阳气起于足五指之表，阴脉集于足下而聚于足心，阴败阳胜，则阳侵阴位，而足下热也……阴气起于足五指之里。"说明了足部与人体阴阳循行的关系。人体的足三阴经和足三阳经，起止点均为足趾末端，通过气血阴阳的循行，来调节脏腑功能，从而治疗疾病。

现代解剖学发现，足部有丰富的血管、淋巴管和神经，神经末梢上分布着触觉感受器、压力感受器、痛觉感受器。刺激足部各种感受器，通过收集这些信息并传导至中枢神经系统而做出应答。

三、足部解剖

足部由足部软组织和足骨两大部分组成。足部软组织主要由皮肤、神经、血管、肌肉、肌腱、骨膜及其他形态的结缔组织构成。足部表面覆盖上皮组织，其所有运动神经和大部分感觉神经都来源于坐骨神经，仅有股神经分支（隐神经）分布于踝及足内侧，支配其皮肤的感觉。坐骨神经分为两支，直下走行的称为胫神经，沿外侧走行的称为腓总神经。胫神经在附管内发出分支，即跟骨内侧神经、足底内侧神经和足底外侧神经。腓总神经分为浅神经和深神经，浅神经支配足背的皮肤，深神经支配足底肌肉和皮肤。足部血管主要是足背动脉、足底内侧动脉和足底外侧动脉。足部肌肉分为足背肌、足底肌内侧群、足底肌外侧群和足底肌中间群。（图 2-32）

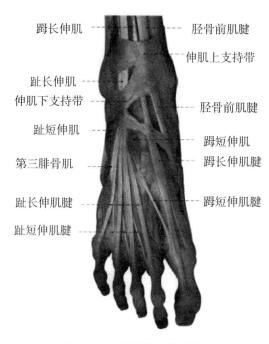

图 2-32　足部肌肉解剖图

足骨共有 26 块，每只脚的骨骼可以分为跗骨、跖骨和趾骨 3 组。（图 2-33）

跗骨：位于足的后半部，共 7 块。包括跟骨、距骨、足舟骨、内侧楔骨、中间楔骨、外侧楔骨及骰骨。

跖骨：位于足的中部，共 5 块。由内向外分别称为第一跖骨、第二跖骨、第三跖骨、第四跖骨、第五跖骨。每块跖骨又分为底、体及头3个部分。第一跖骨底下方有一跖骨粗隆，第五跖骨底外侧有一乳状突起称为第五跖骨粗隆（位于足外侧中部）。

趾骨：位于足的前部，共14块。包括拇趾2块（近节趾骨、远节趾骨），第二至第五趾各3节（分别称为近节趾骨、中节趾骨、远节趾骨）。每块趾骨仍可分为底、体、头3个部分。

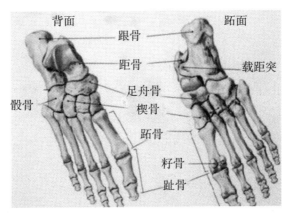

图 2-33 足骨解剖图

四、足部穴位定位、主治

足部穴位如图2-34所示。

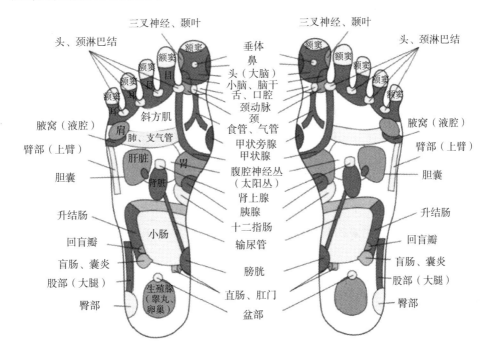

图 2-34 足部反射区示意图

1. 足部穴区定位法

（1）足跟后缘中点与二、三趾间连线折为 10 寸，并以此线为正中线。

（2）足底各趾间与足跟后缘连线平行于正中线，其间隔各为 1 寸。

（3）足背部以表面解剖定位取穴。

（4）内外踝顶点与足底内外缘垂直线各折为 3 寸。

2. 足部常用穴位

1）头穴。

【定位】位于足跟下赤白肉际中点处前 1 寸。

【主治】有较好的止痛作用，多用于头痛、牙痛。

2）鼻穴。

【定位】在头区前 1 寸，位于正中线上。

【主治】急、慢性鼻炎。

3）目穴。

【定位】鼻穴旁开 0.6 寸，略后于鼻穴 0.1 寸处。共 2 穴。

【主治】急、慢性眼部病症。

4）耳穴。

【定位】在鼻穴旁开 1.2 寸，略后于鼻穴 0.1 寸处，共 2 穴。

【主治】耳鸣、耳聋等。

5）口穴。

【定位】鼻穴前 1 寸，位于正中线上。

【主治】牙痛、咽炎、扁桃体炎等。

6）喉穴。

【定位】口穴前 0.6 寸，位于正中线上。

【主治】发热、咽痛、扁桃体炎、上呼吸道感染等。

7）心穴。

【定位】在喉穴前 1.1 寸处，位于正中线上。

【主治】高血压、心力衰竭、喉炎、舌炎和失眠多梦等病症。

8）肺穴。

【定位】在心穴旁开 1 寸，略后于心穴 0.1 寸处。

【主治】咳嗽、气喘、胸闷、胸痛。

9）胃穴。

【定位】在心穴前 1.4 寸，位于正中线上。

【主治】胃痛、呕吐、呃逆、消化不良等。

10）肝穴。

【定位】胃穴内侧 1.2 寸处。

【主治】慢性肝炎、胆囊炎、目视不明、肋间神经痛等。

11）脾穴。

【定位】胃穴外侧 1.2 寸。

【主治】消化不良、腹胀、尿闭、腹泻、血液病等。

12）胆穴。

【定位】肝穴后 0.3 寸处，与肝穴对直。

【主治】胆囊炎、胆石症、胁肋痛等。

13）小肠穴。

【定位】胃穴旁开 1 寸，向前 0.3 寸处，与肺穴对直。共 2 穴。

【主治】腹胀、腹痛、肠鸣不适等。

14）前后隐珠穴。

【定位】系 2 穴，均位于正中线上，前隐珠穴在涌泉穴（体穴）前 0.4 寸，后隐珠穴在涌泉穴后 0.6 寸处。

【主治】前后隐珠穴均用于治疗高血压、精神分裂症、癫痫、高热昏迷等病症。

15）肾穴。

【定位】涌泉穴旁开 1 寸处，与小肠穴对直。共 2 穴。

【主治】高血压、精神分裂症、急性腰痛、尿潴留等症。

16）癌根 1 穴。

【定位】肝穴前 1 寸，与肝穴对直。

【主治】本穴对胃、贲门、食道下段恶性肿瘤，有镇痛及改善症状的作用。刺激时宜透向涌泉、然谷、公孙等穴。

17）大肠穴。

【定位】共 2 穴。左大肠穴位于后隐珠穴内侧 1.2 寸向后 0.2 寸处，右大肠穴位于后隐珠穴外侧 2 寸向后 0.2 寸处。

【主治】腹痛、胃肠功能紊乱、慢性结肠炎等。

18）膀胱穴。

【定位】涌泉穴前 1 寸，在正中线上。

【主治】遗尿、尿潴留等症。

19）生殖器穴。

【定位】膀胱穴前 0.3 寸，在正中线上。

【主治】月经不调、白带、睾丸炎、尿潴留等。

20）癌根 2 穴。

【定位】位于膀胱穴内侧 2 寸前 0.1 寸处。

【主治】刺激本穴对脐部以下的内脏肿瘤及淋巴转移癌有镇痛和改善症状的效果。刺激时宜透向公孙、涌泉、癌根 1 穴等。

21）肛门穴。

【定位】在里陷谷穴前 0.6 穴；位于正中线上。里陷谷穴位置为陷谷穴掌侧面对应点。

【主治】脱肛、痔等肛门疾患。

22）癌根 3 穴。

【定位】在里侧肺穴前 0.6 寸处。

【主治】刺激本穴对食道上、中段与肺、颈、鼻、咽部等处恶性肿瘤，有镇痛、解痉和改善症状的作用。

3. 新增足穴

1）1 号穴。

【定位】足底后缘中点上 1 寸。

【主治】感冒、头痛、鼻炎等。

2）2 号穴。

【定位】足底后缘中点直上 3 寸，内旁 1 寸处。

【主治】三叉神经痛等。

3）3 号穴。

【定位】位于正中线上，外踝与内踝连线之中点。

【主治】神经衰弱、癔症、失眠、低血压、昏迷等。

4）4 号穴。

【定位】足底后缘的正中点直上 3 寸，外旁开 1 寸。

【主治】肋间神经痛、胸闷、胸痛。

5）5 号穴。

【定位】足底后缘的中点直上 4 寸，外旁开 1.5 寸。

【主治】坐骨神经痛、阑尾炎、胸痛等。

6）6 号穴。

【定位】足底后缘中点直上 5 寸，内旁开 1 寸。

【主治】痢疾、腹泻、消化性溃疡等。

7）7 号穴。

【定位】足底后缘的中点直上 5 寸。

【主治】哮喘、大脑发育不全。

8）8 号穴。

【定位】7 号穴外旁开 1 寸。

【主治】神经衰弱、癫痫等。

9）9 号穴。

【定位】拇趾与第二趾间后 4 寸。

【主治】痢疾、腹泻、子宫炎等。

10）10 号穴。

【定位】涌泉穴内旁开 1 寸。

【主治】肩痛、荨麻疹等。

11）11 号穴。

【定位】涌泉穴外旁开 2 寸。

【主治】肩痛、荨麻疹等。

12）12 号穴。

【定位】足底拇趾与第二趾间后 1 寸。

【主治】牙痛。

13）13 号穴。

【定位】足底小趾横纹中点后 1 寸。

【主治】牙痛。

14）14 号穴。

【定位】足底小趾横纹中点。

【主治】遗尿、尿频、尿急。

15）15 号穴。

【定位】踝关节横纹中点（解溪穴）下 5 分，两旁凹陷中。

【主治】腰腿痛、腓肠肌痉挛等。

16）16 号穴。

【定位】足内侧舟骨突起上凹陷中。

【主治】高血压、腮腺炎、急性扁桃体炎等。

17）17 号穴。

【定位】踝关节横纹中点（解溪穴）下 2.5 寸处。

【主治】心绞痛、哮喘、感冒等。

18）18 号穴。

【定位】足背第一跖骨头内前凹陷中。

【主治】胸痛、胸闷、急性腰扭伤等。

19）19 号穴。

【定位】足背二、三趾间后 3 寸处。

【主治】头痛、中耳炎、急慢性胃炎、消化性溃疡等。

20）20 号穴。

【定位】足背三、四趾间后 2 寸处。

【主治】落枕。

21）21 号穴。

【定位】足背四、五趾间后 5 分处。

【主治】坐骨神经痛、腮腺炎、扁桃体炎等。

22）22 号穴。

【定位】足背一、二趾间后 1 寸。

【主治】急性扁桃体炎、流行性腮腺炎、高血压等。

23）23 号穴。

【定位】拇长伸肌腱内侧跖趾关节处。

【主治】急性扁桃体炎、流行性腮腺炎、高血压、结节性痒症、湿疹、荨麻疹。

24）24 号穴。

【定位】第二趾的第二关节内侧赤白肉际处。

【主治】头痛、中耳炎等。

25）25 号穴。

【定位】第三趾的第二关节内侧赤白肉际处。

【主治】头痛。

26）26 号穴。

【定位】第四趾的第二关节内侧赤白肉际处。

【主治】头痛、低血压等。

27）27 号穴。

【定位】太白穴与公孙穴连线的中点。

【主治】癫痫、癔症、神经衰弱、腹痛等。

28）28 号穴。

【定位】足内侧舟状骨突上后陷中。

【主治】痛经、功能性子宫出血、附件炎等。

29）29 号穴。

【定位】内踝正中直下 2 寸处。

【主治】功能性子宫出血、支气管炎、支气管哮喘等。

30）30 号穴。

【定位】足外踝后上方 1.5 寸处。

【主治】坐骨神经痛、腰痛、头痛。

五、取穴配方

1. 取穴法

（1）按部取穴：即按照病损部位取相应的足穴。如头痛取头穴、肝病取肝穴等。

（2）据症取穴：即根据病症的表现，取具有相应主治功能的足穴。如心绞痛，取 17 号穴；子宫功能性出血，取 28 号穴等。

（3）参照中医理论取穴：据中医脏腑经络学说辨证取穴，如失眠多梦，因"心主神明"，可取心穴；遗尿，常与肾气不足有关，宜选肾穴等。

2. 配方法

足针疗法的组方，虽有采用单一取穴法选穴组方，但在多数情况下，为多种取穴法选穴后结合组方。如咳喘，取肺、脾、肾三穴组方；又如高血压，取前后隐珠穴、16 号穴、肝、肾等。此类结合组方，可以是按部取穴与据症取穴的组合，也可以是三种取穴法的组合，依病者具体情况而定。

六、适应证

足针疗法可用于多种疾病，较为常用的有 30 余种。包括三叉神经痛、遗尿、急性腰扭伤、胃痛、腹泻、神经症、疟疾、急性结膜炎、精神病、颈痛、感冒、睾丸炎、牙痛、胁肋痛等病症。

七、操作方法

（1）针具：一般采用 28 ～ 30 号 1 寸长毫针，透刺则可用 2 ～ 3 寸长的毫针。

（2）进针法：先令患者取仰卧位，两足平伸，尽量放松肌肉。充分消毒后，左手扶住患足，右手持针迅速刺入，进针时注意要快、准。然后缓慢送针至适当的深度。足底进针较痛，皮肤亦较厚，更要求手法熟练。

（3）行针法：在肌肉较浅薄的部位，一般不用手法行针，可只做轻度捻转。在肌肉较丰厚处，可行提插捻转之法。如为泻法，将针刺入 0.5 ～ 0.8 寸，施以较大幅度的捻转结合小幅度提插法；如为补法，轻度捻转数次即可。

（4）留针法：一般留针 15 ～ 20 分钟，留针期间，每隔 5 ～ 10 分钟行针 1 次。足针疗法可每天或隔天 1 次，10 次为 1 个疗程。

八、注意事项

（1）足针疗法对消毒要求较为严格，特别是针刺足底穴位，尤须重视。针后最好隔 30 分钟再穿鞋袜，以防污染针孔，造成感染。

（2）足针刺激多较强，治疗前须向患者充分说明，以免造成意外。

（3）体虚惧针者或孕妇，须慎用或不选足底部穴位。

第三章 灸 法

第一节 概 述

灸法，古称灸焫。《说文解字》记载："灸，灼也，从火音久，灸乃治病之法，以艾燃火，按而灼也。"可见，灸法是用艾绒作为主要施灸材料，点燃后放置于施灸部位，进行烧灼和熏熨，借其温热刺激及药物的双重作用，达到温通气血、扶正祛邪、防治疾病的一种外治方法。灸法是针灸疗法的重要组成部分，常与针法相须而用，与针法一样，灸法也是建立在脏腑、经络、腧穴等理论基础上，通过刺激穴位等施灸部位来调整经络与脏腑的功能，起到防病治病的目的，临床适应范围广泛。

一、施灸材料

灸法所用材料，古今均以艾叶加工而成的艾绒为主，但也有针对不同病症采用其他材料施灸的情况。

（一）艾叶与艾绒

艾为菊科多年生灌木状草本植物，我国各地均有生长，古时以蕲州产者为佳，特称"蕲艾"。艾在春天抽茎生长，艾叶有独特的芳香气味。农历四至五月，当叶盛花未开时采收艾叶，晒干或阴干后备用。艾产于各地，便于采集，价格低廉，故几千年来一直为灸法临床所应用。

1. 艾叶的化学成分

艾叶含纤维质较多，水分较少，还含有许多可燃的有机物、溶醚与离子成分等（表3-1）。

表3-1 艾叶的化学成分

成分	百分率（%）
无氮素有机物（主要是纤维质）	66.85
含氮素有机物（主要是蛋白质）	11.31
水分	8.98
溶醚成分（其中含挥发油0.02%）	4.42
离子成分（包括钾、钠、钙、镁、铝）	8.44

2. 艾叶的性能

艾叶气味芳香，味辛，微苦，性温热，具纯阳之性。《本草从新》认为艾叶"能回垂绝之阳，通十二经，走三阴，理血气，逐寒湿，暖子宫，止诸血，温中开郁，调经安胎……以之灸火，能透诸经而除百病"。说明用艾叶作为施灸材料，具有通经活络、祛除阴寒、回阳救逆等多方面的功效。

3. 艾绒的制作

艾绒是艾叶经加工制成的淡黄色细软的绒状物。用艾绒制作的施灸材料有两大优点：①便于搓捏成大小不同的艾炷，易于燃烧，气味芳香；②燃烧时热力温和，能窜透皮肤，直达组织深部。

艾绒的制作：多于每年农历三至五月，采集肥厚新鲜的艾叶，放置日光下暴晒干燥，然后放在石臼中，用木杵捣碎，筛去杂梗和泥沙，晒、捣、筛，如此反复多次，即成淡黄色洁净细软的艾绒。

艾绒按加工（捣筛）程度不同，分粗细几种等级，临床上根据病情的需要选用不同粗细程度的艾绒，如制艾炷宜用细艾绒，制艾条宜用粗艾绒。艾绒质量对施灸的效果有一定影响，无杂质、柔软易团聚、干燥、存放久者，效力大，疗效好；反之则差。另外，劣质艾绒，因生硬而不易团聚，燃烧时火力猛烈，易使患者感觉灼痛，难以忍受，且杂质较多，燃烧时常有爆裂的弊端，燃烧的艾绒散落易灼伤皮肤，使用时需注意。

4. 艾绒的储藏

艾绒以陈久者为佳，其点燃后火力较温和，而新制艾绒内含挥发性油较多，灸时火力过强，易烫伤皮肤，故古人有用"陈艾"之说，《孟子》中也记载"七年之病，求三年之艾"。所以，艾绒制成后须经过一段时间的储藏。但艾绒性吸水，易于受潮，保藏不善，容易霉烂虫蛀，影响燃烧。因此，平时应保藏在干燥之处，或密闭于干燥的容器内存放。每年当天气晴朗时要重复暴晒几次，以防潮湿和霉烂。

（二）艾制品

1. 艾炷

施灸时，以艾绒为材料制成的圆锥形或圆柱形的艾绒体，称艾炷。

1）艾炷的大小。艾炷最小者如黍米大，最大者如鸡卵大，常用艾炷大小有麦粒、黄豆、蚕豆等几种。现代主要分为小、中、大三号。具体如下：①小号，重约0.5g，相当于中号艾炷的一半，常作直接灸用；②中号，重约1g，炷高和炷底直径均约1cm，可燃烧3～5分钟，常作间接灸用；③大号，重约2g，相当于中号艾炷的一倍，常作间接灸用。

2）艾炷的制作。

（1）传统式艾炷的制作：根据所制艾炷的大小确定适量的艾绒，放在桌面上，用拇指、食指、中指三指一边捏，一边旋转，把艾绒捏成上尖下平的圆锥形艾绒体即成。手工制作的艾炷要求紧实均匀，大小一致，燃烧时火力由弱到强，易于耐受，且耐燃不易爆。具体艾炷大小视病情需要而定。

（2）艾炷器的制作：艾炷器由艾炷模、压棒和探针三部分组成。艾炷模多由铜铸或有机玻璃制成，模上有锥形空洞，洞下留一小孔透至背面。制作时将艾绒放入艾炷器的空洞中，用压棒直插孔内，紧压即成圆锥形艾绒体，再用探针从艾炷模背后的小孔中，将艾炷顶出即可。用艾炷器制作的艾炷，艾绒紧实，大小一致，更便于应用。

2. 艾条

艾条，又称艾卷，是以艾绒为主要成分卷成的圆柱形长条，一般长约20cm，直径约1.5cm。根据有无药物，又分为纯艾条（清艾条）和药艾条两种。因操作简便，临床应用广泛，常用于悬起灸、实按灸。艾条制作方法如下：

1）纯艾条。取桑皮纸（约26cm×20cm）一张，摊平，取陈艾绒约24g，均匀铺于纸上，不加任何药物，将其卷成圆柱形（直径约1.5cm），用胶水或糨糊封口而成。卷得松紧要适中，太紧不易燃烧，太松则施灸时掉火星。

2）药艾条。主要包括普通药艾条、太乙神针、雷火神针等。

（1）普通药艾条：取肉桂、干姜、木香、独活、细辛、白芷、雄黄、苍术、没药、乳香、川椒各等分，研成细末，和匀。将药末混入艾绒中，每支艾条加药末约6g。制法同纯艾条。

（2）太乙神针：药物配方历代各家记载各异。韩贻丰《太乙神针心法》中的太乙神针用药为硫黄6g，麝香、乳香、没药、松香、桂枝、杜仲、枳壳、皂角、细辛、川芎、独活、穿山甲、雄黄、白芷、全蝎各3g，研成细末，和匀。取桑皮纸（约30cm×30cm）两张。一张摊平，取艾绒约24g，均匀铺于纸上，内置药末约6g，均匀渗入艾绒中，卷紧成爆竹状，外涂鸡蛋清，再糊上另一张桑皮纸，捻紧。阴干待用。

（3）雷火神针：沉香、木香、乳香、茵陈、羌活、干姜、穿山甲各9g，研为细末，加入麝香少许，和匀。取桑皮纸（约30cm×30cm）两张。一张摊平，取艾绒约40g，均匀铺于纸上，内置药末约10g，均匀渗入艾绒中，卷紧成爆竹状，外涂鸡蛋清，再糊上另一张桑皮纸，捻紧。阴干待用。

一般纯艾条和药艾条市面上均有成品销售，无须自制，若加入特殊处方药物，则须自制。

（三）其他施灸材料

除了艾绒以外，天然的易燃物质，如灯心草、桑枝、桃枝、硫黄、竹茹、黄蜡等也可以加工成施灸材料，还可在里面加一些特殊药物。一些刺激性较强的药物，如毛茛、斑蝥、白芥子等，可作为天灸的施灸材料。另外，如生姜、大蒜、附子、豆豉及食盐等可作为辅助施灸材料。

二、灸法的分类

灸法的种类十分丰富，一般依据施灸材料的不同，可分为艾灸法和非艾灸法两大类。凡以艾叶作为主要施灸材料的均属于艾灸法。艾灸法是灸法的主体，临床应用最为广泛。根据操作方式的不同，又可分为艾炷灸、艾卷灸、温针灸、温灸器灸及一些特殊的艾灸法，临床上以艾炷灸和艾卷灸最为常用。在使用艾炷灸时，根据艾炷是否直接置于皮肤穴位上燃灼的不同，又分为直接灸和间接灸两法。非艾灸法包括灯火灸、黄蜡灸、药锭灸、药线灸、药笔灸等。（图 3-1）

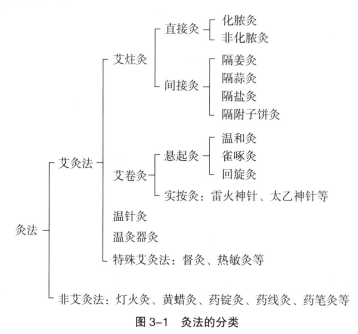

图 3-1　灸法的分类

三、灸法的作用特点与应用范围

（一）灸法的作用特点

1. 温通经络，祛散寒邪

灸法以温热性刺激为主，灸火的热力能透达组织深部，温能助阳通经，又能散寒逐痹。因此，凡阳虚导致的虚寒证或寒邪侵袭导致的实寒证，都是灸法的适应范围，这也是灸法作用的重要特点之一。

2. 补虚培本，回阳固脱

灸法能增强脏腑的功能，补益气血，填精益髓。因此，凡先天不足、后天失养及大病、久病导致的脏腑功能低下、气血虚弱、中气下陷，皆为灸法的适宜病症。许多慢性疾病适宜于灸法治疗，也是基于灸法的补虚培本作用，通过扶正以祛邪而起到治疗与保健的目的。此外，灸法能回阳固脱，对阳气虚脱而出现的大汗淋漓、四肢厥冷、脉微欲绝的脱证也有显著的疗效，故灸法是古代中医急救术之一。

3. 行气活血，消肿散结

气为血之帅，血随气行，气得温则疾，气行则血行。灸法的温热刺激，可使气血调和、营卫通畅，起到行气活血、消肿散结的作用。因此，凡气血凝滞及形成肿块者均是灸法的适宜病症，如乳痈初起、瘰疬、瘿瘤等。特别是疮疡阴证之日久不溃、久溃不敛者，使用灸法治疗，更显示出独特的治疗效果。

4. 预防保健，益寿延年

灸法不仅能治病，而且还可以激发人体正气，增强抗病能力，起到预防保健作用。对于中老年人，无病时或处于亚健康的情况下，长期坚持灸关元、气海、神阙、足三里、曲池等穴，不仅可以预防常见的中老年疾病，如高血压、卒中、糖尿病、冠心病等，还可延缓衰老，达到益寿延年的目的。因此，灸法又有"保健灸法""长寿灸法"之称。

（二）灸法的应用范围

灸法的应用范围非常广泛，既可以治疗经络、体表的病症，也可以治疗脏腑的病症；既可以治疗多种慢性病症，又可以治疗一些急症、危重病症；既能治疗多种虚寒证，也可以治疗某些实热证。可见，灸法可应用于临床上绝大多数病症的治疗及辅助治疗，其中又以对风寒湿痹、寒痰喘咳、肩凝症，以及脏腑虚寒、元阳虚损引起的各种病症疗效尤佳。近几十年来，灸法也多应用于慢性肝炎、恶性肿瘤、艾滋病等疾病，对于改善症状、减轻放化疗副作用有一定的作用。

关于灸法治疗热证的问题，在历代文献中有不少相关的记载，如灸法用于治疗痈疽的阳证、阴虚火旺的消渴。现代许多针灸医师对用不同的灸法治疗实热证及虚热证进行了大量的观察，如用艾炷灸治疗带状疱疹、急性睾丸炎、急性细菌性痢疾、流行性出血热、肺结核、糖尿病；用艾条温和灸治疗急性乳腺炎、急性结膜炎、急性化脓性中耳炎；用灯火灸治疗流行性腮腺炎、急性扁桃体炎等，均取得了较好的疗效，且无不良反应。这些病症从中医辨证角度来看，都属于实热证或虚热证，因此，验证了灸法可以治疗实热证或虚热证。

四、灸感、灸量与灸法补泻

（一）灸感

灸感，指施灸时患者的自我感受。与针感一样，灸感包括施灸部位的局部感觉和向远处传导或循经感传的感觉。在局部的感觉中，化脓灸局部为烧灼疼痛的感觉，其他灸法多为温热或微有灼痛的感觉，局部的热感也有不同的表现形式。仅表面有热感，称为表热；表面不热或微热而深部较热，称为深热；表面的热感进一步透达组织深部，可称为透热；热感以施灸部位为中心向周围逐渐扩散，称为扩热；局部的热感向远处传导，称为传热；或热感沿着经脉传导，称为循经感传。灸法的循经感传有时不是热感的传导，而是类似针法经气传导的感觉。在灸感中还有比较特殊的现象，即施灸局部不热或微热而远部较热，或出现与所灸经穴相关的脏腑热。

影响灸感的出现或不同的表现方式与多方面因素有关，如施灸的方法、刺激程度、病情、体质及对热刺激的敏感度等。一般而言，施灸方法与刺激程度的不同，是产生灸感强弱的重要因素。但即使同样的施灸方法和刺激程度，由于患者病情、体质和对热刺激的敏感度不同，也会有不同的灸感出现。近年来的研究表明，凡在施灸中，能够出现透热、扩热、传热、循经感传、局部不热或微热而远部较热等灸感者，多属于对灸法的热刺激较为敏感者，其灸疗的效果也好，在此基础上提出了热敏学说和热敏灸法。

（二）灸量

灸量，即施灸的剂量，指施灸时灸火在皮肤上燃烧所产生的刺激强度，刺激强度等于施灸时间与施灸程度的总和，不同的灸量会产生不同的治疗效果。

1. 灸量的计算

①艾炷灸一般以艾炷的大小与壮数的多少来计算，艾炷小、壮数少则灸量小，艾炷大、壮数多则灸量大；②艾卷灸、温灸器灸多用时间计算；③太乙神针、雷火神针多以施灸的次数计算；④疗程，即累积施灸的量，疗程长，灸量大，疗程短，灸量小。

2. 灸量的掌握

灸量的掌握需按照年龄大小、病情轻重、体质、施灸部位的不同等综合因素来确定。

①小儿、青少年、病轻者灸量宜小，中老年、病重者灸量宜大。②体质强壮者，每次灸量可大，但累计灸量宜小；身体虚弱甚者，每次灸量宜小，但累计灸量宜大。③头面、四肢、胸背等皮薄肌少处，灸炷均不宜大而多；腰腹、臀部皮厚肌多处，可大炷多壮。④治初感风寒等邪气轻浅之证，或上实下虚之疾，欲解表通阳，祛散外邪，或引导气血下行时，不过三壮（五壮或七壮）已足，炷亦不宜过大；对沉寒痼冷、元气将脱等证，须扶助阳气、温散寒凝时，则大炷多壮，尤其对危重病症甚至不计壮数，灸至阳回脉复为止。

（三）灸法补泻

灸法也有"补泻"之说。《灵枢·背腧》云："气盛则泻之，虚则补之。以火补者，毋吹其火，须自灭也。以火泻者，疾吹其火，传其艾，须其火灭也。"指出灸法亦须根据辨证施治的原则进行补虚泻实，并提出了"艾炷直接灸"的补泻方法，具体如下。

1. 补法

艾炷点燃置于施灸部位，不吹其火，待其慢慢燃烧自灭，火力相对缓慢温和，灸治时间较长，壮数较多，灸毕一壮可用手指按一会施灸部位，使真气聚而不散，为补法。

2. 泻法

艾炷点燃置于施灸部位，以口速吹旺其火，促其快燃速灭，火力较猛，当患者感觉局部灼痛时，迅速更换艾炷再灸，灸治时间较短，壮数较少，灸毕不按其穴，以起到祛散邪气的作用。

由此看来，补法火力温和，时间稍长，能使真气聚而不散；泻法火力较猛，时间较短，能促使邪气消散。其他的灸法虽没有提过补泻的方法，但可根据施灸时灸火的温和与猛烈、时间的长与短来掌握。具体应用时，还须根据患者的具体情况，结合施灸部位、患者的体质和年龄等情况，灵活运用。

五、灸法的注意事项

（一）体位的选择

施灸时患者的体位要舒适，肌肉放松，且施灸部位明显暴露，便于医师操作。一般空腹、过饱、极度疲劳时不宜施灸，直接灸宜采取卧位，注意防止晕灸的发生。

（二）施灸顺序

一般是先灸上部，后灸下部；先灸背部、腰部，后灸腹部；先灸头部，后灸四肢；先灸阳经，后灸阴经。先阳后阴，取其从阳引阴而无亢盛之弊；先上后下，则循序渐进次序不乱；先少后多，使艾火由弱渐强，便于患者接受。但在特殊情况下，可酌情灵活运用，如气虚下陷之脱肛，可先灸长强以收肛，后灸百会以举陷，以此提高临床疗效。

（三）施灸禁忌

（1）禁灸病症：外感或阴虚内热证，以及脉象数疾者禁灸；高热、抽搐或极度衰竭、形瘦骨弱者，亦不可灸。

（2）禁灸部位：心区、体表大血管部，以及睾头、乳头、阴部、妊娠期妇女下腹部、腰骶部，不宜灸；颜面部不可着肤灸，关节肌腱部不可用化脓灸。

（四）灸后处理

灸后起泡，小者只要不擦破，可自行吸收；大者可用消毒针穿破，放出液体，再涂以消毒药膏。

（五）其他注意事项

①施术者应严肃认真，注意力集中，细心操作。②施灸前应对患者说明施灸要求，消除其恐惧心理。如需化脓灸，必须先征得患者同意。③根据患者体质和病症施灸，取穴准确，灸穴灸量适宜，热力充足，火力均匀，切勿乱灸暴灸。对昏迷、肢体麻木不仁及感觉迟钝的患者，勿灸过量，以避免烧伤。④施灸过程中，若发生晕灸，则应按晕针处理方法

而行急救。⑤施灸过程中，室内宜保持良好的通风。严防艾火烧坏衣服、床单等。⑥施灸完毕，须把艾火彻底熄灭，以防火灾。

第二节　艾　炷　灸

艾炷灸是将艾炷置于施灸部位上进行烧灼的灸法，因所用艾绒须捏成圆锥体，古代称之为艾炷，故得此名。临床上，艾炷灸可分为直接灸和间接灸两类（图 3-2）。

一、直接灸

将艾炷直接置于施灸部位上进行烧灼的灸法。根据施灸后有无出现烧伤化脓现象，直接灸又分为化脓灸和非化脓灸两类。

（一）化脓灸

将大小适宜的艾炷直接在施灸部位上进行施灸，导致局部组织出现无菌性化脓现象的灸法。因其产生永久性灸疮，又名瘢痕灸。灸疮的发与不发是评价化脓灸疗效的关键。化脓灸在古代较盛行，但因化脓灸烧灼伤较重，疼痛感强，灸后局部皮肤破溃后化脓，留下瘢痕，影响审美，现代应用较局限，临床不多见。

1. 化脓灸的操作方法

在施灸部位涂少许蒜汁，以增加黏附和刺激皮肤的作用，将艾炷放置于施灸部位上并点燃。艾炷可为单纯细艾绒，也可加用丁香等粉末，以利热渗透。待艾炷自然燃尽后，轻轻除去艾灰，更换另一新艾炷，依前法再灸，每换一壮则需重复涂蒜汁 1 次；也有不待艾炷燃尽，当其将灭之际，直接在余烬上再添加新艾炷而不使火力中断的方法。每次须反复灸满规定的壮数，常规每穴灸 5 ～ 9 壮。

当艾炷燃烧过半时，常感烧灼疼痛剧烈，难以忍受，可于施灸部位四周指压或轻拍皮肤以分散注意力，缓解痛感。

灸毕，可在施灸部位敷贴淡膏药，每天换贴 1 次。或揩尽灰烬，用干敷料覆盖，不用任何药物。待 5 ～ 7 天后，施灸部位逐渐出现无菌性化脓现象，有少量分泌物，可隔 1 ～ 2 天更换干敷料或贴新的淡膏药。疮面宜用盐水棉球揩净，避免污染，防止并发其他炎症。正常的无菌性化脓，脓色较淡，多为白色。若感染细菌而化脓，则脓色黄绿。经 30 ～ 40 天，灸疮结痂脱落，局部可留有瘢痕。如灸疮干燥，无分泌物渗出，古人称为"灸疮不发"，往往不易收效。可多吃一些营养丰富的食物，或服补气养血药物，以促使灸疮的正常透发，提高疗效。也有在原处再加添艾炷数壮施灸以促使灸疮发作。

2. 化脓灸的临床应用

多应用于一些慢性顽症、疑难病症，如哮喘、慢性肠胃病、疼痛、关节病等。

3.化脓灸的注意事项

①操作时须注意体位平直舒适放松；②施灸之后适量食用"发物"，如鱼、虾、牛肉等，忌食生冷瓜果；③忌大怒、大劳、大饥、大倦、受热、冒寒。

（二）非化脓灸

将大小适宜的艾炷在施灸部位上进行施灸，达到温热目的的灸法。非化脓灸一般艾炷小，施灸时间短，以施灸部位皮肤产生红晕或微烫伤为度，故灸后不易化脓、不留灸疮，又名非瘢痕灸。此法刺激性小，疼痛感轻，不留瘢痕，且起效快，现代应用较化脓灸广泛，常见于麦粒灸（图3-3）。

1.非化脓灸的操作方法

于施灸部位涂少量凡士林，以增加黏附皮肤作用，将小艾炷黏附于施灸部位上点燃，任其自燃，或微微吹气助燃，待艾火未烧到皮肤而患者感到灼热或稍灼痛时，即用镊子等移走或压灭艾炷，之后更换新艾炷再灸。反复灸满规定的壮数，常规每穴3～7壮，以灸后局部皮肤潮红而不起泡为度。本方不易起泡，即便起泡，数天内即可结痂脱落，不易留瘢痕。

2.非化脓灸的临床应用

多应用于虚寒性、气血不足等疾病。

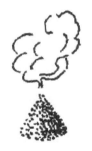
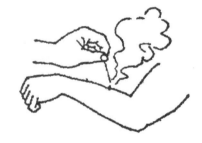

图3-2　艾炷灸　　　　图3-3　麦粒灸

二、间接灸

通过衬垫药物等材料将艾炷与施灸部位的皮肤隔开施灸的灸法，也称隔物灸、间隔灸（图3-4）。衬垫药物分为单味和复方药物，药物性能不同，临床功效、主治也有差异。常见的衬垫药物包括生姜、蒜泥、盐、附子饼等，故临床可分为隔姜灸、隔蒜灸、隔盐灸、隔附子饼灸等。脐灸也属于间接灸。隔物灸兼具艾灸与药物的双重作用，同时火力温和，深为古代医家葛洪推崇，现代临床应用也很广泛。

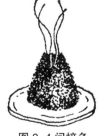

图3-4　间接灸

（一）隔姜灸

1.隔姜灸的操作方法

将鲜生姜切成直径约3cm、厚约0.3cm的薄片，中间用针穿数孔后，置于施灸部位上，再在姜片中心放置一大小适宜的艾炷，点燃施灸。当患者灼热感明显时，可将姜片提起片刻，旋即放下再灸，反复进行，等艾炷燃尽后，更换新艾炷继续施灸，一般每穴灸5～7壮，以皮肤潮红不起泡为度。

2. 隔姜灸的临床应用

多用于因寒而致的感冒、呕吐、泄泻、腹痛、风寒湿痹等疾病。

（二）隔蒜灸

隔蒜灸分隔蒜片灸、隔蒜泥灸两种。

1. 隔蒜灸的操作方法

隔蒜片灸是将鲜大蒜头切成厚约0.3cm的蒜片，中间用针穿出数孔后，置于施灸部位上，再将艾炷放置于蒜片中心点燃施灸。当患者感到灼痛时，可将蒜片提起片刻，旋即放下再灸，反复进行，每灸3～5壮可换一新蒜片。隔蒜泥灸是将鲜大蒜捣泥后，敷于施灸部位，上铺艾绒施灸。

2. 隔蒜灸的临床应用

多应用于疮疡、乳痈、瘰疬、关节炎等疾病。

（三）隔盐灸

1. 隔盐灸的操作方法

将适量的干燥纯净食盐填充于脐部，上置艾炷并施灸，或先于食盐上放置一薄姜片再施灸的方法。施灸时如患者感到灼痛即用镊子等除去残炷，更换新艾炷再灸，常规灸3～7壮。

2. 隔盐灸的临床应用

多用于阳脱证、腹痛、泄泻、关节痹痛等疾病。

（四）隔附子饼灸

隔附子饼灸分附子片灸、附子饼灸两种。

1. 隔附子饼灸的操作方法

附子片灸是将附子用水浸透后，切成厚约0.4cm的薄片，用针扎数孔后放于施灸部位上，再将艾炷放置于附子片中心点燃并施灸。附子饼灸是将生附子研成细末，用黄酒或姜汁等调制成直径1～2cm、厚0.3～0.5cm的饼，用针穿刺数孔，上置艾炷，放于施灸部位，点燃并施灸。当患者感到灼痛时另换一壮再灸，附子饼干焦后再换新饼，直至肌肤温热、局部潮红为止。

2. 隔附子饼灸的临床应用

多用于治疗男性阳痿、早泄、不育症，女性不孕、痛经、闭经等阳虚证，以及疮毒窦道、盲管、疮疡久溃不敛等外科疾病。

（五）脐灸

脐灸，又称脐疗，指在肚脐上隔药灸，药物借助艾火的热力，通过脐部透入肌肤，激发经络之气、疏通气血、调理脏腑，从而达到防病健体的目的。

肚脐，中医称之为"神阙穴"，位于腹部正中央凹陷处，是新生儿脐带脱落后所遗留下来的一个生命根蒂组织。神阙穴位于任脉，而任脉属阴脉之海，与督脉相表里，共同司管人体诸经之百脉，所以脐和诸经百脉相通，脐又为冲任循环之所，而且任脉、督脉、冲脉为"一源三岐"，三脉经气相通，故神阙穴为经络之总枢、经气之海，通过任、督、冲、带四脉而统属全身经络，内连五脏六腑、脑及胞宫。如《难经》中说："脐下肾间动气者，人之生命也，十二经之根本也。"故神阙穴，功能健运脾阳，和胃理肠，温阳救逆，开窍复苏，强肾调经，行气利水，散结通滞。

1. 脐灸的操作方法

具体操作同隔物灸，一般用艾灸或隔姜、隔附子饼灸 10 ～ 30 分钟。

2. 脐灸的临床应用

多应用于虚寒腹痛、脾胃虚寒引起的呃逆、反胃、呕吐，以及脾肾阳虚导致的腹泻、水肿等疾病。

第三节　艾　卷　灸

艾卷灸，又称艾条灸，用特制的艾条，点燃一端，对准施灸部位进行熏烤或温熨的施灸方法。用加入辛温芳香药物制成的药艾条来施灸，则称为药条灸。临床上，艾卷灸可分为悬起灸和实按灸两类。

一、悬起灸

将点燃的艾条一端悬于施灸部位之上的一种灸法。一般艾火距皮肤约 3cm，灸至皮肤温热红晕而无灼痛为度，施灸时间多为 10 ～ 15 分钟。常见的悬起灸又分温和灸、雀啄灸和回旋灸三种。

（一）温和灸

1. 温和灸的操作方法

将艾条的一端点燃，对准施灸部位，距离皮肤约 3cm 处，进行熏烤，以患者局部有温热感而无灼痛为宜。一般每处灸 10 ～ 15 分钟，灸至皮肤出现红晕为度。如遇到昏厥或局部知觉减退的患者时，医者可将食指、中指置于施灸部位两侧，通过医者的手指

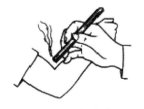

图 3-5　温和灸

来感知患者局部受热程度，以便随时调节施灸距离，掌握施灸时间，防止烫伤。（图 3-5）

2. 温和灸的临床应用

适用于一切灸法主治疾病。

（二）雀啄灸

1. 雀啄灸的操作方法

将艾条的一端点燃，对准施灸部位，距离皮肤约 3cm 处，艾条点燃的一端与施灸部位的皮肤并不固定在一定的距离，而是像鸟雀啄食一样，一上一下地移动。一般每处灸 5 ～ 10 分钟，此法热感较强，注意防止烧伤皮肤。（图 3-6）

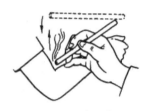

图 3-6 雀啄灸

2. 雀啄灸的临床应用

多用于昏厥急救、小儿疾患、胎位不正、无乳等疾病。

（三）回旋灸

1. 回旋灸的操作方法

将艾条的一端点燃，对准施灸部位，距离皮肤约 3cm 处，与施灸部位皮肤保持一定距离，但位置不固定，而是均匀地向左右方向移动或反复旋转进行施灸，以皮肤温热而无灼痛为宜，一般每处灸 10 ～ 15 分钟，移动范围在 3cm 左右。（图 3-7）

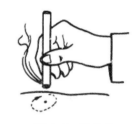

图 3-7 回旋灸

2. 回旋灸的临床应用

多应用于风寒湿痹及瘫痪等疾病。

二、实按灸

多采用药艾条进行施灸，因临床需要不同，艾条掺进的药物处方各异。施灸时，将药艾条实按在施灸部位，犹如针刺，故名。临床上，根据处方不同，又分为太乙神针、雷火神针、百发神针等，操作方法相同。

1. 实按灸的操作方法

先在施灸部位垫上布或纸数层，然后将相应的药艾条的一端点燃，以执笔状执住艾条，对准施灸部位，趁热直按其上，停留 1 ～ 2 秒，稍提起艾条，待热减再次按灸。若艾火熄灭，再点燃按灸。每次每处按灸 7 ～ 10 次，至皮肤出现红晕为度。

2. 实按灸的临床应用

多应用于风寒湿痹、痿证及顽固性疼痛等疾病。

第四节　温　针　灸

温针灸，又称温针、针柄灸、烧针柄，是一种艾灸与针刺相结合的方法，适用于既需要艾灸又须针刺留针的疾病。温针之名首见于《伤寒论》，兴盛于明代，《针灸聚英》及《针灸大成》均有载述："其法，针穴上，以香白芷作圆饼，套针上，以艾灸之，多以取效。"

一、操作方法

温针灸的主要刺激区为体穴、阿是穴。取长度在 1.5 寸以上的毫针，刺入穴位得气后，在留针过程中，于针柄上裹以纯艾绒的艾团，或取长约 2 cm 的艾条一段套在针柄之上，无论艾团、艾条段，均应距皮肤 2～3cm，再从其上端点燃施灸。在燃烧过程中，如患者觉灼烫难忍，可在该穴区置一硬纸片，以稍减火力。艾条段每穴每次灸 1～3 壮，如用艾团灸，灸数须相应增加。（图 3-8）

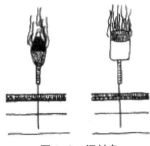

图 3-8　温针灸

近年，还采用帽状艾炷行温针灸。帽状艾炷的主要成分为艾叶炭，类似无烟灸条，长约 2cm，直径约 1cm，一端有小孔，点燃后可插于针柄上，燃烧时间约为 30 分钟。因其外形像小帽，可戴于毫针上，故又称帽炷灸。帽炷温针灸，既无烟，不会污染空气；同时，作用时间长，是一种较为理想的温针灸法。

二、临床应用

多应用于既需要留针又适合灸法的病症，如风湿性疾病、颈椎病、痛经、胃脘痛、尿潴留等疾病。

三、注意事项

（1）温针灸要严防艾火脱落灼伤皮肤，可预先用硬纸剪成圆形纸片，并剪一在中心的小缺口，置于针下穴区上。

（2）温针灸时，嘱咐患者不要随意移动肢体，以防艾灰掉落灼伤皮肤。

附：电热艾针灸

电热艾针灸是应用电热艾针仪治疗疾病的一种新灸法，电热艾针仪是根据中医针灸理论及方法，结合现代电子技术研制而成的一种融传统的温针、艾灸为一体的新型针灸仪器。

电热艾针灸属于温针灸的范畴，但与传统的温针灸相比具有以下优点：①对环境的污染少，利用电热将针体及药物加温，既无烟雾形成，又能促进药物挥发，在达到治疗效果的同时，又解决了温针与艾灸对环境污染的问题。②能较好地做到针与灸的一体化，既能利用灸火的热力，对穴区产生温热刺激和通过加温药物促进挥发，达到药物蒸熏作用；同时又和传统温针一样，将温热经过针体导入机体内。③温度稳定可调，在临床中可模拟多种灸法，如直接灸、间接灸，还可在灸料中根据病情加入适当的酒、醋、药液等模拟蒸灸等。

但是，电热艾针仪目前使用还较局限，仪器本身有待改进和完善，其适用范围及确切的临床效果也须在实践中进一步观察验证。

电热艾针灸的操作方法：①根据中医辨证论治的理论配伍灸料，如在痹证中，行痹、痛痹、着痹的治则以祛风、散寒、逐湿、温通经络为主，灸料多选羌活、独活、桂枝、秦艽等；而顽痹治法以活血化瘀为主，灸料多选红花、当归、川芎等。②辨证取穴，方法同一般针灸。③开通电源，电源指示灯亮。④将灸料放置电热灸器内，与进针孔相平，可适当地滴酒、醋、水、药液等。引线插入所选用的输出插孔，此时工作指示灯亮，将电热灸器通过进针孔套在针柄上与皮肤接触。⑤按下与输出相对应的电流测量键，调节温控旋钮。顺时针旋转为强（＋），反之弱（－）。根据患者的耐受程度、病种及部位，工作电流一般控制在 100～150mA。⑥治疗时间以 20～30 分钟为宜。

电热艾针灸多应用于温针及灸法适宜的疾病。

第五节　温　灸　器　灸

温灸器是一种专门用于施灸的器具，用温灸器施灸的方法称为温灸器灸，目前临床常用的温灸器有温灸盒和温灸筒。

一、温灸盒灸

用一种特制的盒形木制灸具装艾条，固定在一个施灸部位并施灸的方法。温灸盒根据施灸部位的不同，可制作成不同的规格，一般制成方形木盒，下面不安装底盖，上面安装一个可随时取下的灸盖。目前临床所用的艾灸盒一般用于艾条施灸，故制成的温灸盒灸盖中央留有直径 2～3cm 的灸孔，用于放置并固定艾条，在温灸盒内下部安装窗纱一块，距底边 3～4cm，以防艾灰掉落烫伤皮肤。

1. 温灸盒灸的操作方法

把点燃后的艾条置于灸盖上固定，盖上灸盖，将温灸盒置于施灸部位的中央，每次可灸 15～30 分钟。

2. 温灸盒灸的临床应用

凡适于艾灸的疾病皆可用本法施灸，尤其适用于较大面积的灸治，如腰、背、臀、腹部等处。

二、温灸筒灸

用一种特制的筒状灸具装艾条施灸的方法。温灸筒的样式很多，灸筒由内筒、外筒两个相套而成，内筒和外筒均用 2～5mm 厚度的铁片或铜片制成，底、壁均有孔。内筒可以装置艾绒和药物施灸，并安置一定位架，使内筒和外筒间距固定，外筒上用一活动顶盖扣住，无走烟孔，施灸时可使热力下返，作用加强。外筒上一般还安置一手柄以便挟持或取下，亦可在外筒上安置 2 个小铁丝钩，其尾端可系松紧带以固定灸筒于施灸部位上。

1. 温灸筒灸的操作方法

①装艾绒：取出温灸筒的内筒，装入艾绒至大半筒，用手指轻按表面艾绒，但不要按实。②点火预燃：将内筒放入外筒，点燃中央部位的艾绒，不能见火苗，当温灸筒底面触之烫手而艾烟较少时，可盖上顶盖，然后施灸。需注意，若艾绒预燃不足，施灸时艾火易灭，艾绒预燃过度，施灸时艾火不易持久。③施灸：将温灸筒底面朝下，隔几层布（热力足而不烫伤皮肤）放置于施灸部位，以患者舒适为度。④固定：在温灸筒上预置小铁丝钩，其尾端可系一松紧带，使温灸筒可固定于某一施灸部位。⑤灸后处置：待艾绒完全燃尽后，将艾灰倒入小口玻璃瓶内为妥。

2. 温灸筒灸的临床应用

凡适于艾灸的疾病均可用本法施灸。

3. 温灸筒灸的注意事项

施灸时，如觉过热，可增加隔布层数；如仍觉过热，可用布罩在温灸筒上以减少空气进入，艾灸火力可下降；如不热则减少隔布，或将顶盖敞开片刻以加大艾灸火力，但不可倾倒温灸筒。

第六节 特殊艾灸法

一、督灸

督灸，又称"督脉灸""铺灸""长蛇灸"，属于隔物灸的一种，指在督脉的脊柱段施以"隔药灸"，使之发泡的一种独特施灸方法，具有施灸面积广、艾炷大、时间长、火力足、温通力强的特点。督灸综合了经络、药物、艾灸等多种因素的优势，通过激发协调诸经，发挥平衡阴阳、抵御病邪、调整虚实的作用，从而达到治疗疾病的目的。

1. 督灸的操作方法

（1）铺灸。嘱患者裸背俯卧于床上，冬天用绒巾铺在脊柱两侧，避免受凉。取督脉正中线，从脊柱正中向两侧有一定宽度，包括夹脊穴、背俞穴。脊柱及其两侧常规消毒后涂抹生姜汁，再沿正中线均匀铺上灸粉（可根据病情需要选择，如云南白药粉及一些活血化瘀、行气止痛的中药粉剂），接着铺姜泥，一般要求姜泥底宽5～7cm、高约3cm、顶宽3～4cm，长为大椎穴至腰俞穴的长度，形如梯形，再将制作好的艾炷逐个放置于姜泥正中，点燃艾炷。

（2）留观。进行督灸时，一定需要专业的医务人员在患者旁边守护，避免因艾灸火力强盛烧伤患者，或因患者躁动打翻艾炷导致烧伤或火灾。当室内烟雾过大时，应该打开排气扇进行通风排烟，避免因长期吸入烟雾而导致呼吸道损伤。

（3）更换艾炷。每一艾炷燃尽后，移除燃烧完全的艾炷，需细心操作避免艾炷因燃烧不完全而灼伤患者皮肤。更换新的艾炷继续施灸，一般连续灸3壮。体质寒湿过重患者可以灸5壮。

（4）灸后处理。移除燃尽的艾灰，倒入小口玻璃瓶中。取下姜泥，可用湿热毛巾轻轻擦净施灸部位皮肤。施灸后患者脊柱上出现红色灸印为有效灸治。

2. 督灸的临床应用

多应用于督脉诸证和慢性、虚寒性疾病，如慢性支气管炎、支气管哮喘、类风湿性关节炎、风湿性关节炎、强直性脊柱炎、萎缩性胃炎、慢性肠炎、慢性腹泻等。

3. 督灸的注意事项

①施灸时间以盛夏三伏天为宜，夏季人体腠理疏松，"气宜泻，血宜行"，药物之力可透达体内，最大限度地支持人体正气。②在施灸的过程中，如果患者感觉皮肤灼热，应该在灼热部位加垫纱布块，避免患者皮肤烧伤。③如果有灸后起泡现象，应该在3天后用无菌注射器抽吸泡液，定期碘附消毒，或可外涂龙胆紫保护疮面。④患者进行督灸后全身毛孔打开，故灸后应该避免洗浴、受风导致感冒；避免进食寒凉之品，使寒湿停留于体内，影响督灸效果。

二、热敏灸

热敏灸是利用点燃的艾条产生的艾热悬灸热敏态穴位，激发热敏灸感和经气传导，并施以个体化的饱和消敏灸量，从而大幅度提高艾灸疗效的一种新疗法。

1. 穴位热敏现象

①透热：灸热从施灸部位皮肤表面直接向深部组织穿透，甚至直达胸腹腔脏器。②扩热：灸热以施灸部位为中心向周围扩散。③传热：灸热从施灸部位开始沿某一方向传导。④局部不（微）热远部热：施灸部位不（或微）热，而远离施灸部位的病所感觉甚热；⑤表面不（微）热深部热：施灸部位的皮肤不（或微）热，而皮肤下深部组织甚至胸腹腔脏器感觉甚热。⑥其他非热感觉：施灸部位或远离施灸部位产生酸、胀、压、重、痛、麻、冷等非热感觉。

以上现象称为"穴位热敏现象"（图 3-9），具有一个共同的特征，就是相关穴位对艾热异常敏感，产生"小刺激大反应"，这些已经热敏化的穴位称为"热敏穴"。

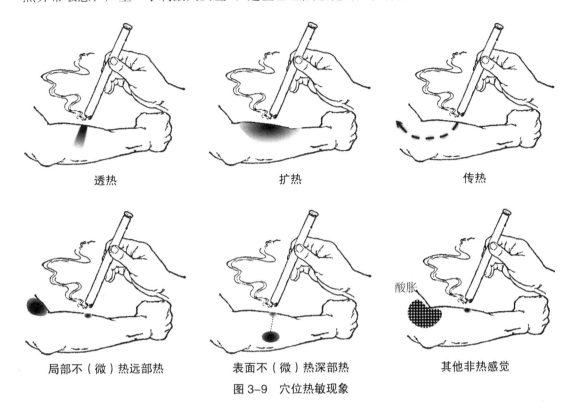

透热　　　　　　　扩热　　　　　　　传热

局部不（微）热远部热　　　表面不（微）热深部热　　　其他非热感觉

图 3-9　穴位热敏现象

2. 热敏穴的探查

（1）灸材选择。热敏穴的最佳刺激方式为艾条悬灸，故常选择纯艾条或专用热敏灸条作为热敏穴探查的施灸材料。

（2）探查准备。保持诊室安静，室温在 20～30℃。患者选择合适的体位，充分暴露探查部位，放松肌肉均匀呼吸，施灸时医生集中注意力，并询问患者在艾灸探查过程中的感觉。

（3）探查部位。①相关疾病的穴位热敏化高发部位；②病痛及其邻近部位；③与疾病相关的经络循行部位；④体表特定穴位；⑤与疾病相关的神经节段分布部位。

（4）探查手法。用点燃的艾条，对准选择的上述探查部位进行悬灸，艾条点燃的一端距离皮肤约 3cm，使患者局部感到温热而无灼痛感。常用的悬灸手法有回旋灸、循经往返灸、雀啄灸、温和灸等，探查手法一般为这 4 种手法的组合，每种手法 1 分钟，重复上述手法 2～3 遍，灸至皮肤潮红为度，再用温和灸，进一步激发经气。

（5）穴位热敏的判别。穴位是否发生热敏是根据施灸部位对艾条悬灸的灸感反应来判别的。在探查过程中，嘱患者集中注意力感受灸感，一旦出现 1 种或 1 种以上上述的"穴位热敏现象"，及时告知医生，表示该穴位已发生热敏，标记为热敏穴位。

3. 热敏灸的施灸手法

（1）单点温和灸。对准一个热敏穴位施灸（回旋灸、雀啄灸、温和灸），每穴施灸时间以热敏感消失为度。

（2）双点温和灸。同时对两个热敏穴位进行施灸（回旋灸、雀啄灸、温和灸），每穴施灸时间以热敏感消失为度。

（3）接力温和灸。在上述灸法的基础上，如果感传不理想，可以在感传线路上远离这个穴位的端点施灸（回旋灸、雀啄灸、温和灸），可以延长感传距离。

（4）循经往返灸。用点燃的艾条距离皮肤 3cm 均速地沿经脉循行方向往返移动施灸，以患者感觉施灸路线温热潮红为度。此法既可用于探查穴位，也是热敏灸治疗中的常用手法，常用于正气不足、感传较弱的患者。

4. 热敏灸的剂量

以热敏现象消失所需要的时间为每穴施灸的个体最佳施灸时间。

5. 热敏灸的临床应用

凡适于艾灸的疾病均可用本法施灸。

6. 热敏灸的注意事项

（1）施灸时，应向患者详细阐述穴位热敏化艾灸疗法的操作过程，打消患者对艾灸的恐惧感或紧张感，以取得患者的合作。

（2）施灸时，应根据患者的年龄、性别、体质、病情，充分暴露施灸部位，采取舒适的且能长时间维持的体位。

（3）施灸剂量应根据病情不同、个体不同而不相同，不应拘泥时间长短。

（4）禁灸：婴幼儿，昏迷患者，感觉障碍、皮肤溃疡处、肿瘤晚期、糖尿病、结核病、出血性脑血管疾病（急性期）、大量吐（咯）血者，孕妇的腹部和腰骶部。

（5）过饥、过饱、过劳、酒醉等，不宜施灸。

（6）艾灸局部出现水泡，水泡较小时，可用龙胆紫药水涂搽，保护水泡，勿使破裂，一般数天即可吸收自愈。如水泡过大，用注射器从水泡下方穿入，将渗出液吸出后，外用消毒敷料保护，一般数天可痊愈。

（7）施灸时，要注意防止艾火脱落灼伤患者，或烧坏患者衣服和诊室被褥等物。

（8）治疗结束后，必须将燃着的艾条熄灭，以防复燃。

第七节　非　艾　灸　法

一、灯火灸

灯火灸，又称灯草灸、油捻灸，指用灯心草蘸植物油点燃后，迅速烧灼耳穴等施灸部位以治疗相关疾病的灸法。灯火灸从方法上来说属于直接灸，从施灸材料上来说则属于非艾灸法。

灯心草为灯心草科植物灯心草的茎髓，秋季采收，入药者为干燥茎髓，呈细长圆柱形，一般长 50～60cm，表面呈乳白色至淡黄白色，粗糙，有细纵沟纹。

1. 灯火灸的操作方法

选择施灸部位，并在皮肤上做标记。取灯心草 10～15cm，蘸植物油（香油、苏子油均可）少许，浸润 3～4cm，再用右手拇指、食指捏住灯心草下 1/3 处。点燃灯心草一端，迅速敏捷地向施灸部位点灸烧灼，一触即提起。第 1 次可有清脆的爆炸声，"叭"地一响。如无此声，可重复 1 次。

2. 灯火灸的临床应用

多应用于主治小儿惊风、脐风、抽搐、昏迷、腮腺炎、急性扁桃体炎等疾病。

3. 灯火灸的注意事项

①高热、烦渴、咯血等热盛者不宜用本法；②灯心草蘸油不宜过多，避免油滴在患者身上，造成烧伤；③动静脉浅表处及孕妇腹部不宜施灸；④幼儿及体弱、敏感者，以及颜面部位施灸时，点灼宜轻；⑤灸后，局部注意防止感染，一般不会留痕迹。

二、黄蜡灸

黄蜡灸是以黄蜡为施灸材料的一种施灸方法。

黄蜡即蜂蜡之黄色者，为蜜蜂科昆虫中华蜜蜂等分泌的蜡质精制而成，具有收涩、生肌、止痛、解毒的功效。

1. 黄蜡灸的操作方法

取面粉适量，用水调和制成条状，按疮疡范围大小围成一圈，高 3～4cm，底部紧贴于皮肤上，以无空隙渗漏为准；圈外用棉布或卫生纸数层覆盖，防止炭火烘肤。圈内填入黄蜡屑，厚 0.6～1.0cm。用铜勺盛炭火置于黄蜡之上烘烤，使黄蜡熔化。疮疡浅者，皮上觉热痛难忍时即移去炭火停灸；疮疡深者，不觉热痛再入蜡片，随化随填至圈满为度，仍用炭火使蜡液沸动，初觉有痒感，继之灼热疼痛，于痛不可忍时移去炭火，用少许冷水浇于蜡上，待蜡冷却凝结后将其与面圈、围布一起揭去。

2. 黄蜡灸的临床应用

多应用于灸治各种疮疡，疮浅者 1 ～ 3 次便消，疮深者 3 ～ 4 次可脓去肿消而愈。

三、药锭灸

药锭灸是将多种药品研末和硫黄熔化在一起，制成药锭放在施灸部位上，点燃后进行施灸的一种方法。药锭因药物处方的不同而有阳燧锭、香硫饼、救苦丹等多种，临床最常用的是阳燧锭灸。

1. 药锭灸的操作方法（以阳燧锭灸为例）

取蟾酥、朱砂、川乌、草乌各 1.5g，僵蚕 1 条，研为细末和匀；用硫黄 45g，置铜勺内用微火炖化，加入以上药末搅匀，离火后再入麝香 0.6g，冰片 0.3g，搅匀。立即倾入湿瓷盘内速荡转成片，待冷却后收入罐内备用。施灸时，将一直径约 2cm 的圆形薄纸片铺于施灸部位上，取药锭如瓜子大一小块，置于纸片中央，点燃药锭，当其燃至将尽时用纱布将火压熄即可。每处可灸 1 ～ 3 壮。灸后皮肤起水泡，可用消毒针挑破，涂上龙胆紫，保护疮面。

2. 药锭灸的临床应用

多应用于灸治痈疽、瘰疬及风湿痹证等，多于局部施灸。

四、药线灸

药线灸是采用经过药物溶液浸泡制成的苎麻线，点燃后直接烧灼施灸部位的方法，从方法上来说属于直接灸。

药线是用苎麻搓成并经药物溶液浸泡加工制成的，每条长约 30cm，每 10 条扎成 1 束。可分为 3 种。一号药线直径约为 1mm，适用于皮肤较厚处的穴位，或治疗癣类病症，常在冬季使用。二号药线直径约为 0.7mm，最为常用，适用于多种病症。三号药线直径约为 0.25mm，适用于皮肤较薄处的穴位及小儿患者。凡备用药线宜用瓶装，严密加盖，置于阴暗干燥处。

1. 药线灸的操作方法

用食指、拇指持线的一端，并露出线头 1 ～ 2cm。点燃露出的线头，只需线头有火星即可，如有火焰必须扑灭。将点燃的一端对准施灸部位，顺应腕和拇指屈曲动作，拇指指腹稳重敏捷地将有火星的线头直接点灸在施灸部位上，一按火灭即起，为 1 壮。一般每穴灸 1 壮，灸处有轻微灼热感。

2. 药线灸的临床应用

多应用于瘫痪、疼痛、慢性病等疾病。

（1）穴位选取原则。痿证以患肢穴位为主，痛证选取痛处及邻近穴位为主，痒证取先痒的穴位为主。

（2）疗程。急性病疗程较短，如感冒连灸 3 天即可，一般不需间隔；慢性病疗程较长，如月经不调，需灸治 3 个月经周期，顽固性慢性病疗程可间隔 2～3 天。

3. 药线灸的注意事项

（1）持线时着火端必须露出线头，以略长于拇指端即可，太长不便点火，太短易烧灼术者指头。

（2）施灸时，掌握好火候，以线头火星最旺时为点按良机。不要平按，要使火烧灼施灸部位。

（3）施灸时，火星接触施灸部位时间短者为轻，快速叩压，适用于轻症；火星接触施灸部位时间长者为重，徐缓叩压，适用于重症。

（4）天气寒冷，可用一号药线（或与二号药线 2 根合并）施灸；天气炎热则用二号药线。成年人患皮肤病可用一号药线，小儿则用三号药线。手、足常用一号药线，面部常用二号药线。

（5）线条搓得越紧越好，如经浸泡后出现松开现象，施灸时要重新捻紧再用。

（6）灸后局部有灼热感或瘙痒感，不可用手抓破，以免感染。

（7）患者宜取坐位或卧位，点灸一次为 1 壮，再点再灸。

（8）眼球及孕妇禁灸，实热证慎灸。

五、药笔灸

药笔灸是在雷火针与阳燧锭的基础上改进应用的灸法。它将雷火针的隔布法改为隔纸法，又将阳燧锭用中药制成笔状用以点灸，故称为药笔灸。

药笔用人造麝香、肉桂、丁香、牙皂、乳香、没药、阿魏、川乌、草乌、冰片、硫黄、松香、细辛、白芷、蟾酥等中药及适量的精制艾绒，加入甘草浸膏，拌和压缩成长条，犹如笔的形状而成，储存时须保持干燥，不能受潮。药纸的目的是保护皮肤，增强药效。特制成专用药纸，与药笔配套应用。

1. 药笔灸的操作方法

（1）药纸平铺于施灸部位上，涂有药粉的一面贴近皮肤。将药笔点燃，对准施灸部位中心及其周围，快速点穴 3～4 下，每点灸 1 次略更换位置，不宜重叠。

（2）点灸手法应轻重适中，不要将药纸烧焦烧穿，以施灸部位有蚊咬样轻微疼痛为度。手法过轻达不到要求，手法太重可使皮肤起水泡。若起水泡虽略有不足，但可提高疗效，涂一点龙胆紫即可。

（3）若点灸后皮肤不变色，不起泡，能保持效应 2～6 小时。待 1～2 天后，点灸处可出现褐色焦皮，数日后焦皮脱落，不留瘢痕。若点灸后涂一点冰片油，可防止痂皮产生。

（4）点灸药笔用后可插入所附玻璃管中灭火，每支可用 10 小时。

2. 药笔灸的临床应用

凡针灸适应证即可用本法，尤其对各种疼痛、炎症，疗效明显。

1）取穴要点。先近部取穴，或远部选穴，也可远、近同取以增强疗效。

（1）近部取穴：在患处及其邻近处进行点灸，可在患处周围点灸 1～2 圈，也可针对其中心及痛点进行点灸，或根据患处大小呈片状点灸。

（2）远部选穴：循经选穴或取反应点点灸，或沿经做线状点灸。

（3）穴组更替：如治疗需用十余穴时，可根据当时的取效与否，随时更换穴组。如头痛先取大椎、头维、太阳，如无效可改用合谷、太冲、手三里、足三里，再无效可立即点灸头窍阴、足窍阴、关冲、少泽。

2）治疗时间。以上操作均可在 2～3 分钟完成，最多不超过 5 分钟。

六、药捻灸

药捻灸是用多种药物制成药捻以施灸的一种方法。《本草纲目拾遗》所载"蓬莱火"，即为药捻灸。

1. 药捻灸的操作方法

取牛黄、雄黄、乳香、没药、丁香、麝香、火硝各等分，或去牛黄加硼砂、草乌。用紫棉纸裹药末，搓捻成紧实的条状。施灸时，剪取 0.5～1.0cm 长的一段，以凡士林粘于皮肤上，然后点燃施灸。

2. 药捻灸的临床应用

多应用于风痹、瘰疬、水肿等疾病。

第四章 推 拿 法

第一节 概 述

推拿，又名"乔摩""挢引""案扤"等，属于中医外治疗法的范畴，是中医学的重要组成部分。按摩可能萌芽于人类本能的自我防护反应。原始社会中，当人类在经过繁重艰苦的劳动后，发现抚摸、拍打局部伤痛部位可使疼痛减轻，人类就从中不断积累经验，逐渐由自发的本能行为发展为自觉的医疗手段。有学者认为按摩之法为殷人发明。先秦时期，常常将导引与按摩并称，其中长沙马王堆出土的《导引图》中记载了44种导引姿势，如捶背、抚胸、按压等，皆为自我按摩的方法。秦汉时期出现了最早的推拿学专著，即《黄帝岐伯按摩》十卷，现已遗失。《黄帝内经》中则出现了关于"按摩"一词的最早记载，《灵枢·九针》曰"形数惊恐，筋脉不通，病生于不仁，治之以按摩"。到了两晋南北朝时期，推拿已应用于急救，出现了捏脊法和抄腹法，这两种手法的出现，表明按摩手法由简单的按压、摩擦，向手指相对用力且双手协同操作的成熟化方向发展。隋唐时期，按摩已发展为一门专业的治疗方法。在医学分科中按摩科占据了重要位置，如隋朝太医署设置按摩博士的职务，唐承隋制，并增加了按摩工这一职称，在此时期，推拿已成为骨伤科疾病的普遍治疗方法，并且渗透到内、外、儿科，对外交流比较活跃，该时期的著作《诸病源候论》《千金要方》《外台秘要》中也蕴含了大量的推拿内容。经过宋、金元时期按摩理论的不断丰富，在明朝，小儿推拿学术体系形成，并且在当时成书的一些小儿推拿专著中已用"推拿"替代"按摩"。清朝时期，小儿推拿的临床实践及理论总结得到进一步发展，正骨推拿也形成相对独立的学科体系，其中，《医宗金鉴》提出"摸、接、端、提、按、摩、推、拿"正骨八法，至今仍有重要的临床指导价值。民国时期，推拿以分散的形式在民间存在和发展，形成了各具特色的推拿学术流派，一指禅推拿、滚法推拿、正骨推拿、内功推拿等流派发展已趋完善。中华人民共和国成立后，推拿学科专业建设逐步推进，推拿的临床、教学、科研等都出现了空前的繁荣景象，大家对推拿的认知也越来越清晰，推拿学科的发展有了新的机遇和空间，进入一个崭新的时期。

第二节 按 摩 法

按摩法主要集中在骨伤科、内科、妇产科、儿科、五官科等，同时也广泛应用于美容、减肥和医学保健等。

骨伤科疾病有颈椎病、颈椎间盘突出症、急性腰扭伤、慢性腰肌劳损、腰椎间盘突出症、落枕、膝骨关节炎、肩关节周围炎、冈上肌肌腱炎、肱骨外上髁炎、梨状肌综合征、腕管综合征等。

内科疾病有感冒、咳嗽、胃脘痛、便秘、眩晕、失眠、面瘫、卒中后遗症等。

妇产科疾病有乳痈、产后少乳、产后身痛、产后耻骨联合分离征、原发性痛经等。

儿科疾病有新生儿黄疸、感冒、发热、咳嗽、肌性斜颈、腹泻、便秘、厌食、疳积、遗尿、夜啼、小儿脊柱侧弯、注意力缺陷综合征等。

五官科疾病有近视、鼻炎、耳鸣、慢性咽炎、急慢性扁桃体炎等。

一、按摩法分类

依据按摩手法的技术形态，可分为摆动类、摩擦类、挤压类、叩击类、震动类和运动关节类六大类手法；若按手法的主要作用进行分类，可分为松解类、温通类及整复类；若按作用对象进行分类，又可分为成人推拿手法和小儿推拿手法。一般来说，具有松解和温通作用的手法，要求做到"持久、有力、均匀、柔和、深透"的基本技术要求；凡具有整复作用的手法，要求做到"稳、准、巧、快"的基本技术要求。

松解和温通作用手法要求中，"持久"指手法能够连续操作一定的时间而不间断，保持动作和力量的连贯性，以保证手法对机体的刺激量能够积累达到防治作用的程度。"有力"指手法必须具备一定的功力与力度，达到一定的层次。"均匀"指手法的力量、速度及操作幅度要保持均匀一致，需要改变时，也需做到逐渐、均匀地改变。"柔和"指手法动作要轻柔和缓，富有节律感，做到刚中有柔、柔中带刚、刚柔并济，即"轻而不浮，重而不滞"，不可使用蛮力。"深透"指手法的刺激要深达皮下深层及脏腑组织，适达病所。上述几个方面关系密切、相辅相成，持续作用的手法可逐渐降低患者肌肉的张力，使手法力量渗透到深层组织，而均匀协调的动作，使手法更趋柔和，从而达到"刚柔并济"的境界。只有手法具备了"持久、有力、均匀、柔和"这四项要求，才能具备一定的渗透力。

整复作用手法中，"稳"指关节的固定要稳，操作要稳。"准"指定位要准确，诊断要明确。"巧"指用力要轻巧，既要达到关节整复的目的，又不可损伤关节及肌肉组织，要以柔克刚，达到"四两拨千斤"的效果。"快"指整复时动作要快，用力要疾发疾收，即所谓"寸劲""短劲"。

二、注意事项

手法操作前首先要明确诊断，掌握各个手法的适应证，要全面了解患者病情，做到辨病与辨证相结合。其次，要注意诊室环境与个人卫生，体现人文关怀。再次，要提高认识，苦练手法提高自己的专业素质。除此之外，给予患者操作治疗前，还需严格掌握推拿手法应用的禁忌证，这样不仅可确保患者的治疗安全，也可预防医疗纠纷的发生，从而保证医患双方的合法权益。以下情况不适合应用推拿手法：

（1）各种传染性疾病。

（2）各种恶性肿瘤，特别是与施术面交叉或重合部位的肿瘤。

（3）胃、十二指肠等急性穿孔。

（4）严重心、脑、肺病患者。

（5）有出血倾向的血液病患者。

（6）骨折及较严重的骨质疏松患者。

（7）月经期、孕期的腹部及腰骶部操作。

（8）手法操作部位皮肤出现破损或烧伤、烫伤。

（9）患有精神类疾病，不能与医师配合者。

（10）大醉或过饱、过饥及过度劳累者。

手法操作中要注意操作要领、操作顺序和操作时间，以求达到手法、身法与步法的协调一致。手法操作后要注意与患者的有效沟通，让患者尽可能了解自己的病情及推拿的治疗作用，并交代清楚疗程及其他注意事项，争取患者的理解与支持，提高依从性。

三、异常情况

推拿是一种安全有效且基本无副作用的物理医疗方法，但是若手法操作不当、患者精神紧张，也可出现一些异常情况，当异常情况发生时，施术者须马上做出正确判断，并进行及时有效的处理。

1. 皮肤破损及瘀斑

二者主要是由于术者治疗时手法过重、操作时间太长引起，患有血小板减少症或易出血疾病者及处于月经期的女性出现此异常情况的概率更高。对于皮肤破损者，应立即停止损伤处的手法操作，并做好局部皮肤的消毒，必要时请相关专科医生会诊；对于小块瘀斑者，一般不必处理，3天左右可自然吸收而消失；对于局部青紫严重者，先予以制动、冷敷处理，待出血停止后，于局部及周围使用轻柔的按法、摩法等手法，并配合湿热敷，以消肿止痛。

2. 软组织损伤

是由于术者使用蛮力，手法生硬粗暴，导致软组织或肌肉受创，致使局部肿胀疼痛的一类创伤综合征。出现该类情况时应立即停止治疗，询问和检查患者损伤情况，于24小时行制动、冷敷处理，24小时后可在局部使用轻柔手法，或配合湿热敷治疗，对于椎间盘损伤严重者，可选用镇痛镇静类药物，经以上处理无效者，可选用局部神经阻滞或消炎脱水类药物静滴治疗。

3. 脊髓损伤

易发生于脊柱运动类扳法、踩跷法等手法操作过程中，出现此类情况时，应立即停止手法操作，进行制动、固定处理，并做CT或MRI以明确诊断，必要时请相关专科医师会诊，以便进行针对性处理。

4. 晕厥

当患者精神紧张、体质过于虚弱或处于饥饿、过度劳累时，易于手法操作中出现晕厥现象。此时，术者应立即停止手法操作，将患者置于空气流通处，采取头低足高位，嘱其放松，配合深呼吸。轻者静卧片刻，饮糖水或温开水后即可缓解；重者可配合按揉内关、合谷，掐人中、十宣等，即可恢复，必要时应配合其他急救措施。

5. 疼痛

患者特别是初次接受推拿手法治疗的患者，局部组织出现疼痛的感觉，拒按，夜间尤甚。主要是由于术者施术时手法选用不当或局部操作时间太长，作用力过重所致，若患者精神紧张、痛阈较低也可出现该种异常情况。一般不需特殊处理，症状1～2天可自行消失，若痛感较为剧烈，可以在局部施行红外线治疗或配合湿热敷等。经过上述处理症状不能缓解的，可酌情使用镇痛镇静类药物。

第三节 踩 跷 法

踩跷法是用双足节律性踩踏施术部位的一种推拿方法。在临床应用广泛，其力量深入骨间、脏腑，且施术者多依靠自身体重，不觉疲惫。踩跷法作为按摩的一个分支，至今已有二千余年的历史。按摩古称按跷，按字从手，跷字从足，《说文解字》"按者，两手相切摩也""跷，举足也"。正如吴鹤皋曰"手摩为之按，足蹑谓之跷"，张志聪亦注曰"导引者，擎手而引欠也；按跷者，乔足以按摩也"。可以推测古时之按跷是手和足并用的，且按、跷是分别以手、足作为手段治疗疾病的一种外治疗法。据考证，《汉书·李广苏建传》中最早提到踩踏之法，上面记载"（苏武）引佩刀自刺，卫律惊，自抱持武，驰召医，凿地为坎，置煴火，覆武其上，蹈其背以出血，武气绝半日复息"，其中"凿地为坎""覆武其上""蹈其背"即为踩跷的准备、患者体位与操作全过程，可见古代人民早已把踩跷作为医疗上的一种重要手段。《黄帝内经·素问》中共有3次提到"按跷"一词，《素问·金匮真言论》曰"故冬不按跷，春不鼽衄"；《素问·异法方宜论》曰"中央者，其地平以湿，天地所以生万物也众。其民食杂而不劳，故其病多痿厥寒热，其治宜导引按跷，故导引按跷者，亦从中央出也"。王冰对按跷词注曰："按，谓按摩；跷谓如矫捷之举动手足，是所谓导引也。导引，谓摇筋骨，动支节。按，谓抑按皮肉；跷，谓捷举手足。"后世历代医家多从王冰注，即言按跷是按摩肌肉和活动筋骨的治疗保健方法。春秋战国时期按跷已用于临床治病，秦汉时期则扩大了应用范围，不仅用于养生保健，而且还用在临床急救上。此时已有"按跷、折枝、摩挲、乔摩"等踩跷说法。隋唐时期用于保健按摩的踩跷方法盛行，发展迅猛。《千金要方·养性》介绍"凡人无问有事无事，常须日别踏脊背、四肢一度头项苦，令熟踏，即风气时行不能著人。此大要妙，不可具论"，由此可见踏脊保健应用广泛。在唐代，踩跷用于骨伤科病症，首先运用在脱位的整复按摩。到了明清时期，踩跷得到了较大的发展。其踩踏的部位逐渐发展成了按压动脉法。《伤科汇纂·手法总论》把踩跷"患下医上"的常规姿势反其道而行之，即"患上医下"，用足进行反顶，增加了技巧难度，发展了腰背踩跷法，在如今的保健踩跷行业得到广泛运用。到了现代，随着科学技术的发展，踩跷作为一项专门的治疗手段，逐渐得到完善和发展。

踩跷法具有行气活血、理筋整复、疏经通络、矫正脊柱畸形的功效，适用于肩背、腰骶和四肢等部位。临床多用于慢性疾病和功能性疾病的治疗，如腰椎间盘突出症、腰背筋膜劳损等症。对于腰椎间盘突出症及腰背筋膜劳损的患者，可先于腰背部施以踏步式踩跷法，后用外八字踩跷法踩踏双下肢股后侧，达到疏经通络、理筋整复的目的；病变位置较低、累及肩胛部酸痛的颈椎病患者，可用倾斜式踩跷法重踩其肩胛部，以除酸止痛、活血行气。

一、操作方法

（一）踏步式踩跷法

患者俯卧位。医者双手或单手置于预先设置好的扶手上，以控制踩踏力量。准备完成后，医者双足置于患者腰骶部，双足一起一落进行节律性踩踏，形如踏步。施术时由腰骶循脊柱上移至第七颈椎下缘，后循序踩踏回返至腰骶部，如此反复多次。在腰背部踩踏过程中，可行 1～2 次弹压踩踏，即双足立于腰部脊柱两侧，足跟上提，足掌前部着力，身体随膝关节的屈伸运动起落，从而对腰部产生弹压性的连续刺激，10～20 次为宜（图 4-1）。

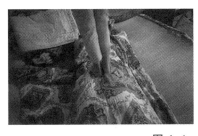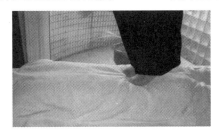

图 4-1 踏步式踩跷法

（二）倾斜式踩跷法

患者俯卧位。医者准备动作同踏步式踩跷法。面部朝向患者头部，双足分置于肩胛及腰骶部。置于肩胛部的一足，其内侧缘与脊柱平行，并紧扣肩胛内侧缘，置于腰骶部的一足，保持与脊柱垂直位。身体做节律性前倾后移而踩踏，前倾时重心落于前足，后移时落于后足，如此反复操作（图 4-2）。

（三）外八字踩跷法

患者俯卧位。医者准备动作同踏步式踩跷法。双足呈外八字分置于患者双下肢股后侧，与承扶穴位置相同，身体做节律性左右移动而踩踏，左移时重心落于左足，右移时落于右足，踩踏过程中循序下移至腘窝后，沿原路线循序踩踏回返至承扶穴，如此反复操作（图 4-3）。

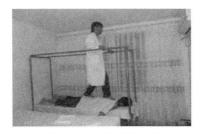 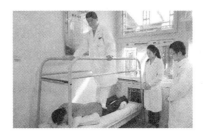

图 4-2　倾斜式踩跷法　　　　图 4-3　外八字踩跷法

二、施术要领

（1）踩踏时要注重节律性，呈轻踏步式，速度不可过快或过慢，60 次 / 分为宜。

（2）踩踏过程中足底不宜离施术部位过高，以身体重心能转移至对侧足部即可。

（3）弹压踩踏时足尖不可离开患者腰部，前倾后移踩踏时双足均不可离开施术部位。

（4）踩踏的力量、时间和次数应依据患者的身体素质及病情来掌握。若施术过程中患者难以忍受或不愿配合，应立即停止施术，不可勉强。

三、注意事项

（1）必须明确临床诊断，严格把握适应证。凡体质虚弱，骨质疏松，有心、肝、肾疾患及各种骨病者禁用。

（2）因病不能手术者禁用。

（3）不可于一处过长时间踩踏。尤其是腰骶部及肾区，若施术时间过长，腰部受力过大，致椎管及颅内压增高，即会产生头晕、肩胛部酸痛等症状。

（4）施术者体重过重，慎用踩跷法，以 50 ～ 75kg 为宜。

第四节　整　脊　法

整脊法，全称为"脊柱定点旋转复位法"，是医师以手法为主的各种术式作用于脊柱及周围筋肉以治疗脊椎损伤及相关疾病的一种方法。

中国传统整脊疗法，包括整脊手法（辅助器具）、练功疗法、针灸疗法、内外用药等综合疗法，经两千多年不断发展，已成为现代中医骨伤科学诊断学、治疗学的重要组成部分。

一、适应证

临床主要应用于腰椎间盘突出症、颈椎病、胸腰椎小关节紊乱、退行性腰椎滑脱及颈源性头痛、颈源性眩晕等脊柱疾病或脊源性疾病。该法不仅可以整复位置结构异常的脊柱，通过手法作用缓解痉挛，解除嵌顿，达到宣通散结、活血止痛的目的；还可调整内脏，平衡阴阳，从而促进消化吸收，增强机体新陈代谢。

二、操作方法

（一）颈椎整复手法

1. 颈项部摇法

患者坐位，颈项部放松。术者立于其背后或侧后方，一手置于患者头顶后部，一手托扶于下颌部，两手臂相向用力，协调运动，使头颈部按顺或逆时针方向摇转，反复数次（图4-4）。

2. 颈部斜扳法

患者坐位，颈项部放松，头略前倾位。术者一手置于患者头顶后部，一手托扶于下颌部，两手协同运动，使其头部向侧方旋转，当转至有阻力时，即用"巧力寸劲"做一有控制的快速扳动，常可听到"喀"的弹响声。随后可向另一侧扳动（图4-5）。该法亦可在仰卧情况下施用，患者仰卧位，全身放松。术者立于其头端，一手置于患者下颌部，一手置于枕后部。两手协同用力，将颈椎向上牵引的同时将颈部向一侧旋转，遇到阻力时停顿片刻，后以"巧力寸劲"做一突然的、稍增大幅度的快速扳动，常可听到"喀"的弹响声。

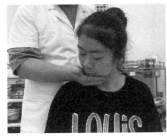

图4-4　颈项部摇法

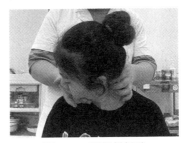

图4-5　颈部斜扳法

3. 颈椎旋转定位扳法

患者坐位，颈项部放松，低头屈颈位。术者立于其背后或侧后方，一手拇指按住病变颈椎棘突旁，一手托住对侧下颌部，令患者向患侧屈至最大限度，即拇指下感到棘突活动、关节间隙张开时，将其头部慢慢旋转，当旋转至有阻力时略为停顿，即用"巧力寸劲"做一突发的、有控制的快速扳动，常可听到"喀"的弹响声，同时拇指下亦有棘突弹跳感（图4-6）。

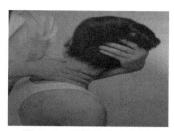

图4-6 颈椎旋转定位扳法

4. 颈椎拔伸法

患者坐位，术者立于其后，双手拇指端分别顶按住其枕骨下方风池穴处，两掌分置于两侧下颌部。然后拇指上顶，双掌上托，掌指及臂部同时协调用力，缓慢向上拔伸 1～2 分钟，使颈椎在较短时间内得到持续牵引（图4-7）。

5. 寰枢关节旋转扳法

患者坐位，颈微屈。术者立于其侧后方，一手拇指顶住第二颈椎棘突，一手肘弯托住患者下颌部。肘臂协调用力，缓慢将颈椎向上拔伸，在拔伸过程中使颈椎向患侧旋转，旋转至受到阻力位置时，略停片刻，随即以"巧力寸劲"做一突然的、稍增大幅度的快速扳动，顶住棘突的拇指亦同时施力进行扳动，此时常可听到关节弹响声，拇指下亦有棘突跳动感，表明手法复位成功（图4-8）。

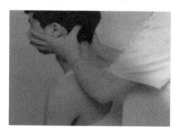 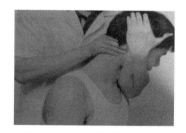

图4-7 颈椎拔伸法　　　　图4-8 寰枢关节旋转扳法

（二）胸椎整复手法

1. 胸椎交叉分压法

以胸椎棘突左偏为例。患者俯卧位，术者立于其左侧，左掌根置于其脊柱左侧靠近偏歪处，右掌根置于其脊柱右侧略远离偏歪处，两手交叉，待患者呼气末分别向外下方瞬间用力，常可听到弹响声。

2. 胸椎牵引扳法

患者坐位，双手交叉扣抱后枕部，术者立于其后方，两手分别置于其双肘部，以一侧膝关节抵住其背部病变胸椎处，并嘱其前俯后仰。俯仰时配合呼吸运动，即前俯时呼气，后仰时吸气。如此活动数遍，待患者后仰至最大限度时，术者用"巧力寸劲"将其两肘部向后方做一快速拉动，同时膝部向前顶抵，常可听到"喀"的弹响声（图4-9）。

3. 胸椎对抗复位法

患者坐位，双手十指交叉抱于枕部，术者立于其后方，两手臂自患者腋下伸入，握住其前臂下段，同时一侧膝关节顶压住病变处。然后两手握住前臂用力下压，而两前臂用力向上抬，将脊柱向上向后牵引，顶住患椎的膝部则同时向前向下用力，与前臂的上抬形成对抗牵引。持续片刻后，两手、两臂与膝部协同用力，以"巧力寸劲"做一突发性的、有控制的快速扳动，常可听到"喀"的弹响声（图4-10）。

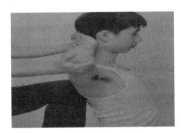 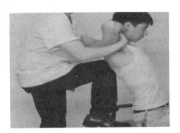

图4-9 胸椎牵引扳法　　　　图4-10 胸椎对抗复位法

（三）腰椎整复手法

1. 腰部摇法

患者仰卧位，两下肢并拢，屈髋屈膝位。术者一手置于其足踝部，一手置于其膝部，双手协调用力，使腰部做顺时针或逆时针方向摇转运动。若患者俯卧位，嘱其双下肢伸直。术者一手按压其腰部，一手臂置于双膝关节上部，做腰部顺时针或逆时针方向的摇转。摇转时按手可酌情加压，以控制摇转幅度（图4-11）。

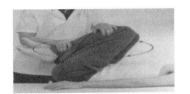

图4-11 腰部摇法

2. 腰部反背法

术者、患者背靠背站立，术者两足分开，与肩同宽，两肘与患者肘弯向交叉，然后屈膝、弯腰、挺臀，将患者背起，使其双足离地，利用其自身重量牵伸患者腰椎，持续短暂时间后，术者臂部施力，做小幅度的左右晃动或上下抖动，以使其腰部放松。待患者腰部完全放松时，做一突发的、快速的伸膝屈髋挺臀动作，加大后伸幅度。可以反复2～3次（图4-12）。

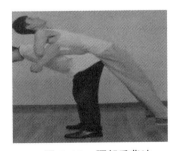

图4-12 腰部反背法

3. 腰部斜扳法

患者侧卧，健侧下肢在下，患肢在上，健肢自然伸直位，屈膝屈髋位。术者以两肘或两手分别抵住患者肩前部和臀部，抵于臀部的右手拇指按于偏歪棘突凸起处，协同用力，小幅度扭转腰部数次。待腰部完全放松后，将腰部扭转至有明显阻力时，略停片刻，然后施以"巧力寸劲"，做一个突然的、增大幅度的快速扳动，常可听到"喀"的弹响声，右手拇指下亦有弹跳感（图 4-13）。

4.腰部后伸扳法

患者俯卧位，双下肢伸直并拢。术者一手按压于腰部，一手臂托抱住患者膝关节上方并缓缓上抬，使其腰部后伸。当后伸至最大限度时，两手协调用力，以"巧力寸劲"做一增大幅度的下按腰部与上抬下肢的相反方向的用力扳动（图 4-14）。

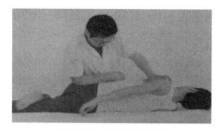

图 4-13　腰部斜扳法

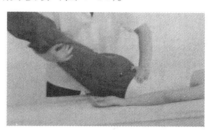

图 4-14　腰部后伸扳法

5.腰椎旋转复位法

患者坐位，腰部放松，两臂自然下垂。以右侧病变向右侧扳动为例。助手立于患者左前方，双手按压于患者双下肢股上部，下肢夹住其小腿部，固定患者下半部姿势，保持坐位。术者立于患者后侧右方，左手拇指端或螺纹面顶按住病变腰椎的棘突侧方，右手臂从其右腋下穿过置于颈后项部。嘱患者腰部前屈，至术者左拇指下感到棘突活动，棘突间隙张开时停止活动，并保持这

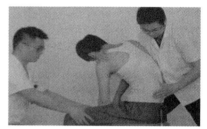

图 4-15　腰椎旋转复位法

一前屈幅度。后左手拇指以病变腰椎棘突为支点，右侧手臂缓慢施力使腰部向右屈至一定幅度并向右旋转，转至最大限度，右手掌下压项部，右肘部上抬，左手拇指同时用力向对侧顶推偏歪的棘突，两手协同用力，以"巧力寸劲"做一增大幅度的快速扳动，常可听到关节弹响声（图 4-15）。

三、施术要领

松解类整脊手法的操作应具有一定的力量、功力和技巧，不能失于柔和，同时要富有节律性的变化，然后通过一定时间的积累，最终达到深透的效果。整复类整脊手法要求操作达到稳、准、巧、快。

（1）松解类手法要求手法操作具有节律性，不可时快时慢，应做到轻而不浮、重而不滞、刚中有柔、刚柔相济，手法的作用力也需保持相对稳定，不可忽轻忽重。

（2）整复类手法操作时要顺应、符合关节的生理功能，把握好各关节的结构特征、活动范围、活动方向及特点，以符合各关节各自的运动规律来实施手法操作。

（3）扳法操作时要分阶段进行。首先使关节放松，可使其做小范围的活动，或结合摇

法使关节逐步松弛，然后再使关节极度地伸展、屈曲、旋转等，最后再实施扳法。

（4）扳法所施之力为"巧力寸劲"，"巧力"指手法的技巧力，与蛮力相对，是经长期临床实践获得的；"寸劲"指短促之力，所施之力比较快速，可充分控制扳动幅度，作用得快，消失也快，中病即止。同时发力时机要准，用力要适当。发力过早未尽其法，过迟关节紧张不易操作；用力过小达不到治疗效果，太大则易产生不良反应。

四、注意事项

（1）整脊前应明确诊断，选择合适的施术体位，施术过程中手法的力量、幅度要做到因人而异、因病而异、因部位而异。

（2）整脊过程中要适时调整强度及刺激持续时间，注意观察患者的反应情况，整脊后嘱患者适当休息，避免寒凉及损伤。

（3）脊髓型颈椎病、中央型腰椎间盘突出、脊椎恶性肿瘤、脊椎结核、脊椎骨折及严重的骨质疏松等骨伤科疾病，严禁使用整脊手法。

（4）严重皮肤破损或皮肤病患者，禁用手法整脊，手法刺激可使皮肤损伤加重；严重心、脑、肺疾病及极度衰弱者，禁用或慎用整脊手法。

（5）应用斜扳法时，躯体和下肢应处于中轴线上；若怀疑一侧椎间孔压迫神经根，应使患侧在上，而且不宜左右侧扳；腰僵者慎用。

（6）腰部反背法操作时间不宜过长，以防脊柱长时间过伸，导致颅内压增高出现头晕、呕吐、恶心等不良情况。

第五节　捏　脊　法

"捏脊"又称"捏积"，是医者按照一定手法规律，或辅以特定的药物，作用于小儿脊背的督脉及足太阳膀胱经，主要用于儿科，治疗小儿食积。该法经过临床的不断实践，已超出治疗小儿食积的范围，广泛应用于儿科其他系统疾病。

一、操作方法

1.基本手法

（1）捏。医者将患儿皮肤提起叫作捏。是捏脊的主要手法之一。医者用双手拇指、食指将皮肤捏起来，随捏随提随放，再向前推进。所捏皮肤多少要适当，捏多不易推进，捏少则易于滑脱。

（2）拿。医者在患儿皮肤上进行揉捏的动作叫作拿。是捏的进一步动作，拇指向后捏、食指向前推时，拇指、食指同时向上揉捏。"拿"和"捏"是相互配合、相辅相成的。

（3）推。以食指为主，将提捏的皮肤向前推动，并稍加压力叫作推。将食指二三节紧贴患儿皮肤，均匀地向前推进，并与拇指协调用力，边捏拿、边推进。推进速度要适当，过快容易滑脱，过慢不易推进。

（4）捻。医者用拇、食二指相对用力叫作捻。捻和推相结合，双手拇指、食指向后搓捻皮肤，使皮肤从内前向外后捻动，随捻随推，如捻线一般，使捏脊向前推进。

（5）提。医者用双手捏起皮肤，食指向上顶，同时拇指往后牵拉叫提。每捏一下拉提一次，往往在腧穴附近提拉。

（6）放。捏提其皮肤，然后放松，使皮肤恢复原状叫作放。在捏、拿、提、捻等手法中，都有放的动作。一放一捏、一放一进，使捏脊手法呈波浪形推进。

（7）揉。医者双手拇指伸直，指端相对，其余四指握成半拳，然后用拇指腹轻轻在皮肤上揉按。

（8）按。将按与揉相结合，就是揉的同时适当加大压力。

2．手法分类

（1）三指捏法。"三指捏法"要求操作者的拇指指腹与食指及中指指面相互对应，然后夹持患儿背部肌肤，从腰骶部沿背中线两侧向枕部方向慢慢推移，如此反复多次。（图4-16）

（2）两指捏法。"两指捏法"则与"三指捏法"在操作上存在一定的差异，其要求操作者的双手微握成空拳状，拇指的指腹稍微弯曲，与对应的食指桡侧相对，然后夹持患儿背部的皮肤（其中拇指在前，食指在后），方向同"三指捏法"。要求操作者捏3次提起皮肤1次，也就是所谓的"捏三提一法"。（图4-17）

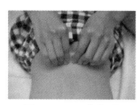 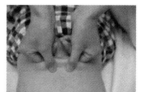

图4-16　三指捏法　　　　图4-17　两指捏法

3．具体操作

（1）准备手法。在整个背部轻轻按揉使患者精神及背部皮肤放松。

（2）基本动作要领。患者俯卧位，脱衣暴露整个背部，先在患者背部轻轻按摩，使患者精神和背部肌肉放松。

（3）选用"三指捏法"或"两指捏法"。

（4）此外捏脊手法还分补泻，捏脊从长强穴开始至大椎穴结束为补法，反之则为泻法；若捏一遍补法接着再捏一遍泻法，补泻法交替进行则为平补平泻法。补泻还可通过捏拿皮肤的厚薄、指力的轻重，以及推捻速度的快慢等体现。提放的次数少，捏拿皮肤薄，指力轻，推捻速度慢，遍数由少而多，为补法；反之为泻法。可以用"轻补重泻"概括。另外捏拿皮肤的薄、厚、松、紧要适宜。推捻的速度也要适当，不能太快，一般捏拿一遍需10～15秒。

二、适应证

捏脊属于中医外治法，施术部位在背部，涉及督脉及足太阳膀胱经。其理论基础来源于《素问·金匮真言论》："言人身之阴阳，则背为阳，腹为阴。督脉及足太阳膀胱经均为阳经，其中督脉为阳脉之海，总督一身之阳。""督脉者，……并于脊里，入属于脑。""膀胱足太阳之脉，……从巅入络脑。"从两经循行可见，两者经气相通，而捏脊可促使彼此的经气相互贯通，除治疗本经相关疾病，还可促进脑部发育，治疗神经系统的病症。另外，背俞穴位于膀胱经第一侧线上，可调节脏腑功能，从而治疗各脏腑相关疾病。因此，捏脊手法既能激发督脉及膀胱经经气、促进气血的运行，又能平衡阴阳、调整脏腑之间的功能，从而达到"阴平阳秘、精神乃治"的阴阳平和状态。

现代医学认为，捏脊通过机械作用，刺激人体肌肉、神经、血管，传递到大脑皮质，实现对各系统的调控。现代医学从解剖学、神经生理学、神经病理学出发，研究了自主神经、交感神经、夹脊穴与神经根的关系等方面，证实了捏脊对各系统疾病的治疗基础（表4-1）。

表4-1　捏脊可治疗的各系统疾病

系统疾病	具体类型
消化系统	小儿厌食症、小儿腹泻或泄泻、小儿疳积、消化不良、小儿营养不良、小儿脾虚证、肠胃功能失调、呕吐、脾病、气虚证、便秘、肠易激综合征、慢性肠炎、胃脘痛、肠功能紊乱、小儿肠梗阻、慢性胃炎
呼吸系统	支气管哮喘、感冒、反复呼吸道感染、外感发热、慢性支气管炎
泌尿生殖系统	小儿遗尿、发育迟缓、月经不调
神经系统	自主神经功能紊乱、脑性瘫痪、神经衰弱、失眠、腰背痛、多汗
免疫系统	体质虚弱、脾虚易感冒、疲劳
其他	小儿夜啼不宁、小儿顽疾

三、注意事项

（1）术者治疗前要注意自身卫生，洗手修剪指甲，不要戴戒指一类的装饰物，以免擦伤患者皮肤，尤其是儿童患者皮肤娇嫩，更易受伤。

（2）注意操作尽量向上提拉皮肤，术者拇指和食指、中指对捏皮下组织，根据年龄和患者的反应情况，尽量采用最大的刺激强度。

（3）捏脊时要用指面着力，不能以指端着力挤捏，更不能将皮肤拧转，或用指甲掐压肌肤。

（4）捏脊时皮肤厚薄松紧要适中，捏的皮肤太厚过紧，患者感到疼痛而且不易向前推进，捏的皮肤太薄太松，皮肤易从手中滑脱，捏不起来，容易影响疗效。

（5）捏脊手法要轻柔灵巧，稍有力度，切忌沉滞僵硬，呈直线，不得歪曲；并注意患者保暖。

（6）施术时当注意观察患者全身情况，若见恶心、呕吐、面色苍白，甚则大汗淋漓，当立即停止操作。

第六节 背 脊 法

背脊法是指术者与受术者背靠背，术者将其背起，使其双脚离地，进行牵引、摇晃和振动。

一、操作方法

（1）术者与受术者背靠背站立，双足分开与肩同宽，两肘勾住对方，受术者完全放松，术者弯腰屈膝，以臀部抵住受术者腰部反向背起，使其双脚离地。

（2）先利用受术者自身重力牵拉腰椎片刻，再慢慢将受术者身体下滑，使其患部腰椎对准术者骶尾部，小幅度左右晃动，使受术者腰部放松。

（3）在受术者完全放松时，趁其不备，术者做一快速伸膝提臀动作，可听到腰椎关节弹响声。

二、适应证

本法以臀抵腰拉伸牵引，利用受术者自身重力对腰椎起松解作用，专用于腰部。具有理筋整复、滑利关节的作用。用于腰部急慢性软组织损伤、腰椎间盘突出症、腰椎小关节紊乱、后关节滑膜嵌顿等疾病。

三、注意事项

（1）腰椎滑脱者禁用背脊法，以免加重滑脱趋势，加重病情。

（2）背脊法要循序渐进，宜轻柔和缓，避免引起患者的紧张情绪，动作幅度要小，操作时间宜短，可背起患者行前后左右轻轻摆动，以后视患者耐受情况而增加摆动幅度，延长操作时间。

（3）背脊法直接作用于患者腰骶部，可致病变局部组织水肿，短期内疼痛加重，故两次治疗间隔3～5天为宜。

第七节 拨 筋 法

拨筋法是指用手指等部位按压并做横向拨动肌筋的手法，又名弹拨法。

《黄帝内经》曾提及"以痛为腧"这一概念。拨筋法作为一种刺激力度较强，并针对肌肉组织肥厚部位的手法，在临床上广泛用于痛证。《灵枢·经筋》描述本病的特征为"其病足下转筋，及所过而结者皆痛及转筋"。鲁光宝等依据刺激痛点理论，采用"合谷刺"法结合舒筋弹拨法治疗急性期胸背肌筋膜炎，治疗组42例患者较对照组42例常规电针治疗有显著优势。提示痛点弹拨法加入急性胸背肌筋膜炎的治疗中能有效缓解患者的疼痛及功能障碍，疗效显著。张江海在第三腰椎横突处的压痛点，用两手拇指螺纹面紧贴患部，适当用力下压，至患者有酸胀痛时，再做与肌纤维呈垂直方向的来回弹拨。50例患者接受治疗，治愈21例，显效26例，总有效率为96%，疗程最短3次，最长10次，平均6.5次。提示运用以痛点弹拨法为主的推拿手法，对治疗第三腰椎横突综合征有明显疗效。

一、操作方法

以拇指、掌根或肘着力于施术部位，用适当力度向下按压，做与肌腹、肌腱、腱鞘、韧带、条索等成垂直方向的单向或来回拨动。

1. 指拨法

术者用拇指螺纹面着力于肌肉、肌腱等部位，用适当力度下压，待有酸胀感时，做与肌纤维垂直的横向拨动。如用食指、中指、无名指三指指端着力，称为三指拨法。（图4-18）

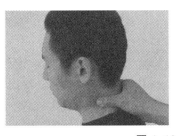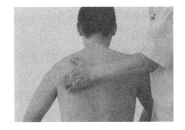

图4-18 指拨法

2. 掌拨法

术者用一手掌根置于施术部位，另一手手掌置于该掌根背面，以掌根为着力点施以适当力度，垂直于肌腱、肌腹、条索做往返推动。（图4-19）

3. 肘拨法

术者用前臂上段靠近肘尖部着力于手术部位的肌筋，用力下压至一定深度，待有酸胀感时，以肩部发力，做与肌纤维方向垂直的横向拨动。（图4-20）

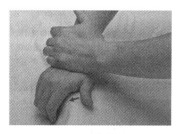
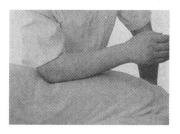

图 4-19 掌拨法　　　　　　图 4-20 肘拨法

二、适应证

拨筋法不仅可缓解肌肉痉挛，解除神经血管的压迫，促进局部血液循环及组织代谢，同时手法作用于脊髓相应节段的自主神经中枢，调节内脏功能，达到恢复生理平衡的目的。提示拨筋法可解痉止痛、松解粘连、梳理肌筋，增强肌肉、神经的营养血供，常在压痛点或指下触及"筋结"感的部位应用。本法接触面积小，刺激力强，适用于肩背、腰臀及四肢肌肉、肌腱起止部及痉挛部位。

治疗方面：多用于治疗落枕、漏肩风、颈椎病、腰背肌筋膜炎、梨状肌综合征等。诊断方面：术者应仔细体会指下的感觉，判断正常组织与疲劳、变性组织的不同，如有捻发音、剥离感，或触及条索状物或结节状物则为病态，应结合受术者的酸胀、疼痛感觉和身体状况作出综合判断。

三、注意事项

（1）应垂直于施术部位，不能在皮肤表面有摩擦移动。

（2）拨法压力不宜太大，以受术者耐受为度。

（3）肘拨时不宜用尺骨鹰嘴部操作。

第八节　护　肾　法

中医学认为，肾为先天之本，生命之源，五脏六腑之本，十二经脉之根。人之藏精、生殖、生长、发育、主骨生髓、主水、纳气、寿夭等与肾密切相关，故肾精应充盈藏密，才能维持健康生机。肾气一虚，百病丛生，肾气衰败，生命垂危，故历代医家在中医按摩法中尤为重视护肾法。现多以脏腑经络学说为基础，结合阴阳、五行、脏腑、气血、辨证施治的理论，进行辨证施治，改善脏腑经络功能，达到防治疾病的目的。

一、适应证

肾虚证可见于现代医学的生殖、泌尿、内分泌及中枢神经系统等多种疾患中。护肾法适用于肾虚表现出的各种证候，即机体肾精、肾气、肾阴、肾阳不足导致的综合征，临床常见：①肾虚相关的肾系病症，如腰痛、早泄、阳痿、尿频等；②肾虚相关肝胆病症，如眩晕、头痛、眼疾等；③肾虚相关脾胃病症，如五更泻、便秘等；④肾虚相关心脑病症，如痴呆、卒中、不寐等；⑤肾虚相关肺系病症，如哮喘、咳嗽等。

二、操作方法

1. 按摩双耳

功效：按摩耳郭有调节肾、养生保健的功效。

做法：搓热手心后搓揉耳郭，用双手按压耳朵的 4 个耳穴，分为是心、肺、胃和十二指肠这 4 个地方的耳朵反射区。使用食指与拇指揉搓耳郭 3 分钟即可，也可使用两手交替拉扯对侧耳郭上部。

2. 按摩腰背

功效：肾位于人体腰部，所以直接刺激腰部是一种护肾按摩。防治中老年人因肾亏所致的慢肌劳损、腰酸背痛等症。

做法:（1）两手掌对搓至手心热后，分别放至腰部，手掌向皮肤，上下推拿腰部，至有热感为止。可早晚各一遍，每遍约 200 次。

（2）两手握拳，手臂往后用两拇指的掌关节突出部位，自然推拿腰眼，向内做环形旋转推拿，逐渐用力，以至酸胀感为好，持续推拿 10 分钟左右，早、中、晚各一次。

3. 按摩肾俞穴

功效：对腰疼、肾脏疾病、高血压、低血压、耳鸣、精力减退等都有保健治疗效果。有利于温补肾阳。长时间坚持按摩、击打、照射肾俞穴，增加肾脏的血流量，改善肾功能。

做法：双掌摩擦至热后，把掌心贴于肾俞穴，手掌拍打背后的肾俞穴（腰椎处向上约四指处）。这样反复 3～5 分钟，或直接以手指按揉肾俞穴，至出现酸胀感，并且腰部微微发热。

4. 按摩丹田

功效：按摩丹田、气冲穴增强肾气，宜肾补肾。

做法：取仰卧位，双腿屈曲，全身放松，左手按在腹部上，搓热掌心，手心对着肚脐，右手叠放于左手上，捂于气冲穴（右侧耻骨结节外上距正中线约 2 寸处），先按顺时针方向绕脐揉腹 100 次，再按逆时针方向揉腹 100 次。按揉时要适度用力，然后用手掌绕脐按摩做圆周运动，精力集中，呼吸自如，切不可心猿意马，只有在调心入静、调匀呼吸的前提下，摩之适度，心息相依，方达意气和一。

5. 按摩太溪穴

功效：促进肾脏健康，起到补肾、疏肝、明目等保健作用，治疗肾脏疾病，除此之外还可以预防哮喘、手脚冰凉、失眠多梦、头晕眼花及高血压等疾病。

做法：对侧拇指按揉太溪穴（足内踝后方，内踝尖与跟腱之间的凹陷处）。每次每个穴位按揉5分钟左右。

6. 按摩关元穴

功效：可以促进气血运行，补益阳气，温补下焦。对泌尿、生殖系统有治疗作用，对女性痛经、闭经，男性遗精、阳痿、精力减退也很有效。

做法：把温热的掌心轻轻地放到小腹上（关元穴的位置）以关元为圆心，左或右手掌做逆时针及顺时针方向摩动3～5分钟。手指按压刺激关元穴，先做摩法，至丹田感觉到热。

7. 按摩涌泉穴

功效：主治肾虚造成的神经衰弱、精力减退。使肾精充足，耳聪目明，精力充沛，性功能强盛，腰膝壮实不软，行走有力，并对很多妇科和生殖系统的疾病有改善作用。

（1）用拇指的指腹垂直按压足心涌泉穴，按下片刻后再提起，一按一放，反复进行，力度应该以自身能耐受为度。

（2）在手法上，除了点按之外，还可以用拇指指腹从足跟推向足尖，这个方法称之为"推涌泉"，每天推100～500次不等，可以根据自身的情况而定。

（3）将拇指或食指或中指指端放于足心涌泉穴处，来回按揉，每足心揉100次为宜。常用此法能疏通心肾，调整内脏功能；可预防感冒，降低血压，治眩晕、失眠；又可促进睡眠，使大小便通畅。

三、注意事项

1. 取穴准确

掌握常用穴位的取穴方法和操作手法，以求取穴准确、手法正确。

2. 用力恰当

用力过小起不到应有的刺激作用，过大易产生疲劳，且易损伤皮肤。

3. 循序渐进

推拿手法的次数要由少到多，推拿力量要由轻逐渐加重，推拿穴位可逐渐增加。

4. 身心放松

按摩时除思想应集中外，尤其要心平气和，全身也不要紧张，要求做到身心都放松。

5. 持之以恒

无论用按摩来保健或治疗慢性病，都不是一两天就有效的，常须积以时日，才能逐渐显出效果来，所以应有信心、耐心和恒心。

第九节　点　穴　法

点穴法又名指针法、循经点穴法，是术者用手指在患者经络、穴位等部位上，施用不同术式和手法，根据所选用穴位的性能，结合中医辨证论治的原则，补虚泻实，达到治疗的目的。中医经络学说认为，既可以从一个穴位，也可以从某一条线、某一个面等多个层面着手治疗。点穴法跟广义的推拿一样都遵循这一原则，在治疗某种疾病时，除了注重某一点，还要注重线、面等更大范围的手法处理。

一、适应证

颈、肩、腰腿痛，扭挫伤，头痛，牙痛，腹痛，消化不良，遗尿，失眠，瘫痪等症。

二、操作方法

1. 平揉法

平揉法是指平而揉之。所谓"平"，即不许偏斜，保持适当的水平。"揉"是"按劲"和"摩劲"两者互相结合的动作。按劲是重手按住肌肉不动，摩劲是轻手摩着皮肤不停；不动为静属阴，不停为动属阳。而揉是"按""摩"结合的发挥，具有调节阴阳的作用。

平揉法的具体操作：术者的中指端点在患者的穴位上，继从拇指端抵中指内侧第一指关节，再以食指与无名指紧压中指第一指关节的外侧，以做辅助中指之势，便于中指的操作。然后，用中指端在穴位上，做圆卷形的平揉，含有按、摩两者之意。因而，揉的指端面，应陷入穴位皮肤之下，这样揉动，就可以不离开皮肤。平揉 1 个圆圈为 1 次，一般以 50 ～ 100 次为标准。而次数的增减，应随着病情来决定。（图 4-21）

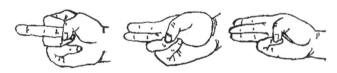

图 4-21　平揉法

2. 压放法

压放法是在穴位上进行的一种手法，"压"是向下压位；"放"是往上放开，互相对立又互相结合。

在平揉法操作完毕时，仍以中指端在原穴位上，向着穴位的深部下压，使指端在穴位的皮肤水平之下，压下即放，放后再压，一压一放为 1 次，一般以 50 ～ 100 次为标准。其次数的增减，仍须结合病情来决定。（图 4-22）

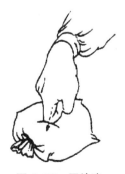

图 4-22　压放法

3. 皮肤点打法

皮肤点打法，仍是以中指端进行操作，先把中指提起，离开皮肤一二寸远，再将中指端对准穴位中心，向下点打（图4-23）。一打一提为1次。点打的次数，仍以100次为标准。而点打的轻重，同样要依据病情来决定。至于点打的速度，一般点打都是快法，可产热，相当于艾灸的作用。

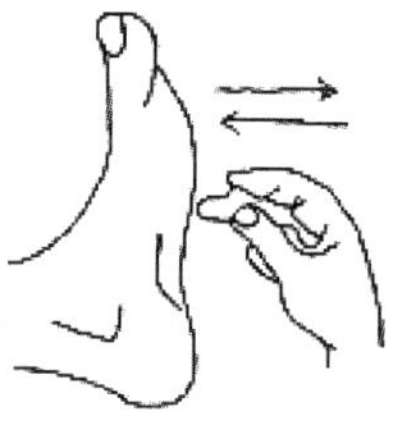

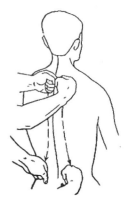

图4-23 皮肤点打法

4. 经络循按法

循按法是以中指或拇指，在点过的经穴和它的经络线上或揉、或压、或点往返地进行，谓之循按（图4-24）。例如，合谷为大肠经穴，为了加强本经的作用，就在合谷穴至肩髃穴之间，选择数穴，往返地揉或压或点。另外，有经络循推补泻及循按辅助手法、搓捻、压按、摩擦等法，以便临床酌情配合选用。在操作的次数与部位方面，须根据患者的病情范围，进行局部性循按，或全身性循按，以5～8次或更多一些为宜。手法的配合，须结合病情来选择，并不是把全部循按法都用上。

图4-24 经络循按法

5. 五行联用法

五行，即木、火、土、金、水。五行相互关系，即相生、相克、相乘、相侮。按五脏之五行所属（肝与胆属木，心与小肠属火，脾与胃属土，肺与大肠属金，肾与膀胱属水）、五脏所主（肝主筋，肾主骨，心主血，肺主气，脾主肌肉）等组成的互相联系的整体，与内部五脏部位是一致的。心、肺在上，与气血在肢体浅层相一致；肝、肾在下，与筋骨在肢体深层相一致；脾、胃在中，与肌肉在气血筋骨之间相一致。五行联用法，就是按照上述的理论，分为如下几种。

（1）点打。点打的操作是与穴位的皮肤接触，属于肺，肺为金主气。手法过程：一手中指在所选的主穴进行点打；另一手中指切压住配穴经脉范围内的金穴不动，为配合主穴增强点打的作用，有似肺脉之短涩的点打，一般为100次。

（2）摩推。摩推的操作是与穴位的血脉接触，属于心，心为火。手法过程：一手的手掌或拇指本节的侧面，在所选主穴部位，顺着经脉往返摩推为一次；另一手切压住配穴本经的火穴不动，为配合主穴增强摩推的作用。摩推的范围超过穴位，有似心脉浮大而散，每穴共摩推100次。

（3）骨压放。压放的操作是按触到骨的部分（假如是腹部，临时酌情压放，重压感到好，则重压；重压难受，则减轻压力），属于肾，肾为水。手法过程：一手中指在主穴向下深压，达到骨的部分，然后缓缓地微放到筋的部分。一压一放为1次。手法慢且重，所以一般只压放5～7次即可。压放的力量在深部，动作且缓，有似肾脉沉而软。在压放的同时，另一手的中指切压住本经的水穴（扶突），如配穴，以增强压放的作用。

（4）震颤。本手法是与筋的部分接触，属于肝，肝为木。手法过程：一手中指在主穴做震颤，先做摇振 7～9 次，每次摇振一二下，稍停，再做前法，继而做震颤 70～90 次。摇振或震颤，都要含有弹动性，有似肝脉之弦长。在震颤的同时，另一手的中指切压住本经的木穴，为配穴，以增强主穴的震颤作用。

（5）左右手揉。左右手揉的操作是与肌肉接触，属于脾，脾为土。手法过程：一手的中指在主穴做正揉、倒揉各 100 次，不轻不重地揉而且要匀速，有似脾腺之和缓，对慢性胃肠炎较好。如果对风湿性疾病或神经痛，可做稍轻揉和稍重揉。稍轻揉，即肌肉连血脉，这是阴济阳；稍重揉，即肌肉连筋骨，这是阳济阴。

6. 其他辅助方法

（1）头部推运法。头部推运时，先令患者坐端正，术者以两手按在患者两鬓部，再以两手拇指由患者的眉心交替上推 24 数，继由眉棱骨上方，分向两鬓旁推，经两耳上际达头部枕骨下风池穴处。上推时两指尖朝上，推 2 次；旁推至两鬓处，两指尖相对朝里、向上推至两头角经头维穴向后，推 2 次。再在发际中线，两拇指侧面相合，指尖朝上，或指尖着于皮肤，一齐上压，随压随移位置，直到百会穴处，压 2 次。以上推运方法（图 4-25），可以往返推运数次。手力轻、重、快、慢，以患者感到舒适为宜。此法对于头痛、头昏、气上逆、呕吐等症有效。

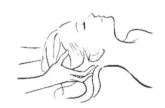

图 4-25　头部推运法

（2）背部循压法。本法是用拇指在患者的胸椎两侧，即足太阳经的第一侧线、第二侧线，向上而下、先右后左、上轻而下重地循压（图 4-26）。这样就是抑制和诱导作用，对于呃逆、呕吐等上冲性症状，最为相宜，为一般内脏疾患的辅助手法。每线可循压 8～9 次。在压完两侧的第一侧线和第二侧线后，并宜循压脊柱中线。循压两侧足太阳经时，由上约与第一胸椎平，向下约至第七胸椎以下。

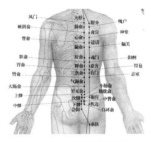

图 4-26　背部循压法

（3）震颤法。为腹部震颤、穴位震颤，以及肩、膝关节等部震颤。将手掌按在患者身体部位，按着稍停，微做震颤，有止痛作用。震颤几分钟即可。

（4）四肢摇运法。如用于上肢，有两种手法。一种是以一手托患者之肘，一手持其手腕，使患者做伸肘和屈肘动作，往返数次；另一种手法是以一手按着患者肩关节，拇指在臑俞穴处，中指压在云门穴处，即拇指在肩关节后，中指在肩关节前，一手持腕，使患者上举，继而放下，转向后背，或缓慢地做环绕状运动，继续做 8～9 次即可。

如用于下肢，以一手按于膝盖部，拇指在外侧，食指、中指

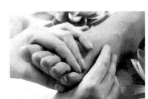

图 4-27　四肢摇运法

在内侧；另一手持患者的足掌，使下肢做屈回和伸直的动作，并可做外转伸屈和内转伸屈等动作（图 4-27）。次数各以 8～9 次为宜。四肢摇运法，主要针对运动功能障碍症，用之有效。

（5）压穴法。压穴法是利用两手或一手的拇指、食指和中指，同时压着适应证的 2 个或 3 个穴位（图 4-28）。头部多用此法。在压着穴位时，指端需做揉压和震颤动作数分钟。

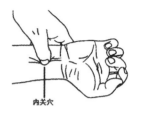

图 4-28　压穴法

（6）捏穴法。本法主要用于肌肉能捏的部位，操作是用拇指和食指，把穴位上的皮肉捏住提起再放松为 1 次。一般为 100 次。本法有宣通活血作用，可用于慢性病症。

（7）推颈项法。用一个拇指或两个拇指交换推，从风府穴推到大椎穴为 1 次，共推 18 次；再从风池穴推到肩井穴，也推 18 次。

三、注意事项

（1）患者精神极度紧张或极度疲劳的时候，应休息 30 分钟。这样，就可缓解紧张，恢复精神，有利于点穴的疗效。

（2）在患者饭后和饭前，不能用重手法。否则，容易使患者趋于疲劳。饭后点穴，须相隔 30 分钟。

（3）患者过饥过饱，不点穴，否则有害。

（4）患者在惊恐、愤怒时，禁忌点穴。

（5）凡是远路而来的患者，须休息 15 分钟，再给点穴。遇到急救情况，可以灵活运用。

第十节　小 儿 推 拿

小儿推拿古称小儿按摩，是以中医理论为指导，应用各种手法作用于小儿机体，以调整脏腑气血功能、防治疾病的一门学科。

一、适应证

小儿推拿针对的病症种类很多，范围很广，小到伤风感冒、咳嗽，大到胃痛、呕吐等肠胃疾病和哮喘、近视等，甚至可以缓解颈椎病。

二、操作方法

1. 基本手法

（1）推法：医生托患儿左手（以患儿左手为例，以下均同此），医生右手以拇指侧或食指、中指靠拢推摩选定之部位，则

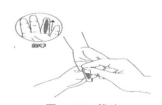

图 4-29　推法

时，另一手的中指切压住本经的水穴（扶突），如配穴，以增强压放的作用。

（4）震颤。本手法是与筋的部分接触，属于肝，肝为木。手法过程：一手中指在主穴做震颤，先做摇振 7～9 次，每次摇振一二下，稍停，再做前法，继而做震颤 70～90 次。摇振或震颤，都要含有弹动性，有似肝脉之弦长。在震颤的同时，另一手的中指切压住本经的木穴，为配穴，以增强主穴的震颤作用。

（5）左右手揉。左右手揉的操作是与肌肉接触，属于脾，脾为土。手法过程：一手的中指在主穴做正揉、倒揉各 100 次，不轻不重地揉而且要匀速，有似脾腺之和缓，对慢性胃肠炎较好。如果对风湿性疾病或神经痛，可做稍轻揉和稍重揉。稍轻揉，即肌肉连血脉，这是阴济阳；稍重揉，即肌肉连筋骨，这是阳济阴。

6. 其他辅助方法

（1）头部推运法。头部推运时，先令患者坐端正，术者以两手按在患者两鬓部，再以两手拇指由患者的眉心交替上推 24 数，继由眉棱骨上方，分向两鬓旁推，经两耳上际达头部枕骨下风池穴处。上推时两指尖朝上，推 2 次；旁推至两鬓处，两指尖相对朝里、向上推至两头角经头维穴向后，推 2 次。再在发际中线，两拇指侧面相合，指尖朝上，或指尖着于皮肤，一齐上压，随压随移位置，直到百会穴处，压 2 次。以上推运方法（图 4-25），可以往返推运数次。手力轻、重、快、慢，以患者感到舒适为宜。此法对于头痛、头昏、气上逆、呕吐等症有效。

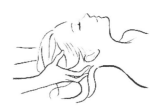

图 4-25　头部推运法

（2）背部循压法。本法是用拇指在患者的胸椎两侧，即足太阳经的第一侧线、第二侧线，向上而下、先右后左、上轻而下重地循压（图 4-26）。这样就是抑制和诱导作用，对于呃逆、呕吐等上冲性症状，最为相宜，为一般内脏疾患的辅助手法。每线可循压 8～9 次。在压完两侧的第一侧线和第二侧线后，并宜循压脊柱中线。循压两侧足太阳经时，由上约与第一胸椎平，向下约至第七胸椎以下。

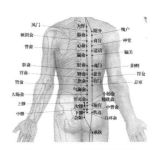

图 4-26　背部循压法

（3）震颤法。为腹部震颤、穴位震颤，以及肩、膝关节等部震颤。将手掌按在患者身体部位，按着稍停，微做震颤，有止痛作用。震颤几分钟即可。

（4）四肢摇运法。如用于上肢，有两种手法。一种是以一手托患者之肘，一手持其手腕，使患者做伸肘和屈肘动作，往返数次；另一种手法是以一手按着患者肩关节，拇指在臑俞穴处，中指压在云门穴处，即拇指在肩关节后，中指在肩关节前，一手持腕，使患者上举，继而放下，转向后背，或缓慢地做环绕状运动，继续做 8～9 次即可。

如用于下肢，以一手按于膝盖部，拇指在外侧，食指、中指

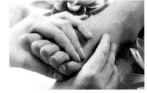

图 4-27　四肢摇运法

在内侧；另一手持患者的足掌，使下肢做屈回和伸直的动作，并可做外转伸屈和内转伸屈等动作（图 4-27）。次数各以 8 ～ 9 次为宜。四肢摇运法，主要针对运动功能障碍症，用之有效。

（5）压穴法。压穴法是利用两手或一手的拇指、食指和中指，同时压着适应证的 2 个或 3 个穴位（图 4-28）。头部多用此法。在压着穴位时，指端需做揉压和震颤动作数分钟。

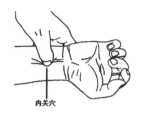

图 4-28　压穴法

（6）捏穴法。本法主要用于肌肉能捏的部位，操作是用拇指和食指，把穴位上的皮肉捏住提起再放松为 1 次。一般为 100 次。本法有宣通活血作用，可用于慢性病症。

（7）推颈项法。用一个拇指或两个拇指交换推，从风府穴推到大椎穴为 1 次，共推 18 次；再从风池穴推到肩井穴，也推 18 次。

三、注意事项

（1）患者精神极度紧张或极度疲劳的时候，应休息 30 分钟。这样，就可缓解紧张，恢复精神，有利于点穴的疗效。

（2）在患者饭后和饭前，不能用重手法。否则，容易使患者趋于疲劳。饭后点穴，须相隔 30 分钟。

（3）患者过饥过饱，不点穴，否则有害。

（4）患者在惊恐、愤怒时，禁忌点穴。

（5）凡是远路而来的患者，须休息 15 分钟，再给点穴。遇到急救情况，可以灵活运用。

第十节　小 儿 推 拿

小儿推拿古称小儿按摩，是以中医理论为指导，应用各种手法作用于小儿机体，以调整脏腑气血功能、防治疾病的一门学科。

一、适应证

小儿推拿针对的病症种类很多，范围很广，小到伤风感冒、咳嗽，大到胃痛、呕吐等肠胃疾病和哮喘、近视等，甚至可以缓解颈椎病。

二、操作方法

1. 基本手法

（1）推法：医生托患儿左手（以患儿左手为例，以下均同此），医生右手以拇指侧或食指、中指靠拢推摩选定之部位，则

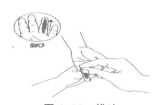

图 4-29　推法

称为推。推法分补（由指尖向指根推）、泻（由指根向指尖推）及平补平泻（来回推，又称清法）三种，由于推的方向不同，所以治疗作用也各不相同。推法的操作，不要单用拇指第一节的关节活动，应使整个拇指伸直，以胳膊和肘部移动，向里向外反复操作（图4-29）。注意肩及胳膊等部都要放松，使指端微用力，这样操作可以坚持较长时间。

（2）拿法：以拇指、食指拿住选定部位（穴位所在处），两指反复地增减用力，则称为拿。（图4-30）

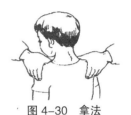

图4-30　拿法

（3）揉法：以拇指、食指或中指按某一穴位左右旋转，称为揉法。揉的方向："顺时针"方向为补，"逆时针"方向为泻，左右顺、逆旋转揉之为平补平泻。（图4-31）

（4）运法：医生右手拇指侧或食、中指并拢，由某处穴位起做弧形或环形推运至另一穴位，如此反复操作，则称为运。顺运（顺时针）为补，逆运（逆时针）为泻。（图4-32）

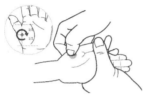
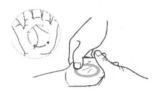

图4-31　揉法　　　　　图4-32　运法

（5）掐法：以医生指甲掐压住某一穴位，称为掐。（图4-33）

（6）按法：医生以拇指端（或中指端）在选定部位向下先用缓力按之后，稍停，再继续用缓力按之，以后慢慢将手指抬起称为按。（图4-34）

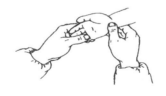
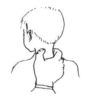

图4-33　掐法　　　　　图4-34　按法

（7）点法：医生以拇指或中指，在选定部位向下适当用力叩击，如此反复操作，称为点。

（8）分法：医生两拇指由选定的部位两侧分推，如此反复操作，称为分。（图4-35）

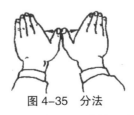

图4-35　分法

（9）合法：医生两拇指由选定部位两侧向里合拢，如此反复操作，称为合。

（10）捏挤法：医生用两手拇指、食指，在选定部位固定捏住，然后再使两手拇指、食指一齐用力向里挤，然后放松，反复操作，以局部皮肤色红或紫红色或黑紫色为度，称为捏挤。（图4-36）

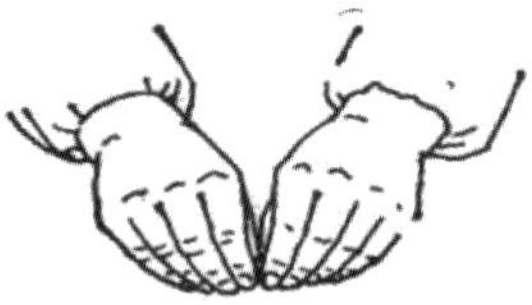

图4-36　捏挤法

2. 复式手法

（1）黄蜂入洞：用食指、中指指端在小儿两鼻孔下缘揉动或以食指、中指按揉两迎香穴，次数：50～100次。（图4-37）

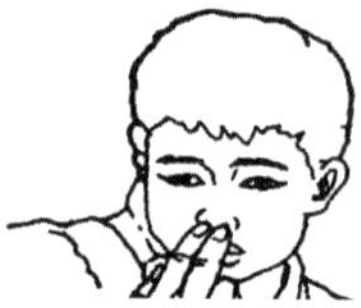

图4-37　黄蜂入洞

（2）开璇玑：璇玑又名胸中，开璇玑法首先从璇玑穴开始，沿胸肋间隙自上而下向左右两旁分推，次则从鸠尾穴处向下直推至脐部，然后在腹部左右按摩，最后从脐中推下小腹。每一步骤操作10～30次，共操作10～20遍。（图4-38）

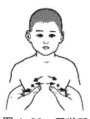

图4-38　开璇玑

（3）按弦走搓摩：患儿坐立，并将其两上肢抬起，医者在小儿身后，用双掌在小儿两腋下胁肋处，自后上向前下按揉，并逐渐向前下移动，做搓摩动作，至腹部时，就势按揉天枢穴几下，称按弦走搓摩。次数：每次搓摩10～20次，按揉3～5次，共5～10遍。（图4-39）

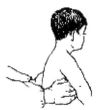

图4-39　按弦走搓摩

（4）揉脐及龟尾并擦七节骨：患儿仰卧，医者一手食指、中指、无名指揉脐，另一手拇指或中指端托揉龟尾穴；后令患儿俯卧，医者自龟尾穴推上七节骨为补或自七节骨推下至龟尾穴为泻。次数：揉脐3～5分钟，推100～200次。（图4-40）

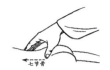

图 4-40　揉脐及龟尾并擦七节骨

（5）运土入水：医者左手拿住小儿四指，掌心向上，同时以拇指、中指捏住患儿拇指；右手大指端由小儿大指根推运起，经过拇指掌面桡侧缘、大鱼际桡侧缘、掌横纹、小鱼际侧缘、小指掌面尺侧缘推运至小指端。次数：50～100次。（图 4-41）

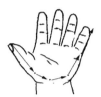

图 4-41　运土入水

（6）运水入土：医者左手拿住小儿四指，掌心向上，右手大指端由小儿小指根推运起，经掌根至大指根。次数：50～100次。（图 4-42）

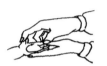

图 4-42　运水入土

（7）海底捞明月：医者左手拿小儿四指，掌心向上，右手食指、中指固定患儿拇指，滴凉水于小儿内劳宫穴处，用右手拇指端蘸水由小指根推运起，经掌小横纹、坎宫穴至内劳宫穴，边推运边吹凉气。又称水底捞月、水中捞月。次数：50～100次。

（8）打马过天河：运内劳宫穴后，屈曲患儿四指并以医者左手握住，用右手食指、中指末节指腹蘸凉水，由总筋穴起，循天河向上一起一落弹打至洪池穴，边弹打边吹凉气，称打马过天河。次数：10～20遍。（图 4-43）

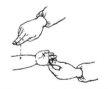

图 4-43　打马过天河

3.主要穴位

（1）大肠穴：自食指端桡侧边缘至虎口，成一直线。用推法，推 100～300 次。大肠穴用推法，分补大肠、清大肠、清补大肠 3 法。自指尖推向虎口为补大肠，反之为清大肠，来回推为清补大肠，亦称平补平泻。推 5～10 分钟，1 000～2 000 次。

（2）小肠：小拇指的尺侧边缘。从指尖向指根一直推下去，推 50 次左右，反向也可以。

（3）脾经：主要分布在拇指上的螺旋纹状面和桡侧缘。向上或下直推约300次。

（4）胃经：在拇指的第二节处，或者在手掌大鱼肌的外缘。向上或下直推约300次。

（5）肺经：无名指的螺纹状面。沿着螺纹旋转或者顺着指尖向上推200次左右，也可以沿着手指指尖向上推100次。

（6）板门穴：大鱼际隆起处。用推法或揉法，50～200次。

（7）三关穴：前臂桡侧边缘，自腕横纹直上至肘横纹成一直线。用推法，自腕部向上推至肘部，推200～500次。

（8）六腑穴：前臂尺侧边缘，自腕横纹直上至肘横纹成一直线。用推法，自肘部向下推至腕部，推100～500次。

（9）天河水穴：前臂掌侧正中，自腕横纹中点直至肘横纹中点成一直线。用推法，自腕部向上推至肘弯处，推100～500次。

（10）七节穴：第四腰椎至尾骶成一直线。用推法，自上而下或自下而上均可，推200～500次。

（11）龟尾穴：尾椎骨处。用揉法，揉300～600次。

（12）二人上马：在小指指背和无名指的指关节内陷里。手指掐3～5次，绵力按揉30次。

（13）腹：在小腹位置。用手指或手掌按摩，顺着肩肘朝外侧分推，时间控制在5～10分钟。

4. 旋转方向

沿着向心方向的叫作补法，沿着离心方向的叫作泻法，一前一后的推拿叫作平补平泻法。顺时针为补，而反方向则为泻，兼顾了顺时针和逆时针即平补平泻。若穴位呈现左右对称的状态，往内转称补，往外转即泻，两个方向旋转为平补平泻。

三、注意事项

（1）注意环境，在无风、无强光、少噪声的室内进行。在推拿前要通风以保持室内温度适中、空气清爽。推拿后不要受风，更不要吃冷食。

（2）注意手部清洁。

（3）及时安抚患儿情绪。

（4）可配合使用姜汁、滑石粉等，有利于保护患儿的皮肤不受损伤，还能让手法的疗效得到最大发挥。

（5）小儿推拿的禁忌：皮肤有伤、急性感染性疾病、恶性肿瘤及骨伤、急性传染病等。

第五章 外 治 法

第一节 概 述

中医外治法，也称中医内病外治疗法，即除口服、单纯注射给药以外，施于体表皮肤、黏膜或从体外进行治疗的方法。外治法是一系列突出"由外而治内"特色的疗法，是中医学的瑰宝。随着伤科、针灸、推拿等成为独立专科，近代论述的外治法，主要是指药物或配合器械治疗内、妇、儿科病症的"内症外治法"，包括刮痧、灌肠、热熨、熏蒸、贴敷、拔罐、蜡疗、脐疗、蜂针、天灸等，以及各种物理化学疗法。本章主要对这一类外治法的概念、操作方法、适应证及注意事项进行论述。

一、外治法的作用原理

外治法种类繁多，各具其作用原理，但总的来说，是施行各种外治手段于人体体表局部或穴位，或将药物经皮肤从外而内被人体吸收，以达到疏通经络、协调脏腑、调和气血、补虚泻实等作用，使人体的阴阳平衡得以恢复，从而提高机体抗病能力。外治法基本作用原理大致可分为两类。

（一）直接作用

直接作用是以药物敷贴、熏洗、蒸气吸入、离子电导等，使其通过肌肤、孔窍、经穴等深入腠理、脏腑，以达周身。直接作用可使中药的化学成分刺激皮肤感受器，发挥某些化学作用；也可以使药物渗透、吸收和经络传布，发挥药物"归经"，达到"以气调气"的作用，如灌肠法、熨法、熏洗法、外敷法等。这些疗法有与内服药一样的效果，不同的只是给药途径。

（二）间接作用

间接作用就是除了药物以外，还有辅助的温热刺激、机械物理刺激等作用，不仅加快了药物的渗透、吸收和传播，而且可因各种刺激而使气血运行通畅。某些物理作用还可使机体产生不同的效应，如电磁场效应、生物光效应等。

二、外治法的特点

相较于内治法而言，中医外治法在治疗方法和效果上具有"殊途同归、异曲同工"之

111

妙，但外治法在用药选药、给药途径、剂型选择等方面也有其特点。

（一）重视辨证、精准用药

辨证论治是中医遣方用药的根本，外治法作为中医学的一部分，也遵循这一规则。古今历代医家运用外治法均通过望、闻、问、切四诊来全面地了解患者的症状和体征，明确病变的阴阳、表里、寒热、虚实，把握病症的标本、轻重、缓急，同时还要根据药物的性味、归经、升降浮沉等性质，来进行外治药物或穴位的选择配伍，从而选择适宜的外治方法进行治疗。《理瀹骈文》的作者吴尚先认为："外治之法间有不效者，乃看证未的，非药不效也。""大凡外治用药，皆本内治之理，而其中有巧妙处，则法为之也。"故其强调治病要"明阴阳，识脏腑"。病性不同，外治方法的选用上即有所不同，正所谓"寒证喜火，宜炒熨，热证喜水，宜煎抹，然亦不拘"。只有辨证准确，才能使外治技术有据可依、有法可循、治之无误，更好地发挥其治疗作用。

（二）强调三因制宜

中医学认为，治疗疾病要根据人的性别、年龄、体质等，以及季节、地理环境来制定适宜的治疗方法，即因人、因时、因地制宜。不能片面地、孤立地看待疾病，也不能机械地使用外治技术。如秋冬季节可多用熏蒸、热熨之法，且施术温度可略高，时间可略长；夏季则可改用药物涂抹法，如使用熏蒸、热熨法，则可根据季节对施术的温度和时间适当进行调整。对于年老、婴幼及体弱者宜用平缓、柔和、无毒的外用药物，而对皮肤刺激性比较强的外治法如"发疱疗法"等则应谨慎选择。如采用灌肠治疗小儿外感高热时，在西北严寒地区宜用辛温解表之品，如桂枝、麻黄等；而在东南温热之地，则辛温解表之品宜少用，以免过汗伤正。如有的地区药源匮乏，则需选择用药，以其他药代之，切不可死板僵化而治之失时。

（三）灵活选择给药途径，重视剂型

相较于内治法由胃肠道给药的单一途径，中医外治法可根据疾病的病变部位和症状特点选择合适的给药途径和剂型，如病在阴部，可选用熏洗或坐浴，局部的疮痈肿毒可以冷敷和外涂，风湿痹痛可以热熨和泡浴，呕吐、腹泻、月经不调、痛经可以选择脐疗。从剂型来说，肛肠疾病可选用栓剂，风湿痹痛可选用硬膏剂，烧烫伤可选用软膏剂。同一种方剂也可以制作成不同的剂型以适应疾病的需要，如"云南白药"就有散剂、气雾剂、橡皮膏、胶囊剂等不同的剂型，用于开放性伤口止血时可选用散剂，用于非开放性的扭挫伤时可选用气雾剂，用于慢性风湿痹痛时可选用橡皮膏剂。

三、外治法的优势

外治法具有简、验、效、捷、廉等优点，且易学易用，使用安全，毒副作用少，在临

床各种病症治疗中有显著疗效，尤其对老幼虚弱之体、攻补难施之时或不肯服药之人、不能服药之症，外治法具有其独特的优势。

（一）治法多样、简便易行

外治法来源于医疗实践，方式方法多种多样，如手法、器械、药物并用，施治部位较广泛，具有多种可供选择的治疗途径。由于外治技术大多作用于人体患部、经穴和特定部位，如耳、鼻、眼、脐、阴道、肛门等，这些部位很容易找到且易于施术，故极易推广应用。此外，外治技术所用材料大多较为简单且容易获得，如艾灸、拔罐、挑刺等，药物也可以用葱、蒜等。特别是中药外治一般所需的剂量较小，无须高、精、尖或特殊的仪器和设备，故可以节约大量药材，减少开支，也便于操作，易于掌握和推广。同时，外治法与外治法、外治法与内治法之间并不排斥，根据病症需要亦可同时使用。如贴敷疗法和热熨疗法可以结合使用、熏洗法和药浴法也常联合使用，这种联合给药的方式，能够使患者的机体多方面得到改善，增强疗效。

（二）适应证广、疗效显著

外治技术能够迅速而有效地控制和消除临床症状，故对内、外、妇、儿、皮肤、五官诸科的多种疾病有很好的治疗和辅助治疗作用。对病情轻浅者及在疾病的初期阶段，完全可起到治疗作用，尤其是不肯服药的儿童，不能服药或鼻饲的病种，久病体虚或脾胃运化功能失常、难受攻补之人，均无过多禁忌，均可使用，每能起到内治所不能及的效果，以补内治之不足，丰富了临床治疗手段。外治法可以直接作用于局部，药物通过皮肤吸收，能够在局部迅速达到一定的血药浓度，显著高于通过内服在局部所达到的浓度。经皮肤吸收的药物不经消化道，避免了胃肠道、肝脏及消化道内的各种消化酶对药物成分的分解破坏，从而提高了药物的活性利用率，易于奏效，且能起到节约药物的作用。

（三）安全可靠、毒害性少

由于外治技术施术于体表且在体外进行，通过皮肤、黏膜的渗透作用起到治疗作用，因此可以随时观察患者治疗后的不同反应及耐受情况，随时停止治疗，避免损害进一步扩大。因此，外治法安全可靠，副作用小，并且可避免意外事故的发生。另外，中药外治所需的药量远远小于内服药量，且往往针对患病局部或病位相邻的部位施药，在局部形成较高的药物浓度，而血中药物浓度甚微；由于药物大多是经皮给药，通过人体直接吸收而发挥作用，避免了药物对胃肠道及肝脏等器官的副作用。而敷脐、耳压等疗法则几乎无毒害作用。

四、外治法的分类

外治法主要可分为药物疗法、物理化学疗法、手术疗法及经络腧穴疗法。

（一）药物疗法

用药物制成不同的剂型，采用不同的给药方法，使药物直接作用于患处，从而达到治疗目的。包括敷贴法、熏洗法、滴药法、吹药法、雾化吸入法、灌肠法、离子导入法、熨法等。

（二）物理化学疗法

利用物理学的声、光、电、磁及化学药剂单独或与中药共同作用于人体体表或经穴经行治疗的一种方法，是传统医学和现代医学相结合的创举。如药浴法、蜡疗法、电疗法、磁疗法、光疗法、音乐疗法等。

（三）手术疗法

使用器械或传统工具对局部或穴位进行切开、割除、刺破等治疗的一种方法。如蜂针法、割治法等。

（四）经络腧穴疗法

运用手法或药物从外施治，遵循经络、腧穴原理而起效的治疗方法，如刮痧、拔罐、脐疗、天灸法等。

第二节　刮　痧　法

刮痧法是在中医经络腧穴理论指导下，使用不同材质和形状的刮痧器械和介质，在人体体表一定的特定刺激部位或穴位上进行相应的手法刮拭，使皮肤出现片状或点片状瘀血（或出血）的刺激反应（即痧痕），从而防治疾病的一种外治方法。

刮痧疗法始于石器时代，是我国两千多年来民间防病治病的经验总结。早在《五十二病方》中即有记载，书中介绍了砭石直接在皮肤上施术治癫及以砭石作为热熨治痔。元明时代有更多的刮痧疗法的记载，如《伤暑全书》始载有"绞肠痧"一症。清代对刮痧疗法的描述更为详细，郭志邃的《痧胀玉衡书》总结了痧症的诊断和鉴别诊断，并将痧病分为45类。吴尚先在《理瀹骈文》中也记载了刮痧的运用。此外刮痧疗法还见于《松峰说疫》《串雅外编》《七十二种痧症救治法》等医籍中。

一、常用器具

1. 刮具

刮痧器具种类很多，如刮痧板、植物团、贝壳、棉纱线团、硬币等。最常见的为刮痧板，常用刮痧板的材质有水牛角、砭石和玉石等，其形状有椭圆形、三角形、梳形和缺口形等。

2. 刮痧介质

（1）液体类：选用能起润滑作用的液体，如水（蒸馏水、凉开水）、植物油（香油、芝麻油、豆油、花生油、橄榄油）、药油（红花油、跌打损伤油、风湿油）等。

（2）膏状类：选用质软、细腻的膏状体，如凡士林、面霜、板油等。

（3）药剂：根据病情可选用一些中草药制剂。

二、基本操作方法

1. 握持刮痧板方法

根据所选刮痧板的形状和大小，使用便于操作的握板方法。一般为单手握板，将刮痧板放置掌心，一侧由拇指固定，另一侧由食指和中指固定，或由拇指以外的其余四指固定。刮痧时利用指力和腕力使刮痧板与皮肤之间夹角约45°为宜。（图5-1）

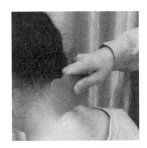

图5-1　握持刮痧板方法

2. 刮痧的顺序

选择刮痧部位顺序的总原则为先头面后手足，先背腰后胸腹，先上肢后下肢，逐步按顺序刮痧。全身刮痧者，顺序为头、颈、肩、背腰、上肢、胸腹及下肢。局部刮痧者，如颈部刮痧，顺序为头、颈、肩、上肢；肩部刮痧，顺序为头、颈、肩上、肩前、肩后、上肢；背腰部刮痧，顺序为背腰部正中、脊柱两侧、双下肢。

3. 刮痧的常用部位和方向

总原则为由上向下、由内向外，单方向刮拭，尽可能拉长距离。头部一般采用梳头法，由前向后；胸部正中应由上向下；肋间则应由内向外；腹部、肩部、肩背部、腰部则应由上向下，逐步由内向外扩展；四肢宜向末梢方向刮拭。

4. 刮痧的补泻方法

（1）补法：刮痧时，刮痧板按压的力度（力量）小，刮拭速度慢，刮拭时间相对较长。此法宜用于体弱多病、久病虚弱的虚证患者，或对疼痛敏感者等。

（2）泻法：刮痧时，刮痧板按压的力度（力量）大，刮拭速度快，刮拭时间相对较短。此法宜用于身体强壮、疾病初期的实证患者。

（3）平补平泻法：介于刮痧补法和刮痧泻法之间。此法宜用于亚健康人群或慢性病患者的康复刮痧。

5. 刮痧的时间

刮痧的时间包括每次治疗时间、刮痧间隔和疗程。

（1）每个部位一般刮拭20～30次，通常一个患者选3～5个部位；局部刮痧一般10～20分钟，全身刮痧宜20～30分钟。

（2）两次刮痧之间宜间隔 3～6 天，或以皮肤上痧退、手压皮肤无痛感为宜；若病情需要，或刮痧部位的痧斑未退，不宜在原部位进行刮拭，可另选其他相关部位进行刮痧。

（3）急性病痊愈为止，一般慢性病以 7～10 次为 1 个疗程。

6. 刮痧的程度

刮痧的程度包括刮拭的力量强度和出痧程度。

（1）刮痧时用力要均匀，由轻到重，以能够承受为度。

（2）一般刮至皮肤出现潮红、紫红色等颜色变化，或出现粟粒状、丘疹样斑点，或片状、条索状斑块等形态变化，并伴有局部热感或轻微疼痛。对一些不易出痧或出痧较少的患者，不可强求出痧。

7. 刮痧手法

根据病症和刮痧部位的不同，刮痧操作的力量大小、速度快慢、刮拭方向，刮痧板边角接触的部位，以及刮痧配合手法，应有所不同。刮痧手法分类如下。

1）按力量大小分类。

（1）轻刮法：刮痧时刮痧板接触皮肤下压刮拭的力量小，被刮者无疼痛及其他不适感觉。轻刮后皮肤仅出现微红，无痧斑。此法宜用于老年体弱者、部位及辨证属于虚证的患者。

（2）重刮法：刮痧时刮痧板接触皮肤下压刮拭的力量较大，以患者能承受为度。此法宜用于腰背部脊柱两侧、下肢软组织较丰富处，以及辨证属于实证、热证的患者。

2）按速度快慢分类。

（1）快刮法：刮拭的频率在每分钟 30 次以上。此法宜用于刮拭背部，以及辨证属于急性、外感病症的患者。

（2）慢刮法：刮拭的频率在每分钟 30 次以内。此法宜于刮拭头面部、胸部、腹部、下肢内侧等部位，以及辨证属于内伤、体虚的慢性病患者。

3）按刮拭方向分类。

（1）直线刮法：又称直板刮法。用刮痧板在人体体表进行一定长度的直线刮拭。此法宜用于身体比较平坦的部位，如背部、胸腹部、四肢部位。

（2）弧线刮法：刮拭方向呈弧线形，刮拭后体表出现弧线形的痧痕，操作时刮痧方向多循肌肉走行或根据骨骼结构特点而定。此法宜用于胸背部肋间隙部位。

（3）逆刮法：刮拭方向与常规的相反，从远心端开始向近心端方向刮拭。此法宜用于下肢静脉曲张、下肢水肿的患者。

4）按刮痧板接触体表部位分类。

（1）摩擦法：将刮痧板与皮肤直接紧贴，或隔衣布进行有规律的旋转移动，或直线式往返移动，使皮肤产生热感。

（2）梳刮法：使用刮痧板或刮痧梳从前额发际处及双侧太阳穴处向后发际处做有规律的单方向刮拭，刮痧板或刮痧梳与头皮呈45°，动作宜轻柔和缓，如梳头状。

（3）点压法：又称点穴手法。用刮痧板的边角直接点压穴位，力量逐渐加重，以患者能承受为度，保持数秒后快速抬起，重复操作5～10次。

（4）按揉法：刮痧板在穴位处做点压按揉，点下后做往返来回或顺逆旋转。操作时刮痧板应紧贴皮肤不滑动，每分钟按揉50～100次。

（5）角刮法：使用角形刮痧板或让刮痧板的棱角接触皮肤，与体表成45°，自上而下或由里向外刮拭。手法要灵活，不宜生硬，避免用力过猛而损伤皮肤。

（6）边刮法：将刮痧板的长条棱边，与体表接触成45°进行刮拭。

5）面部常用手法。

（1）平抹法：刮痧板平面接触皮肤，使用腕力做单方向刮拭。注意手法平稳，力量均匀，移动平滑，接触面积大。此法宜用于额部、颧部等。

（2）平椎法：刮极板与体表成5°～10°，单方向推动皮肤。此法宜用于额部。

（3）平压法：用板的端面或平面接触皮肤，压一下松一下，宜连续压4～6次。此法宜用于区域小、不适合刮拭的穴区，如迎香、四白等穴周围。

三、适应证

1. 内科疾病

感受外邪引起的感冒、发热、头痛及高温中暑等；咳嗽、急慢性支气管炎、哮喘、肺炎、肺结核、心血管疾病、高血压、呕吐、腹泻、急慢性胃炎、消化性溃疡、肠炎、便秘、糖尿病、胆囊炎、泌尿系统感染、各种神经痛、眩晕、失眠、多梦、神经症等。

2. 外科疾病

以疼痛为主要症状的外科疾病，如落枕、颈椎病、腰椎间盘突出症、腰椎管狭窄症、腰肌劳损、急性腰扭伤、颈肩纤维炎、股外侧神经炎、肋软骨炎、骨质增生症、足跟痛、腰腿痛、软组织损伤、脉管炎、毛囊炎、痔疮等。

3. 妇科疾病

月经不调、崩漏、痛经、闭经、带下病、妊娠恶阻、产后缺乳、产后腹痛、产后大便困难、产后发热、绝经期综合征、盆腔炎、乳腺增生症、乳腺炎、子宫脱垂等。

4. 儿科疾病

小儿发热、呕吐、泄泻、厌食、夜啼、疳积、百日咳、支气管炎、小儿遗尿、惊风、消化不良、营养不良、腮腺炎等。

5. 耳鼻喉科疾病

牙痛、鼻塞、鼻炎、慢性咽炎、扁桃体炎、咽喉肿痛、视力减退、急性结膜炎等。

6. 其他

养颜美容、减肥保健等。

四、禁忌证

（1）破伤风、狂犬病、精神失常及精神病发作期。

（2）恶性肿瘤中晚期；危重病症，如急性传染病或有心、肾、肺功能衰竭或出现恶病质等。

（3）有出血倾向的疾病，如严重贫血、血小板减少症、再生障碍性贫血、白血病、过敏性紫癜等。

（4）大病初愈、极度虚弱、过度疲劳者及醉酒、饱食、饥饿状态等。

（5）急性扭伤、创伤的疼痛部位或骨折部位禁止刮痧，外科手术瘢痕刮痧应在 2 个月以后方可进行，恶性肿瘤患者手术后，瘢痕局部处慎刮。

（6）孕妇的腹部、腰骶部禁忌刮痧，否则会引起流产。孕妇、妇女经期禁刮三阴交、合谷、足三里等穴位。

（7）皮肤有疔肿、破溃、疮痈、斑疹、损伤、炎症等；有传染性皮肤病者。

（8）眼睛、口唇、舌体、耳孔、鼻孔、乳头、肚脐等部位禁止刮痧。

（9）对刮痧恐惧或过敏者。

五、注意事项

（1）刮痧时场所要宽敞明亮，空气流通，同时要选择避风处，要注意避免让患者对着窗口，注意保暖。夏季刮痧时，应避免风扇、空调直接吹刮拭部位。同时要尽量少暴露皮肤。

（2）要充分暴露刮痧部位，并用热毛巾或一次性纸巾，或用 75% 乙醇棉球或生理盐水棉球进行清洁或消毒，同时刮具要注意清洁、消毒，防止交叉感染。医者的双手也要保持清洁干净。刮痧后用干净纸巾、毛巾或消毒棉球将刮痧介质擦拭干净。

（3）勿在患者过饥、过饱或过度紧张的情况下施行刮痧。

（4）刮痧前一定要向患者解释清楚刮痧的一般常识，消除恐惧心理，取得患者配合，以免晕刮。

（5）刮治时，应刮部位皮肤要保持一定的滑度，要边刮边蘸介质，切忌干刮。

（6）要求用力均匀，不要忽轻忽重，轻重以患者能忍受为度。婴幼儿皮肤娇嫩，用力要轻柔，不可妄用猛劲；老年人刮拭用力也宜轻柔、均匀。

（7）前一次的痧斑未退之前，不宜在原处进行再次刮痧。一般 3～7 天退痧后再刮。

（8）刮痧过程中若出现头晕、目眩、心慌、冷汗、面色苍白、恶心、欲吐，甚至神昏仆倒等晕刮现象，应立即停止刮痧，使患者呈头低脚高平卧位，饮用一杯烫开水或温糖水，并注意保温，必要时用刮痧板点按患者百会、人中、内关、足三里、涌泉穴以急救，或改用其他医疗方法进行救治，或转请医院处理。

（9）刮痧结束后患者需适当休息片刻，可适当饮用温水或姜汤，不宜即刻食用生冷、酸辣、油腻或难消化的食物。刮痧出痧后30分钟内不宜洗冷水澡。

第三节　灌　肠　疗　法

灌肠疗法是指中药保留灌肠，又称肛肠纳药法，即将中药煎熬成药液或散剂自肛门灌入，保留在直肠或结肠内，通过肠黏膜吸收，达到治疗局部及全身疾病目的的一种方法。此法具有清热解毒、软坚散结、活血化瘀的作用，因其操作简便、费用低、疗效显著，现已广泛地应用于临床。该法历史悠久，早在汉代就有实践并总结，张仲景《伤寒论·辨阳明病脉证并治》中有记载"大猪胆一枚，泻汁，和少许法醋，以灌谷道内，如一食顷，当大便出宿食恶物，甚效"。当代临床实践中，根据疾病的不同选用不同的方药进行中药保留灌肠治疗。

作用机制：当代医学证实，成人的直肠长度为15～20cm，直肠周围有丰富的动脉、静脉及淋巴丛，血液循环丰富，直肠黏膜具有很强的吸收功能，可通过被动扩散吸收药物。药物透过直肠黏膜、肠壁，进入与盆腔沟通的淋巴管、毛细血管直接作用于盆腔，使病所药物浓度高、生物利用度高、作用强。据研究，中药保留灌肠在吸收速度、显效速度上比口服药物快。因其经下腔静脉进入体循环直接作用于全身，不受女性生理周期、生理结构的限制。药物不经过上消化道，故可避免胃肠道刺激，大部分药物避免肝脏首过效应，可减轻药物对肝脏的损伤。

一、操作前准备

（1）着装整洁，洗手，戴口罩。

（2）检查备齐用物：EP手套、治疗盘、灌肠筒或一次性输液器，水温计，弯盘，纱布，石蜡油或其他润滑油，棉签，止血带，止水夹，输液架，橡胶单，治疗巾，卫生纸，治疗本。

（3）将一剂中药浓煎100ml去渣，温热备用（药液温度以39～41℃为宜）。

（4）嘱患者排空大小便，以减轻腹压及清洁肠道。

二、操作方法

（1）垫橡胶单与治疗巾于臀下，将臀部用小枕垫高10cm，选择适宜体位（左侧或右侧卧位），双膝屈曲，裤脱至膝部，臀部移至床沿，上腿弯曲，下腿伸直微弯。

（2）按静脉输液方法连接好输液器，输液器剪去针头，戴PE手套，末端涂上少量石蜡油，排尽气体，夹管，一手分开肛门，暴露肛门口，嘱患者深呼吸，另一手持灌肠管缓慢地从肛门插入直肠 7～10cm，将药液缓慢滴入。压力要低，液面距肛门不得超过 30cm，操作过程中询问患者对药液滴入的反应。（图 5-2）

（3）药液注入完毕，拔出肛管，用卫生纸在肛门处轻轻按揉，灌完后药物保留 30 分钟以上，尽量抬高臀部卧床休息，以利于药物的吸收。

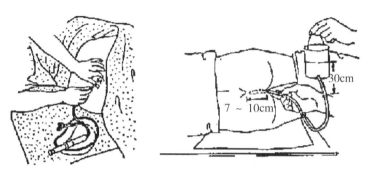

图 5-2　灌肠操作

三、适应证

灌肠疗法适应范围较广泛，多用于妇产科疾病（如盆腔炎性疾病、输卵管性不孕症、异位妊娠、产后小便不通）、慢性前列腺炎、肠道疾病、结核性腹膜炎、胆石症、肝性脑病、高热等症。

盆腔炎性疾病：败酱草 15g，红藤 20g，延胡索 20g，丹参 20g，三棱 20g，蒲公英 15g。

输卵管性不孕症：三棱 20g，莪术 20g，败酱草 20g，红藤 20g，皂角刺 20g，路路通 20g，丹参 20g。

异位妊娠（稳定型及陈旧型）：丹参 20g，赤芍 20g，三棱 20g，莪术 20g，桂枝 12g，香附 15g，红花 10g，败酱草 20g，红藤 20g。

产后小便不通：生大黄 10g，枳实 20g，厚朴 20g。

慢性前列腺炎：黄柏 20g，赤芍 15g，苦参 20g，蛇舌草 20g，败酱草 15g，红藤 20g，土茯苓 15g。

溃疡性结肠炎：白及 10g，马齿苋 10g，地榆炭 20g，蒲黄 12g，乳香 10g，没药 10g，白头翁 10g，苦参 10g，蒲公英 15g。如果溃疡严重者，可加入少量地塞米松。

肠结核：地骨皮 15g，鳖甲（先煎）15g，百部 20g，矮地茶 12g，黄柏 12g，黄芩 20g，怪柳 12g。

大肠癌：白花蛇舌草 15g，薏苡仁（生）15g，龙葵 15g，半枝莲 15g，鸡血藤 15g，天花粉（包煎）30g。

结核性腹膜炎：败酱草 15g，红藤 15g，黄芩 60g，大黄（后下）10g，百部 50g，丹皮 15g，大腹皮 15g，莱菔子 15g，泽泻 15g，栀子 10g。

胆结石：茵陈蒿 12g，黄柏 10g，金钱草 10g，海金沙（包煎）10g，延胡索 12g，川楝子 10g，木香 10g，栀子 10g。

高热：生石膏 50g，知母 20g，黄连 10g，黄芩 10g，金银花 10g，石菖蒲 10g，生地黄 20g，水牛角 20g，栀子 10g。

肝性脑病：水牛角（先煎）20g，茵陈蒿 12g，大黄（后下）10g，黄连 5g，石菖蒲 15g，郁金 10g，通草 10g，滑石 10g，白蔻仁 10g，全蝎 4g。

四、注意事项

（1）先做好患者思想工作，缓解其紧张情绪。

（2）灌肠操作前，应详细评估患者的病情、病变部位，以便掌握插管的深度。

（3）注意保暖，关注治疗过程中患者的反应。

（4）治疗前应先排便，选择较细肛管，插入深度适宜，压力要低，药量不能过多（不超过 200ml）。药液温度要适宜（一般为 39～41℃），不宜过热或者过凉，以免刺激肠黏膜。过凉可使肠蠕动加强，腹痛加剧，过热则易损伤肠道黏膜或使肠管扩张，产生强烈便意，致使药液在肠道内停留时间短、吸收少、效果差。

（5）临床证明中药保留灌肠以晚上临睡前进行效果最佳，灌肠后力争 1～2 小时不排便，药液在肠内保留时间越长，疗效越佳。

五、禁忌证

（1）有下消化道出血者。

（2）妊娠者。

（3）严重的肛裂、肛瘘、肠伤寒患者。肛门、直肠及结肠手术患者。

（4）大便失禁患者。

（5）急腹症、严重心脑疾患者。

（6）患有精神疾病、不合作者。

第四节　拔罐疗法

拔罐疗法，又称"火罐法""吸筒疗法"，俗称"拔罐""拔火罐"，古称"角法"。

操作原理：以罐为工具，利用燃火、抽气或其他方法，排出罐中的空气形成负压后吸附于腧穴或相应体表，使局部充血、瘀血，对腧穴及经络产生刺激，通过通经活络、调畅气机、活血化瘀、祛风散寒、扶正祛邪、消肿止痛等作用，达到防病治病目的。因腧穴和经络均与脏腑相连，故拔罐疗法可以治疗五脏六腑的疾病，也可以通过拔罐后颜色的变化辨别疾病的性质、部位。常用的罐具有传统罐具（玻璃罐、竹罐、陶罐和代用罐）和新型罐具（如电热罐、磁疗罐、红外线罐、紫外线罐、激光罐、离子渗入罐等，但这些罐具因造价高导致治疗费用高，暂未全面普及和推广）（图5-3）。

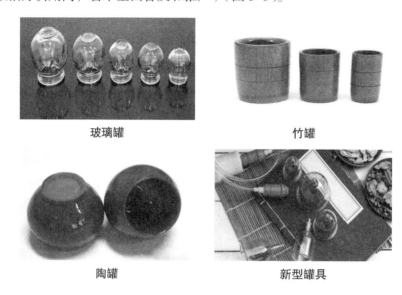

玻璃罐　　　　　　　　　　竹罐

陶罐　　　　　　　　新型罐具

图 5-3　罐具

一、常用的拔罐法及特点

（一）单罐法

适用于病变范围较小的部位及压痛点，根据病变范围选择口径适宜的罐。

（二）多罐法

适用于病变范围较广的疾病，根据病变部位及范围选择罐的数量。

（三）闪罐法

适用于皮肤局部麻木、疼痛性疾病及功能减退性疾病，尤其是不宜留罐患者，以及某些特定部位，如面部。方法：将罐吸拔后，立即取下，反复重复多次，直到皮肤潮红、充血。

（四）留罐法

又称为坐罐法，此法最为常用，一般疾病均适用。方法：将罐吸附于体表后留置施术部位 10 ～ 15 分钟后起罐。

（五）走罐法

又称推罐法，适用于肌肉丰厚、面积较大部位。方法：先在施术部位及罐口涂一层凡士林等润滑剂，再将罐拔住，然后握住罐口，上下或左右往返推动，直至皮肤潮红、充血后拔罐。

（六）针罐法

即留针拔罐法，针刺留针后，以针为中心拔罐，留罐 5～10 分钟，待皮肤红润充血后起罐，拔针。

（七）刺络拔罐法

又称刺血拔罐法，适用于扭伤、乳痈、丹毒、痹证及痤疮等，即先消毒相应部位，用三棱针点刺出血或者皮肤针叩击后，再将罐吸拔于该部位，留罐 10～15 分钟，使该部位出血。注意避开大血管预防大出血。

二、拔罐的吸拔方法

（一）燃烧吸定

用火在罐内燃烧后形成负压，使罐吸附在皮肤上，常用的如下。

1. 闪火法

此法简单安全，不受体位限制，为目前临床最常用的方法，罐口向下，用镊子或止血钳夹住 95% 酒精棉球，在火罐内绕一圈后迅速退出，快速将罐扣在施术部位。

2. 投火法

此法仅适用于侧面部位的治疗。将纸片或酒精棉球点燃后投入罐内后，迅速将罐扣在相应的部位。

3. 滴酒法

适用于各种体位。将 95% 酒精滴入罐内 2～3 滴，沿着罐内下壁至罐底摇匀后点燃，迅速将罐扣在相应部位。

（二）抽气法

此法适用于任何部位。将抽气罐紧扣在相应部位，用抽气装置将罐内的部分空气抽出，使罐吸附于该部位。

三、基本操作方法

（一）术前准备

仔细查看患者，辨证分析，排除禁忌证，确定治疗方案，和患者详细沟通施术过程和注意事项，消除其恐惧心理。根据患者病情体质及施术部位面积的大小选择适宜的罐具，将器具洗净擦干，并将器具药品按顺序摆放待用。如天气寒冷可先进行温罐，温罐只需烘烤罐底部，不能烘烤罐口以免烫伤患者皮肤，温罐时间以罐温和皮温相当即可。根据拔罐部位指导患者摆放合适的体位。

（二）清洁消毒

选择治疗部位后，先用热毛巾洗净患部，再用无菌干纱布擦干，一般不用酒精或碘酒消毒以防烫伤。如毛发多或在毛发附近，应先行剃毛。

（三）施术方法

将选择好的部位显露，顺手执罐按不同方法扣上。排列方法有密排法和疏排法。①密排法：又称强刺激法，罐与罐之间的距离不超过 1 寸，适用于身体强壮伴有头痛症状者。②疏排法：又称弱刺激法，罐与罐之间的距离为 1 ～ 2 寸，适用于肢麻酸软、体衰无力者。

（四）留罐时间及护理

一般留罐时间为 15 ～ 20 分钟，肌肤薄弱者、体弱者、儿童及老年人，留罐时间不宜过长。上罐后应多询问患者感觉，如吸力过大不能耐受，需放入少许空气（方法：左手握罐稍倾斜，右手按压对侧皮肤形成微小空隙，使空气慢慢进入，到一定程度后重新扣好罐），如患者自觉吸着无力，可起罐后重新拔罐。

（五）起罐方法

先用一手握罐，另一手拇指或食指顺手从罐口按压一次，放入气体进入罐内后即能将罐取下。切记不能猛拔罐，以免损伤皮肤。

（六）拔罐疗程

应按病情变化及皮肤颜色决定，急性病治愈为止，慢性病 7 ～ 10 天为 1 个疗程，间隔 3 天或罐斑痕迹消失后可进行下 1 个疗程。同一部位治疗一般需隔天 1 次。

四、适应证

因拔罐疗法操作简单、安全且疗效满意，故被广泛应用，内科、外科、妇科及儿科、皮肤科等均可使用该法。

（一）内科疾病

感冒、发热、中暑；急慢性支气管炎、慢性咽炎、部分支气管扩张、肺炎、支气管哮喘；稳定性高血压、梅尼埃病、动脉硬化、贫血、眩晕、低血压、卒中后遗症、神经衰弱；紧张性头痛、血管性头痛、三叉神经痛、外伤后头痛、神经症；面神经麻痹、面神经炎；痹证；呃逆、呕吐、便秘、急慢性胃炎、胃肠痉挛、消化不良、部分性肠梗阻、肠粘连；尿失禁、尿潴留及无尿症；慢性肝炎等。

（二）外科疾病

痔、疮、脱肛、丹毒、疔疖痈疽、蛇虫咬伤等。

（三）妇科疾病

月经不调、痛经、闭经、带下病、不规则子宫出血、盆腔炎性疾病、产后诸症、更年期综合征、乳腺炎、乳腺结节等。

（四）儿科疾病

发热、哮喘、咳嗽、腹泻、厌食症、消化不良、遗尿等。

（五）皮肤疾病

湿疹、荨麻疹、痤疮、白癜风、带状疱疹等。

（六）骨科及风湿科疾病

退行性骨关节病、腰背病、腰肌劳损、肩周炎、落枕、风湿性关节炎、类风湿性关节炎、软组织损伤等。

（七）五官科疾病

鼻炎、牙龈炎、牙周炎、咽喉炎、扁桃体炎等。

五、注意事项

（1）拔罐治疗常出现的异常情况有皮肤起泡及晕厥，出现时不需惊慌，及时处理即可。

皮肤水泡：拔罐后皮肤出现水泡为正常现象，一般由用时过长、吸力大所致。少许水泡（直径小于 1cm 内散发或每罐少于 3 个）不需处理，数天内机体会自行吸收，若直径大于 1cm、每罐多于 3 个，可以无菌注射针头刺破水泡下缘，抽出渗出液，涂碘酒消毒，必要时可覆盖无菌纱布预防感染。

晕厥：拔罐治疗过程中，有极少数患者会出现休克和晕厥。如患者出现头晕眼花、烦躁不安、恶心、呕吐、面色苍白、冷汗淋漓、四肢厥冷、呼吸急促、脉搏细数等症状，应立即取罐，使患者平卧，予服用温开水及温糖水，稍重者指压人中或十宣，一般可恢复常态，如未恢复，可应用西医休克抢救流程进行抢救。如患者已恢复，仍需平躺静卧 20 分钟以上方可离开治疗室。

（2）拔罐过程中勿改变体位以免罐具脱落，若留针拔罐，需选择大罐及短针。妊娠者及儿童慎用拔罐法。

六、禁忌证

（1）高度敏感肌肤、传染性皮肤病，以及皮肤有肿瘤及溃烂。疝气及活动性肺结核。

（2）血小板减少性紫癜、血友病及白血病等血液性疾病。

（3）接触性传染病、严重急性病、严重糖尿病、严重的心脏病及心力衰竭。

（4）心尖区体表大动脉搏动处及静脉曲张处。中重度水肿部位。

（5）精神分裂症、癫痫、抽搐、高度神经质及不合作患者。

（6）五官口窍部。

（7）有心脏起搏器等金属物品，禁用电罐及磁罐。

第五节　热　熨　疗　法

热熨疗法是将加热的药物装进布袋或其他物体，在患者身体的局部或穴位来回移动或反复旋转按摩，借助药理和热力作用透入经络和血脉，使气血流畅，从而达到温经散寒、通经活络、调畅气机、消肿镇痛、调整脏腑阴阳等作用的外治法。该法历史悠久，早在葛洪《肘后备急方》治疗毒肿急痛就有记载，以"柳白皮酒煮，令热，熨上，痛止"。

热熨疗法（图5-4）操作简便、节时省力、安全实用、适应证广、副作用小，患者自我感觉舒服，易于接受，且对某些疾病有独特的疗法，常用的热熨法有中药熨疗法、水熨疗法、盐熨疗法、葱熨疗法、姜熨疗法、醋椒熨法、坎离砂热熨法等。

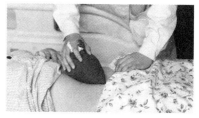

图5-4　热熨疗法

一、基本操作方法

（一）中药熨疗法

首先根据病情的具体情况进行辨证论治，选择适当的中药，将所有中药拌匀混合，装入棉布袋，将布袋口扎紧，然后将药熨包放在锅内隔水蒸至滚热，待中药气味散发时取出待用。让患者充分暴露药熨部位，先在患处涂一层凡士林，将药袋放在相应部位用力来回推熨，开始操作时用力需轻，速度稍快，随着药物温度的下降，力量可逐步增大，同时减慢速度，药物温度过低时，需更换药袋或停止治疗。治疗过程中需注意用力均匀，仔细观察局部皮肤，防止烫伤或者擦伤。在药物的选择上，可根据不同病症选择药物，如软组织损伤，可选择红花、丹参、当归、川芎为主药；骨关节炎，可选择透骨草、伸筋草、桂枝、草乌、三棱、莪术、蜈蚣等，也可选择菟丝子、紫苏子、莱菔子、白芥子、吴茱萸；痛经，可选择附片、干姜、桂枝、吴茱萸、延胡索、香附、小茴香、艾叶、红花、当归、赤芍等药物；产后子宫复旧不全、宫寒、风寒痹痛，可选择当归、艾叶为主药；产后尿潴留，可选择生半夏、大蒜为主药热熨神阙及关元穴；男性阳痿，可选择肉桂、大葱白热熨关元、中极穴；慢性前列腺炎，可选择石菖蒲、艾叶为主药；小儿哮喘，可选择苍术、麻黄为主药热熨涌泉及肺俞穴；小儿食积厌食，可选择苍术、枳壳、神曲、鸡内金为主药热熨中脘穴；吐泻腹痛、疝痛瘕痕，可选择吴茱萸为主药；头昏眩晕、风疹瘙痒、胁痛腹胀，可选择野菊花为主药；气管炎、哮喘，可选择蚯蚓、鲜荆芥、鲜曼陀罗花为主药。

（二）水熨疗法

此法最为简单，即用热水袋或玻璃瓶盛热水，外裹毛巾，以适宜的热度熨患处。适用于一般的胃病、腹痛、腰痛及疲劳不适等。

（三）盐熨疗法

将适量粗盐放置锅内炒热后立即装入棉布袋，将袋口扎紧，放于患处。操作方法同中药熨疗法。该法可以缓解痉挛，如抽筋、坐骨神经痛及女性痛经等，也可治疗腹痛、胃痛及吐泻等。

（四）葱熨疗法

将适量小香葱洗净后切成小段，置锅内炒热，然后用棉布将其包裹成方正或圆柱状葱包，热度以皮肤耐受度为准。操作方法同中药熨疗法。冷却后可继续炒热热熨，重复操作2～3次。此法适用于各种风寒痛证及气滞血瘀所致痛证。

（五）姜熨疗法

将适量鲜生姜洗净捣烂，挤出姜汁，用碗装好；再把姜渣炒熟，用布裹成方正或圆柱状姜包，热度以皮肤耐受度为准。操作方法同中药熨疗法。如果姜凉后，可在姜渣中加些姜汁，炒热再熨。此法最适于胸膈胀满、风湿性腰腿痛、软组织挫伤等。

（六）醋椒熨法

备花椒250g、陈醋100g，将花椒放铁锅内爆炒，然后放醋炒匀，装布袋内热熨患处。操作方法同中药熨疗法。此法适用于女性痛经、老人卧睡抽筋、腹中气结等。

（七）坎离砂热熨法

将坎离砂倒入盆中，用食醋调拌后使其潮湿即可，然后将其装入布袋中（根据治疗部位装入大小相应的布袋），将袋口扎紧，用浴巾包裹好后用温度计测量，当坎离砂温度升高到50～60℃时，即放至治疗部位。操作方法同中药熨疗法。

二、适应证

热熨疗法适应范围广泛，一般用于感冒、咳嗽、腰膝酸软、筋骨酸痛、肩周炎、胃脘疼痛、呕吐、腹泻、胁肋痛、痛经、月经不调、产后腰腿痛、小便不畅、慢性膀胱炎等。

三、注意事项

（1）操作前向患者做好解释工作，嘱患者排空大小便，放松紧张情绪。

（2）根据病情需要，选择舒适的治疗体位，治疗头面部、颈部、肩部，采取端坐位。

治疗胸腹部，采取仰卧位。治疗颈部、背部、腰部及臀部，采取俯卧位。

（3）治疗过程中，需要做到时常检查及询问。即时常检查熨物的温度是否适宜，热熨包是否有破漏，患者的皮肤是否有烫伤及擦伤；时常询问患者治疗温度能否耐受，是否有头晕、头痛、心慌、心急及呼吸困难等不适，如出现不良反应，需停止治疗。

（4）热熨中要注意保持熨包的温度，变凉后需及时加热或更换。一般温度保持在50～60℃，不宜超过70℃，年老者、婴幼儿、孕妇及不能耐受热度者不宜超过50℃。对高血压、心脏病患者，需逐渐加温，避免剧热导致病情恶化。

（5）因此法为温中法，治疗各种寒证，故各种原因所致的实热证均属于禁忌证。热熨时，尤其要防止局部烫伤。开始时熨器热度过高，应采用起伏放置式熨烙，或者加厚垫布。

（6）热熨后，患者可在室内散步，但暂时不得外出，要注意避风，防止着凉。

四、禁忌证

（1）高热、神昏、谵语、精神分裂症者禁用；热性疾病、出血性疾病（如血小板减少性紫癜、过敏性血小板减少性紫癜、月经过多、崩漏等）患者禁用；皮肤破损处、大血管处、局部感觉丧失处、一切炎症部位、腹部有性质不明包块等部位禁用。

（2）禁用于癌变肿瘤、皮肤溃烂处、急性出血性疾病。

（3）禁用于孕妇的腹部及腰骶部。

第六节　药　摩　法

药摩法即药物按摩疗法，是在药物外治疗法和按摩疗法的基础上发展而成的，是根据患者病情将药物制成适宜的剂型，如酒剂、油剂、膏剂、散剂等，涂抹于体表治疗部位或手术者手心、按摩工具上后，再对治疗部位施行按摩、推揉、擦熨的一种外治疗法。本法可促进药物吸收，有疏通经络、调和气血、解毒化瘀、扶正祛邪的作用，从而调整经络脏腑气血，达到防治疾病的目的。药摩法与中医内治及其他外治疗法一样，有着悠久的历史和丰富的内容，同时具有使用方便、显效迅速、适应证广、毒副作用少等特点。

一、基本操作方法

药摩即药物和治疗手法的综合治疗作用，其作用主要取决于3个方面：手法作用的性质和量，药物的组成功效和透皮吸收，被刺激部位或穴位的特异性。吴尚先在《理瀹骈文》中指出"外治之理即内治之理，外治之药即内治之药"，故对于药摩的药物选择仍是在依据理法方药进行选择。药摩手法，狭义理解是诸多按摩手法的一种，即摩法，广义理解还包括按法、擦法、抹法、揉法、熨法、推法等。

（一）选择药摩剂型

药摩剂型有软膏剂、丸剂、酒剂、水擦剂、糊剂等。临床上应根据其病性、病位的不同，选择不同的制剂。软膏剂一般均匀、细腻、软滑、稠度适宜，易涂布，有吸水性，药物的释放及穿透性比较好，性质稳定，涂在皮肤上不熔化，润滑无刺激。糊剂因含有多量的粉末成分，故可吸收脓性分泌物，不妨碍皮肤的正常排泄，一般用于皮肤疾病。散剂，散也，主要用于需要通过发散等治法来治疗的疾病，如外感风寒、风热、血瘀证等，散剂对黏膜或创面有覆盖、保护、收敛、吸湿、止痒、抑菌、消炎等作用，故又可用于黏膜及肌肤损伤。酒剂具有祛风活血、止血散瘀的功效。

（二）选择药摩的部位

临床上选择药摩部位一般有3种方法。①按经穴部位选择：如偏头痛选太阳穴；气管炎正面选璇玑穴、华盖穴；背面选风门、肺俞、膏肓等穴；胃痛选中脘、足三里；小腹痛选气海、神阙；肝区疼痛选右侧期门、章门等；脾区疼痛选左侧期门、章门；肩关节痛用肩井；膝关节痛选阴陵泉、足三里等；坐骨神经痛选环跳、合阳、承筋、昆仑等穴。②按患处部位选择：如跌打损伤、金创、肌肉游走疼痛、冻疮，患各种皮肤病等，患在何处即选何处。③按解剖部位选择：如慢性支气管炎，选气管区；胃痛，选胃部区；下腹痛，选脐区；肾病，选背部双侧肾区；腰痛，选择腰区等。

二、适应证

药摩法因其对于药物的选择性较广，治疗的部位不局限，故不仅可以治疗诸多外科疾病，而且对内科、妇科、儿科等有着肯定的效果。

三、注意事项

（1）需根据辨证论治来选择药物及处方，辨清寒热虚实，疾病所在的位置，抓住疾病的本质，才能达到治疗的预期效果。

（2）注意药膏的温度及治疗次数，药摩疗法要求基质有一定的温度，有利于药物的吸收，避免烫伤。《理瀹骈文》中指出"向火以手摩""火灸以摩身体""向火摩三百遍、汗出即愈"等。因时、因人、因地制宜，如治疗后避免受风，避免力度过大诱发软组织疾病等。

第七节 天 灸

天灸是指将具有刺激性的药物涂敷于穴位或患处，使局部充血潮红，敷后皮肤起疱而达到防治疾病目的的一种中医外治法，又称为发疱灸、药物灸、自灸、冷灸等，属非火热性灸法的一种。它通过穴位或局部的刺激、发疱药物的药理作用等激发神经–体液–内分泌或经络－脏腑系统，从而调理脏腑、行气活血、调和阴阳，达到治疗疾病的目的。

天灸是从贴敷疗法中逐渐分离出来的治疗方法，天灸与贴敷疗法的不同在于贴敷疗法是药物通过皮肤吸收而产生影响全身的作用,药物的选择和配方是影响疗效的主要因素；天灸是利用药物对皮肤的刺激作用，激发经络和腧穴，从而影响全身的治疗方法，因此，天灸疗法更注重对皮肤有刺激性药物的选择，能够使皮肤充血发疱，是治疗的关键。

通常使用的药物：白芥子、甘遂、细辛、麝香、吴茱萸、大蒜、生姜、葱白、斑蝥、巴豆、半夏、天南星、乌头、毛茛、蓖麻子、花椒、威灵仙、旱莲草、石龙芮、苍耳草、石蒜等。

使用的溶剂：醋、酒、水、蜜等。

一、基本操作方法

将药物饮片打磨成粉备用，或者将新鲜的药物捣碎，调和溶剂，制成丸、饼、膏等，贴敷于特定的腧穴（部位），以纱布或胶布覆盖，贴敷 3 ～ 6 小时，局部发热、发痒或稍有发疱即可取下。

二、适应证

天灸疗法通过刺激穴位以疏通经络、调理气血，从而达到治病的目的，其作用和临床适应范围相当广泛，其功能和作用归纳如下：

1. 通络止痛

天灸药物贴敷于穴位，通过对局部刺激而引起发疱，从而激发经络之气，通络止痛。临床可用于治疗经络痹阻引起的病症，如头痛、面瘫、各种疼痛等。常用的药物为川乌、草乌、细辛、全蝎、川椒、生南星、半夏、葱等。

2. 温经宣痹

选用辛温大热的发疱药物贴敷于穴位，通过药物对局部的温通和刺激作用，温通经络、祛风除湿、散寒除痹，临床可用于治疗寒凝血滞、经脉痹阻引起的各种病症，如风寒湿痹、手足麻木等。常用的药物为斑蝥、麝香、白芥子、细辛、草乌、乳香、没药、威灵仙、旱莲草等。

3. 化瘀散结

天灸疗法的温热刺激，使穴位及患处灼热发疱，可使气机通畅、营卫调和，从而起到行气活血、化瘀散结的作用。临床上多用于肿块、瘿瘤、积聚及癌症等疾病。常用药物为石蒜、蟾酥、白芥子、细辛、石菖蒲、巴豆、冰片、雄黄等。

4. 泄热解毒

天灸疗法采用刺激性的药物，攻毒泄热、腐蚀恶疮，临床上对各种疮疡初起、恶疮肿毒、肠痈、痛疽等均有泄热解毒的作用。常用药物为大黄、五倍子、雄黄、斑蝥、大蒜等。

5. 利水消肿

借助天灸温热刺激、激发三焦的气化功能，促进气机通畅，使小便通利，达到利水消肿的目的。临床上用于治疗心、肝、肾等疾病引起的水肿、腹水、黄疸及癃闭等证。常用药物为蝼蛄、甘遂、细辛、巴豆、葱白等。

6. 和胃健脾

通过药物发疱产生对皮肤的温热刺激，温散寒邪，增强脾胃的运化能力，起到健脾和胃的作用，常用于治疗寒湿腹痛、虚寒胃痛、泄泻、呕吐、痛经、疝气等病症。常用药物为吴茱萸、肉桂、半夏、生南星、川椒、生姜等。

7. 平肝降逆

用天灸药物贴敷于涌泉穴，可以滋肾水、平肝潜阳、降逆气、引火下行。临床常用于眩晕、吐血等肝经气乱的病症。常用药物为吴茱萸、田螺、胡椒、生姜、枯矾、半夏等。

8. 清热降火

天灸疗法上病下取，通过对下部的发疱刺激，引火下行，清热通窍。用于治疗牙痛、目赤肿痛、鼻炎等病症。常用药物为吴茱萸，常贴敷涌泉穴。

9. 宣肺平喘

利用辛温平喘等药物，通过刺激与呼吸有关的肺、脾、肾经穴位，温通经气，从而达到宣肺平喘、降气化痰的目的。临床常用于治疗支气管哮喘、慢性支气管炎、过敏性鼻炎等。常用药物为白芥子、细辛、白芷、紫苏子、葱白、生姜、甘遂、延胡索、洋金花等。

10. 祛风止痒

天灸药物通过对穴位及局部的发泡刺激，促进病变部位的气血运行，营卫调和，从而达到祛风止痒的目的。临床上可用于治疗顽癣、疥疮、皮肤瘙痒等病症。

三、注意事项

（一）做好贴敷前的宣教工作，取得患者合作

天灸疗法是创伤性治疗，需要使用药物刺激皮肤发红或发泡才能达到治疗的目的，因此需要向患者讲明治疗的特点及作用，讲明治疗后的调护，从而消除患者的恐惧心理，积极与医生配合，达到良好的治疗效果。

（二）仔细询问患者的病史及体质

因天灸的药物大多毒性较大，首先需要排除不能耐受天灸治疗的疾病，如严重的糖尿病、心脏病、肾病、药物过敏、瘢痕体质等，均不适合贴敷。孕妇禁用天灸疗法。年老体弱患者，天灸的时间不宜过长，发泡不宜太大。

（三）对症选穴，药量准确

因天灸对不同穴位的刺激，其产生的效用不一致，故选穴宜精准。毒性较小的药物用量宜小，毒性较大的药物用量宜大；贴敷的范围不宜太广，刺激面太大，恢复的时间相对较长，增加患者痛苦。

（四）灵活掌握天灸时间，减少患者痛苦

常规天灸时间是 3～6 小时，因不同体质对药物的敏感性不一样，故天灸的时间应灵活掌握。贴敷天灸药物后密切关注反应，一般以出现明显的烧灼感、皮肤发红、微微起泡为度。若起泡明显、恢复缓慢则延长到下一次贴敷的时间，若刺激量小、恢复快则可以增加贴敷药量及次数，适当延长贴敷时间。

（五）注意消毒，避免感染

天灸后的反应及处理：

1. 瘙痒

天灸后常见的反应为局部皮肤发红、同时可伴有灼热或刺、麻、痒等感觉，一般无需特殊处理，切勿搔抓，持续 4～5 天可痊愈，较严重难以耐受者，可疑涂地奈德乳膏。若瘙痒难以忍受，可以停止天灸治疗。

2. 疼痛

天灸后常在其范围内出现烧灼样的疼痛，儿童及妇女反应较明显，男性及老年性反应较迟钝，大部分患者的疼痛感在可以耐受的范围之内，个别无法忍受者及时停止治疗，可以服用止痛药物，或者外涂湿润烧伤膏、鞣酸软膏、芦荟膏等滋润的药物。

3. 发泡

天灸后大部分患者会起泡，这也是天灸疗法追求的治疗效果。少许点状水泡不需要做任何处理，注意透气、避免感染、搔抓即可；较大水泡可以在水泡的下缘点刺，排出液体，外涂湿润烧伤膏、鞣酸软膏、芦荟膏等滋润的药物，注意透气；超敏体质，产生的水泡较大，则除了针刺放水外，外涂湿润烧伤膏，纱布外敷避免感染。

4. 瘢痕

绝大部分患者天灸部位会结痂，脱落后一般不留瘢痕，但可能有局部色素沉着，较长时间后可自行消退。个别瘢痕体质形成瘢痕后较难消退，故需在治疗前询问其体质，告知其可能出现的情况，避免后续纠纷，或不予天灸治疗。

第八节　熏　洗　法

熏洗法是将药物煎煮后先用蒸汽熏疗，再用药液淋洗，浸浴全身或局部患处，以治疗

疾病的方法。通常使用浴盆、桶、带孔板凳、冲洗器等，根据不同疾病熏洗的部位不同，所用的器具也不同，大多简便、易取、实用。熏洗法以非口服的方法治疗疾病，可以避免口感及喂养等问题而降低依从性；患病部位直接用药，使药物直达病所，既可以避免肝肠循环降低药效，又可以降低肝毒性反应。

一、基本操作方法

（一）全身熏洗法

将药物煎取汤液倾入浴盆内，先在盆内放一小木凳，高出液面3寸左右，令患者坐在小木凳上，用布单或毯子从上面盖住，仅露出头面在外，不使热气外泄；待药液不烫人时，取出小木凳，患者浸于药液内，进行全身沐浴，以汗出为度。全身熏洗法主要用于外感疾病、全身性皮肤病等疾患。

（二）局部熏洗法

是用药物先熏蒸患病局部，然后洗浴的方法。

头面熏洗法：先将药液倒入脸盆中，俯首与脸盆保持一定距离，以蒸汽能熏到脸上，热度能耐受为度，熏至药液温度降至适宜时再进行洗浴。

目浴法：将药物倒入两支约合眼眶大小的杯子中，然后双眼或者患眼置于杯口进行熏蒸，用厚纸卷成筒状，罩住患眼及杯子，以防止蒸汽散失；待药液温度降至适宜时即用消毒纱布吸取药液进行淋洗，每天2～3次，每次20分钟。

手足四肢熏洗法：先将药液倒入盆内，占盆深度的1/2～3/4，盆内放置木凳或者盆上横以木条作为支架，将患病肢体置于支架上，盖上浴巾，待液体降至适宜温度时进行洗浴。目前市面上较多见足浴盆，可在洗浴时对药液进行加热，可以延长治疗时间，但治疗仍以汗出为度。

坐浴法：先将药液倒入盆内，盆上放置带孔板凳或者木架并高出液面，患者坐于板凳或木架上，周围围浴巾，熏蒸至药液降至适宜温度，再坐于盆中进行浸洗，若分泌物较多，应先用药液将患处淋洗后再进行浸洗。这种方法主要用于肛门及会阴部疾病。

塌渍法：将药液煎好后置于搪瓷盆中，于盆上放置带孔横木架，将患肢放在横木架上，覆盖浴巾进行熏蒸，待药液不烫时用纱布或毛巾擦洗患处，药凉后可换药反复熏洗。现在发明的熏蒸床、熏蒸桶等既方便使用，又有加热控温系统，让熏洗疗法变得简单、使用、有效。

二、适应证

熏洗疗法因其简单实用，故从古至今便用于治疗多种疾病，如感冒、头痛、阴道炎、外阴白斑、风湿、类风湿、肢体疼痛、瘙痒、湿疹、荨麻疹、银屑病、干眼症、角膜炎等。

三、注意事项

（1）避免烫伤，尤其是老人对温度的敏感性下降，容易烫伤，小孩好动，熏蒸的时候容易掉入高温的药液中。

（2）治疗时注意保暖，避风寒。熏洗完毕，将局部擦干。

（3）有些熏蒸需要延长时间，建议采用可以连续加热的熏洗仪器，或可将加热的鹅卵石、烧红的秤砣放入盆中，延长治疗时间。

（4）治疗时间不宜过长，一般一次治疗 20 ～ 30 分钟即可，若熏洗的时间过长，出汗过多，容易损耗正气，导致虚脱。

（5）熏洗分泌物较多的部位，建议先清理分泌物或者脓疡后再进行熏蒸，使用过的药液不能重复使用。

（6）夏季药液储存时间不宜过长，以免变质，尽量使用新鲜药液。

第九节 药 浴 法

中药药浴法是在中医理论指导下，根据辨证论治的原则遣方用药，将中药煎汤洗浴全身或局部以治疗疾病的方法。它可以使药物直接作用于皮肤病变部位，通过皮肤、腧穴、孔窍等局部直接吸收，内达脏腑，由表及里，达到疏通经络、调和气血、解毒化瘀、扶正祛邪的作用。根据部位不同，可分为全身浴和局部浴，局部浴又包括坐浴、手足浴、头面浴、目浴。根据不同的沐浴方式，可选择浴盆、水缸、木桶、面盆、小喷壶和洗眼杯等器具。

一、操作方法

（一）全身浴

将所选药物煎汤去渣取汁，把药液倒入清洁消毒的浴盆中，加入热水，把水调到适当的温度，进行全身沐浴。（图 5-5）

（二）局部浴

1. 头面浴

将中药浴液倒入脸盆中，待浴液温度适宜，进行沐发、洗头、洗面。

2. 目浴

将煎剂滤清后淋洗患眼，洗眼时可用消毒纱布或棉球渍水，不断淋洗眼部，亦可用消毒眼杯盛药液半杯，先俯

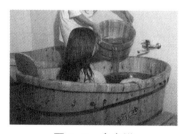

图 5-5 全身浴

首，使眼杯与眼窝缘紧紧靠贴，然后仰首，并频频瞬目，进行目浴，每天 2 ～ 3 次，每次

20 分钟。

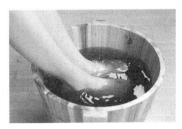

图 5-6　手足浴

3. 手足浴

将所选药物煎汤倒入盆内，把患足、患手浸入药汤中浸洗。（图 5-6）

4. 坐浴

将所选药物煎汤取汁置于浴盆中，待温度适宜，坐浴浸于盆中泡洗。（图 5-7）

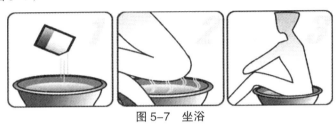

图 5-7　坐浴

二、适应证

（1）女性生殖器官炎症、生殖器官肿瘤、妇科内分泌疾病、不孕症、子宫内膜异位症、泌尿生殖系统损伤等妇科疾病。

（2）小儿发热、婴幼儿腹泻、小儿脑瘫、小儿表厥症等儿科疾病。

三、注意事项

（1）药浴前先测水温，避免烫伤。

（2）饥饿、过度疲劳、饱食之后不宜入浴，药浴前、中、后应适当补充水分。

（3）药浴过程中出现头晕、心跳加快、恶心、全身酸软无力等症状，立即停止药浴，卧床休息。

（4）儿童、老人和病情较重的患者，沐浴时要有人护理，避免烫伤、受冷、溺水、虚脱等。

（5）起浴后皮肤表面发红，并持续 30 ～ 60 分钟的发汗均属正常，但注意不可蓄意吹风，以免受寒。

（6）有开放性创口，感染性病灶，内脏出血，中度以上高血压及低血压病史，重症心脏病，哮喘，有药浴过敏史者禁用。

（7）孕妇及经期者禁用。

第十节　芳香疗法

芳香疗法从广义上来说，是指用芳香药物来预防和治疗疾病的方法，包括内服和外用；

狭义上是指应用芳香药物通过嗅觉器官或皮肤吸收而起到预防和治疗疾病作用的方法，属于外治法。具有燥湿避秽、理气解郁、开窍醒神、提升正气的功效，亦能驱虫防疫、调节身心，在疾病外治中应用广泛。

现代研究证明，芳香中药中含挥发油，有刺激神经、扩张血管、刺激胃液分泌、镇静催眠等多种作用，同时，这些芳香类药物都含有挥发成分，具有一定的杀菌或抑菌作用，人们经常嗅闻这些香气，不仅精神舒畅，而且可增强抗病能力，对某些传染病也起到了特别的预防效果。

近年来，芳香疗法在中国越来越受重视，其用法越来越广泛，其特征按给药途径不同有如下两种。①芳香中药经窍外治疗法：本法将不同的芳香疗法制剂，根据中医辨证施治原理，以不同方式经人体五官九窍施用。较常用的有烟熏、点眼、嗜鼻、塞耳、噙化、坐药等不同用法。现代临床常用气雾剂，尤其是吸入气雾剂，使药物通过气雾装置以微粒状吸入呼吸道，从而发挥疗效。该剂型潜力很大，必将在未来临床上发挥更大的作用。②芳香药物贴敷疗法：是指以芳香药物制品，如膏药、药粉、药糊等贴敷患部、穴位或特定部位，以治疗疾病的一类治疗方法。较常用的有薄贴法、敷贴法、穴敷法，使药力不但能直达病所发挥作用，还可使药性透皮吸收传入体内，用于治疗局部或全身疾患。该剂型应用很广，发展迅速，在继承的基础上不断创新。与此同时，科研人员还不断探索穴位敷贴的治病机制，使之更加完善。

综上所述，芳香疗法的应用十分广泛，足以弥补内服汤药、针灸的不足。随着中医药事业的不断发展，有更多的人致力于芳香疗法的继承和发展，并逐渐与现代科技相结合，研制出许多新型产品。

一、操作方法

芳香疗法分为香配法、香冠法、香枕法、香兜法、香熏法、香敷法、香浴法、香熨法、嗜鼻法、芳香熏蒸法、超声雾化芳香吸入法等方法，具体操作如下。

（一）香配法

将芳香药末装入特制布袋中佩挂于胸前，借药味挥发以防治疾病。（图 5-8）

（二）香冠法

将芳香药物制成药帽，戴在头上以防治疾病。（图 5-9）

（三）香枕法

将芳香药物置于枕芯之内，或浸在枕套之中，令人在睡卧时防治疾病。（图 5-10）

药枕分厚型、薄型两种。厚型枕与普通枕一样大小，可直接用作睡枕；薄型枕的厚度为普通睡枕的1/3，置于普通枕上面睡时枕用。制作厚型药枕时，一般将根茎类块状药材铺垫在一层薄棉垫上，依次将枝叶类药材充填其中，花香类药材覆盖其上，矿物或树脂类药材置于两侧；将药材摊平整后，再覆以一层薄棉花缝制成形，以保持药枕柔软而富有一定的弹性。薄型枕垫一般将所选用的药材制成粗末，然后混合并均匀铺撒在薄棉垫上，再覆盖相同材质的薄棉垫，缝制成型。也可数层棉布缝制药囊，药材灌入后缝制成型。缝制药枕，一般不宜用质地过于致密或过厚的纺织品、化纤布、宜用较薄的棉布和绢等材料缝制。通常在睡眠时取出使用，起床后在药枕外套个塑料袋存放，以防药性和气味走失。每次使用药枕时注意应不少于 6 小时。冬季使用时，可于药枕下置一热水袋，有助药气的升发。一般药枕可用 1 ～ 3 个月，应按规定时间重新更换药物。平时应保持药枕干燥清洁，不宜暴晒。若药材气味走散，应及时更换。

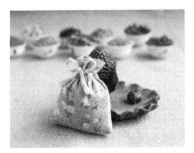

图 5-8　香配法

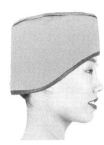

图 5-9　香冠法

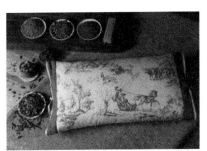

图 5-10　香枕法

（四）香兜法

将芳香药物研末，用棉花包裹，装入布囊缝好，兜于腹部。（图 5-11）

（五）香熏法

用一些芳香气味且容易燃烧的药物制成烟熏剂，用时点燃，熏其患部或居室防治疾病。（图 5-12）

（六）香敷法

将芳香药物研为细末，并与各种不同的液体调制成糊状制剂，敷贴于一定的穴位或患部，使药效通过皮肤经络而产生效应。常用的有药糊、药膏、药油等剂型。药糊剂，又称为"糊剂"。即将新鲜药物捣烂成糊状，或用酒、醋、清茶、鲜药汁等调和配制好的药末敷贴于治疗部位。药糊剂多采用现敷现调的方法配制，以保持其药性和药效。药膏剂，习惯上又称为"软膏"。通常以植物油、蜂蜜、凡士林等为基质，掺入研成极细末的药粉搅匀，配制成半固体状的软膏备用。近年来对敷贴剂型进行了改革，出现了使用方便、不污染衣服、便于保存和携带的袋装膏贴剂。配制膏药时，先将配方药物碾碎，浸于植物油中（主要用麻油）熬炼去渣，加入铅丹（四氧化三铅）或密陀僧（一氧化铅），制成老嫩合度的膏药肉。膏药肉熬成后宜于水缸中浸泡数天，再置于地窖阴暗处，以去火毒，然后加热烊化摊于膏药皮纸或膏药布上备用。对具有挥发性或不耐高温的药物，如麝香、没药、樟脑、冰片、丁香、肉桂等，应先研成细末，待膏药在小锅中烊化时加入，搅拌均匀，再摊膏药。贵重的芳香开窍药物，或按特殊需要增加的药物，临贴时可掺入膏药。（图5-13）

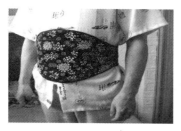

图 5-11 香兜法

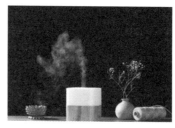

图 5-12 香熏法

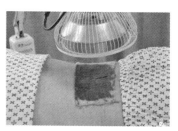

图 5-13 香敷法

（七）香浴法

用芳香药物浸泡洗浴，或用芳香药物煎煮之热气熏蒸。可分为全身浸浴法、局部浸浴法。药浴剂的配制，也应根据辨病、辨证相结合的原则选方用药。配制药材的加工，一般采用煎煮法，将煎取药液倒入容器，待其降温至治疗温度后进行浸浴或冲洗。

全身浸浴法：将药浴剂煎煮去渣后，倾入浴缸、浴盆等容器中。亦可用现成配制好的药浴粉剂掺入热水中，搅匀后浸浴。洗浴水温可根据患者病情和体质调整，一般可掌握在35～45℃，每次10～20分钟，每天1～2次。

局部浸浴法：可分为四肢浸浴法、坐浴法、洗眼法、灌耳法等，主要适用于体表局部病变的治疗。根据治疗需要，可将配制好的药浴液倾入盆内或洗眼杯等器具中，待其水温合适，即可浸洗患处。

（八）香熨法

将芳香药物炒热后，用布包裹熨摩人体肌表某一部位，并时加移动（图5-14），以收祛风、散寒、止痛、活络之功。药熨毕竟是一种外治方法，需要通过皮肤的吸收而产生治疗效应，因此熨剂大多选用气味辛香雄烈之味为组方，以温通血脉、散寒祛湿、行气活血、舒筋消肿等药物作为熨剂的主体。如果病情属热证、实证，也可酌取辛凉散瘀、清泄热毒之品组合为方。但是，无论是温热熨剂抑或寒凉熨剂，均应适当配伍一些辛散芳香、有助于药力渗透的载体药，诸如细辛、川芎、沉香、薄荷油、麝香、冰片等。常用熨剂主要有药袋、药饼、药膏3种剂型。

药袋是将配制好的药物打碎或制成粗末，装入事先缝制好的药袋中，将袋口系紧备用。药袋应备置大小数种规格以便根据熨的部位和范围择用。

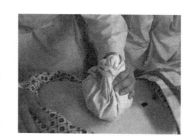

图 5-14 香熨法

药饼是将药物研为细末，然后根据治疗需要选用面糊、酒、醋等辅料调制成大小厚薄不等的药饼。

药膏是把药物研成极细末，加入饴糖、黄蜡等赋形剂，调摊在桑皮纸或布上备用。

（九）嗜鼻法

将药物研成粉末吹入患者的鼻腔，或由患者闻吸香气，以达到芳香开窍之功。（图5-15）

（十）芳香熏蒸法

将芳香药物煎剂煮沸后，通过熏蒸体表或局部病灶、口鼻吸入等方式以防治疾病。（图5-16）

（十一）超声雾化芳香吸入法

现代临床多采用超声波雾化器进行药物雾化和吸入治疗。即将配制的药物煎取液或口服剂等添加至雾化器中，患者佩戴吸入口罩，调整吸入流量后进行吸入治疗。

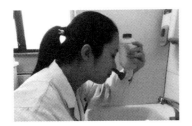 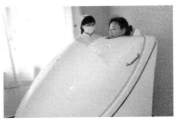 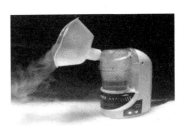

图5-15　嗜鼻法　　　　　　图5-16　芳香熏蒸法　　　　图5-17　超声雾化芳香吸入法

二、适应证

（一）妇科疾病

痛经、闭经、崩漏、带下病、阴痒症、宫颈糜烂、慢性盆腔炎、不孕症、妊娠恶阻、妊娠小便不通、产后恶露不净、产后遗尿、产后腹痛、乳腺增生、乳头皲裂、围绝经期综合征。

（二）儿科疾病

小儿感冒、发热、肺炎、哮喘、慢性支气管炎等肺系疾病；夏季热；小儿流涎、厌食症、呕吐、腹痛、泄泻、疳积、肠梗阻及肠麻痹等脾胃系统疾病；遗尿、疝气、肾病综合征等肾系疾病；惊风、夜啼等心系疾病；麻疹、水痘、婴儿湿疹、流行性腮腺炎等皮肤病。

三、注意事项

（1）某些芳香类药物有明显的收缩血管等作用，因此孕妇、高血压患者、青光眼患者慎用。

（2）某些芳香类药物对中枢神经有强烈的兴奋或抑制作用，一定要注意控制用量，且癫痫、哮喘等病的患者禁止或限制使用。

（3）某些芳香类药物有发汗作用，体虚多汗者慎用。

（4）活动性肺结核患者慎用。

（5）请在医师和专门从事芳香疗法的专家的指导下使用。

第十一节 外 敷 法

中药外敷法是以传统中医理论为根本，整体辨证与局部辨证相结合，选取不同的药品，做成膏、丹、丸、散、糊、锭等剂型，敷于体表相应的部位或穴位上，通过皮肤对药物渗透吸收或药物对皮肤、穴位产生刺激，来调节人体气血津液、经络脏腑等功能，达到防病治病目的的一种方法，具有舒筋活络、祛瘀生新、消肿止痛、清热解毒、拔毒等功效。现代研究认为，皮肤具有吸收作用，药物能透过表皮角质层进入活性表皮，扩散至真皮被毛细血管吸收进入体循环。中药外敷简、便、廉、验，有效避免了药物内服带来的胃肠道不适及药物内服的毒副反应，广泛应用于临床。对局部症状突出、外症明显的病症，中药外敷尤捷于内服。

外敷法主要分为敷贴法、薄贴法、发泡法三大类。敷贴法，是将药物研为细末，并与各种不同的液体调制成糊状制剂，敷贴于一定的穴位或患部，以治疗疾病的方法。薄贴法，清代《医学源流论·膏药论》中云："今所用之膏药，古人谓之薄贴。"薄贴法就是用膏药外贴穴位或患部以治疗疾病的方法。薄贴即膏药之古称。发泡法，灸法的一种，又称天灸、自灸、冷灸、无热灸。系利用某些对皮肤有刺激作用的药物外敷于穴位，以起到类似艾灸法的效果。

中药外敷法通过药物的直接作用和间接作用达到防病治病的目的。直接作用就是通过药物本身的作用，药物通过皮肤渗透和吸收进入体内随血液的运行到达病所发挥药理功效，而防病治病。间接作用就是要通过不断地刺激服药部位的皮肤或穴位来调节机体的神经体液、组织器官等的功能，而防病治病。

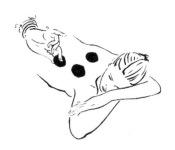

一、操作方法

（一）准备器具

治疗盘、治疗碗内盛调制好的药物、油膏刀、棉垫或纱布块、棉纸、胶布、绷带。调制新鲜中草药需准备切刀、切板，如调制中药末需要备好清水、茶水、醋、蜜、麻油饴糖等赋形剂。

（二）具体操作

1.敷贴法（图 5-18）

根据具体病情选用药物，并将所用药物研细，以醋或酒、菊花汁、银花露、葱、姜、韭、蒜等汁，或鸡子清、油类调成糊剂备用。根据"上病下取，下病上取，中病旁取"的原则，按经络循行走向选择穴位，然后敷药。

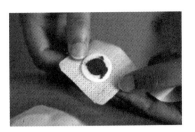

图 5-18　敷贴法

2.薄贴法（图 5-19）

膏药一般是按配伍将若干药物浸于植物油（胡麻油）中煎熬、去渣、存油，加入黄丹再煎，利用黄丹在高热下经过物理变化，凝结而成，俗称药肉；再用竹签将药肉摊在纸上或布上，便于收藏、携带，用时稍加热微溶。也有不用煎熬，经反复捣打至烂而成，贮于容器，随用随取。根据具体病症，选择相应的膏药，摊成厚薄适宜的，贴于经穴、患处或相应解剖部位。一般 5 ～ 7 天调换 1 次。

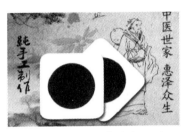

图 5-19　薄贴法

3.发泡法（图 5-20）

用大蒜、毛茛、天南星、蓖麻子、威灵仙捣成糊状外敷。或以白芥子、斑蝥等研末水调外敷，敷药部位初起时感到发烫、灼痛、渐致起泡，发泡作用以斑蝥最强，大蒜等较轻，如敷药时间短，也可以只引起充血发烫而不致起泡。大蒜和毛茛均宜生用，捣成糊状，如花生米大，外敷一定穴位。一般敷药后，以纱布覆盖，随个体反应不同，不能硬性规定时间，以出现灼痛反应为度。时间太短，仅引

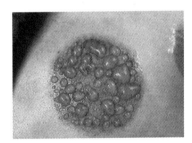

图 5-20　发泡法

起局部充血发热，并不起泡；时间太长则发泡范围过大，故宜掌握适当。有渗出液须勤换纱布，水泡过大者，用消毒针挑破，但不宜过早地将泡皮撕掉，以免增加疼痛和感染。一般 3 ～ 4 天后自行愈合，愈后局部呈现色素沉着，经久始可消退。敷药发泡后应注意防止感染。

敷药后应询问患者有无瘙痒难忍的感觉，并观察局部有无皮疹、水泡等过敏现象，若有过敏反应，应停止敷药。

二、适应证

（一）妇科

痛经及子宫内膜异位症、子宫腺肌病、盆腔炎性疾病等表现为慢性盆腔疼痛；带下病、阴肿、阴痒等妇科炎性疾病；月经不调、闭经、经行前后诸症、不孕、先兆流产；妊娠恶

阻、妊娠肿胀、先兆子痫与子痫、胎位不正、产后出血、恶露不绝、产后腹痛、产后血晕、产后汗出、产后身痛、产后头痛、产后小便不通、产后小便频数不尽、产后腹泻、产后大便难、产后不寐、难产、缺乳、产后乳汁自出、产后交骨疼痛等妊娠及产后诸症；乳痈、乳癖、乳头破裂等；妇产科腹部术后腹痛、肠胀气、肠粘连、宫腔粘连、尿潴留、局部血肿或硬结及愈合不良、放环后诸症。

（二）儿科

小儿感冒、发热、肺炎、哮喘、慢性支气管炎等肺系疾病；胃痛、呕吐、厌食、泄泻、腹痛等消化系统疾病；湿疹、鹅口疮、口吻疮、麻疹、水痘、尿布皮炎、流行性腮腺炎等皮科疾病；遗尿、疝气等肾系疾病；脐风、惊风、夜啼等病症。

三、注意事项

（1）服药前应对敷药部位进行消毒，敷药过程中采取适当体位，敷药后包扎固定。

（2）若局部出现水泡应使用无菌针具刺破并消毒，防止继发感染。

（3）药物过敏者，应及时对症处理。

（4）热敷时应把握好温度，以免烫伤皮肤。

（5）妇女孕期禁用有堕胎及致畸作用的药物。

（6）小儿皮肤娇嫩，不宜使用刺激性强的药物，用药时间不宜过长，加强护理。

（7）皮肤破损处禁用刺激性药物。

（8）外用药物严禁内服。

（9）可配合其他治疗方法提高疗效。

（10）敷药疗法为辅助疗法，应作为临床明确诊断及遵医嘱治疗的补充。

第十二节　膏药疗法

膏药疗法，是以中医经络学说为理论依据，把药物通过特殊的炮制，然后通过不同的工艺制成膏体，再直接贴敷穴位，用来治疗疾病的方法，可分为硬膏和软膏两大类。其作用原理主要是活血祛瘀、行气通经、消肿止痛、舒筋活络、接骨续损等。早在春秋战国时期即有膏药的记载，因其操作简单、价格低廉、安全无痛苦，易被人们所接受。

一、操作方法

（一）硬膏

将患处用温水擦净，或用生姜切片擦洗皮肤，或患部用酒精消毒，待皮肤干燥，将膏药加热熔化，于温度适宜时贴于患处。

（二）软膏

将制成的膏药涂于纱布，贴于患处，用胶布固定。

二、适应证

（1）外阴或乳房的病变，如外阴肿胀、外阴溃疡、外阴脓肿切开、急性乳腺炎或回乳等。

（2）月经失调、痛经、慢性盆腔炎、附件炎等。

（3）肠炎、痢疾、腹胀、腹痛、腹泻、便秘、咳嗽、哮喘、痹证等。

（4）婴幼儿消化不良、小儿厌食症、小儿遗尿症等。

三、注意事项

（1）所贴患部一定要严格消毒，破口处可先用稀高锰酸钾溶液洗净脓血，拭干后再贴膏药。在红肿痛部位及按经穴部位、有关解剖部位及患处贴膏药时，要先用70%酒精消毒后再贴。

（2）要按时换膏药，每次换药时，要把旧药揩洗干净。其中多数膏药含有铅化物及其他毒物，绝对不能内服。

（3）贴膏药后，若发生患部皮肤瘙痒，可在膏药外面按摩，若还不能生效，将膏药取下，用酒精涂擦瘙痒患处，再将膏药加温贴上。

（4）患部因贴膏药发生水泡、溃烂，将膏药取下，待伤愈后再贴膏药。

（5）将膏药加温溶化时，应注意温度适当。

（6）孕妇黑药膏禁用，其他慎用。

第十三节　蜡　疗　法

利用加热熔化的医用蜡涂抹或贴敷于人体体表的部位或穴位，以治疗疾病的方法，称为蜡疗法。包括黄蜡疗法、石蜡疗法、地蜡疗法等。

蜡疗法最早见于《肘后备急方》。蜡具有可塑性、黏稠性、延展性，适合于人体各个部位。蜡疗具有温中散寒、消肿止痛、改善运动功能、促进组织愈合的功效。此法操作易行，设备简单，取材容易，效果明显，是一种常用的温热疗法。

蜡疗法的原理是利用加热的医用蜡（图5-21）贴敷于人体体表或某些穴位上，产生刺激作用或温热作用，使局部血管扩张、血流加快而改善周围组织的营养，促进组织愈合；或温通经络，行气活血，祛湿散寒，而达到温中散寒、消肿止痛之功效。此外，热蜡在冷却过程中，体积渐渐缩小，产生柔和的机械压迫作用，能防止组织内的淋巴

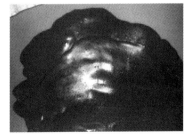

图5-21　医用蜡

液和血液渗出，或促进渗出液的吸收，从而达到消肿止痛的目的。

一、操作方法

（一）黄蜡疗法

1. 炭蜡法

暴露患处，用白面和水揉成面泥，搓成直径为 1cm 左右的细条状，围放在患部四周，面圈内撒上黄蜡末或贴敷黄蜡饼约 1cm 厚，面圈外皮肤以物覆盖，以防灼伤健康皮肤。然后用铜勺盛炭火，置蜡上烘烤，随化随添蜡末，直至蜡与所围面圈高度平满为止，蜡冷后去掉，隔天 1 次。

2. 艾蜡法

操作方法基本同"炭蜡法"。只是在熔化黄蜡时，蜡末上铺撒艾绒，以点燃的艾绒使蜡熔化。

（二）石蜡疗法

1. 蜡布贴敷法

用无菌纱布垫浸蘸热蜡液，待冷却至患者能耐受的温度，贴敷于治疗部位上，然后用另一块较小的、温度在 60～65℃ 的高温热蜡布，盖在第一块蜡布上，用棉被、大毛巾等物品覆盖保温。每天或隔天 1 次，每次治疗 30 分钟，15 次为 1 个疗程。

2. 蜡饼贴敷法

将适量石蜡加热熔化，倒入一盘底铺有一层胶布的瓷盘中，厚度为 2～3cm，当蜡层表面温度降至 50℃ 左右时，连同胶布一同起出，贴敷于患处。也可不在瓷盘中放胶布，直接倾蜡入盘。待盘中石蜡冷却成饼后，用刀分离切成适当块状置放患处，保温包扎。每次治疗 30 分钟，15 次为 1 个疗程。

3. 蜡袋贴敷法

将石蜡熔化后装入橡皮袋内，或将石蜡装入袋内再行熔化，蜡液应占袋装容积的 1/3 左右，待蜡袋表面温度达治疗所需时，即可贴敷患处。

4. 蜡液涂贴法

将石蜡加热到 100℃，经 15 分钟消毒后，冷却到 50～60℃，用无菌毛刷向患处涂抹。在涂抹第一层蜡液时，要尽量做到厚薄均匀，面积大些，以形成保护膜。此后可涂抹温度稍高一些的石蜡液，但不致烫伤皮肤，各层尽快涂抹，厚度达 1cm 为止，最后以保温物品（如棉垫）包裹。

5. 蜡液浸泡法

将医用石蜡间接熔化，放入保温器皿中，温度控制在 55.5～55.7℃ 为宜，将患部浸入蜡液之中（形成较厚蜡层时开始计算浸入蜡液的时间），15 分钟后抽出。脱去蜡层，每天 12 次，15 次为 1 个疗程。本法以四肢疾患为宜。

此外还有浇蜡法，喷雾法，面部、眼部涂蜡法，阴道石蜡栓塞法等多种方法。

（三）地蜡疗法

地蜡的熔点为 52～55℃，其性质和作用和石蜡相似，使用方法与石蜡大致相同。

二、适应证

（1）各种寒性妇科疾病，如痛经、盆腔炎性疾病、不孕症等。

（2）小儿迁延性肺炎、小儿冻疮、痉挛型小儿脑瘫、跖屈肌痉挛等。

（3）鼻炎、慢性鼻窦炎和慢性中耳炎等。

三、注意事项

（1）蜡疗过程中出现过敏现象要立即停止蜡疗。

（2）操作加热医用蜡时，要采用隔水加热法，以防烧焦或燃烧。

（3）用过的蜡，其性能（可塑性及黏滞性）降低，重复使用时，每次要加入 15%～25% 新蜡。用于创面或体腔部位的蜡，不能再做蜡疗。

（4）蜡疗的温度，要因人因病而异，既防温度过低而影响疗效，又防温度过高而烫伤皮肤。

（5）皮肤有创面或溃疡不可用。

（6）体质衰弱和高热患者，急性化脓性炎症、肿瘤、结核、脑动脉硬化、心肾功能衰竭、有出血倾向及出血性疾病、有温热感觉障碍者，以及婴幼儿童禁用。

（7）治疗结束后穿衣休息 15～30 分钟再出门，避免风寒。

第十四节　脐　疗　法

中医脐疗法是运用艾灸、贴敷、热熨、按摩等方法来预防、治疗疾病的一种方法，具有温经散寒、消症散结、祛寒除湿、温肾壮阳、益气扶阳及拔毒排脓等功效，现代研究证实脐疗法具有提高机体免疫力、调节自主神经功能、改善微循环、抗衰老、抗肿瘤等作用。中医脐疗法具有悠久历史、方简效捷、药效持久、适应证广、价格低廉等优势，已广泛应用于内、外、妇、儿、五官、皮肤科等多种相关疾病的治疗，且均取得较满意的临床疗效。

应用于妇幼疾病的脐疗法主要有灸脐法、熨脐法、贴敷脐法、按摩脐法。灸脐法是指在脐部进行艾灸的方法，如隔姜灸、隔附子饼灸等；熨脐法是将药物、盐、沙子等炒热布包后温熨脐部，或将药末烘热敷脐上的方法，如药袋熨脐法、姜热熨脐法；贴敷脐法是将药物炮制成散剂、膏剂、糊状、丸状、饼状，敷于脐部周围，并用敷料、胶布等加以固定的方法，如敷脐法、贴脐法、纳脐法、填脐法；按摩脐法是将中药做成散剂、膏剂等，敷于脐部及其周围，进行按摩或以手蘸药汁膏拍打脐部的方法，如按法、摩法、揉法。

一、操作方法

（一）灸脐法

1. 隔姜灸

将鲜姜切成直径约 1cm、厚 0.2～0.5cm 的薄片，中间用三棱针穿刺数孔，放在脐部，置适当大小艾炷放在其上并点燃，待局部灼痛感时，略微提起姜片，或更换艾炷再灸。一般每次灸 5～10 壮，以局部潮红为度。

2. 隔附子饼灸

将附子研成粉末，用酒调和做成直径约 1cm、厚 0.2～0.5cm 的附子饼，中间用三棱针穿刺数孔，放在脐部，置适当大小艾炷放在其上并点燃，待局部灼痛感时，略微提起附子饼，或更换艾炷再灸。一般每次灸 5～10 壮，以局部潮红为度。

（二）熨脐法

将药物加工成粉末，加黄酒炒热装纱布袋，或将盐、沙子炒热装袋热熨脐部及周围。药物冷却后可再炒热，反复熨敷脐腹部，直至症状缓解。

（三）贴敷脐法

1. 贴脐法

将药物加工制成膏药，直接贴于脐部，范围以脐为中心，不宜过大，药膏一般 4 小时后取下，最长不超过 12 小时。贴药过程中若出现皮肤瘙痒、疼痛、红疹、水泡应及时取下。

2. 敷脐法

将药物加工制成散剂、糊状、丸状、饼状，敷于脐部及周围，并用敷料、胶布加以固定，范围可扩大到脐及脐周围，药物一般 4 小时后取下，最长不超过 12 小时。贴药过程中若出现皮肤瘙痒、疼痛、红疹、水泡应及时取下。

3. 纳脐法

将药物研为细末或捣烂如泥，用调和剂调和，制成丸状，纳入脐中，使药物紧贴脐壁，与脐相平而不突出脐外，外以辅料、胶布固定，范围仅限于脐内。

4. 填脐法

将药物散剂、丸剂直接填于脐内，范围仅限于脐内。

（四）按摩脐法

1. 按脐法

将中药做成散剂、膏剂，敷于脐部及其周围，由轻到重垂直向下按压，持续不断，使压力渗透至深部，每分钟 1 次。

2. 摩脐法

将中药做成散剂、膏剂，敷于脐部及其周围，用手掌掌面附着于脐部及周围，前臂连同腕部一起做有节律的环形或圆形运动，动作和缓、有力，每分钟 1 次。（图 5-22）

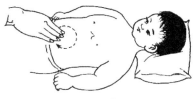

图 5-22　摩脐法

3. 揉脐法

将中药做成散剂、膏剂，敷于脐部及其周围，以鱼际、掌根部位着力于脐部及周围，做轻柔缓和的顺时针或逆时针旋转推动，并带动皮下组织，不能滑动和摩擦，每分钟 1 次。

二、适应证

（1）绝经前后诸症、经前期综合征。

（2）痛经及子宫内膜异位症、子宫腺肌病、盆腔炎性疾病等。

（3）月经不调、闭经、不孕、先兆流产。

（4）胃痛、呕吐、腹痛、腹泻、便秘、消化不良等消化系统症状。

（5）小儿遗尿、小儿夜啼。

三、注意事项

（1）若出现皮疹、瘙痒，应暂停；若局部皮肤红肿、起泡、溃疡流脓，应停用此法。

（2）凡峻下、滑利、祛瘀、破血、耗气、散气及一切有毒药品者，孕妇慎用或禁用。

（3）脐疗法可配合中西药内服、针灸等方法同时使用，以提高疗效。

第十五节　吹　药　法

吹药法是将药物研成极细粉末，用细竹管、鹅翎管或特殊吹药器具，将药物吹入一定部位达到治疗效果的方法（图 5-23），有清热解毒、消肿止痛、收敛止血、去腐生肌、托毒排脓等功效。吹药法具有用药节省、吸收快、方法简便、疗效高、副作用少等优点，主要应用于咽喉、耳鼻等五官科疾病。若吹于外

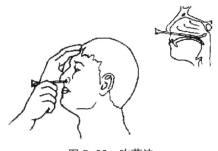

图 5-23　吹药法

耳道内或鼓膜上，称吹耳疗法，主治耳部疾病；若吹于鼻腔，称吹鼻疗法，可治头面部及五官科疾病；若将药末吹入喉部，称吹喉疗法，主治咽喉部疾患。

一、操作方法

吹药法通常采用喷药粉器，形似扁圆形长嘴油壶样，也可用芦管、细竹管或纸卷成细管代之。吹耳时，当先清洗外耳道，揩干后进行。再次吹药时，必须取出原有药粉，防止堵塞外耳道；吹鼻时，令患者口含水或吹时暂时屏气，以防药物误入气道，引起呛咳或喷嚏。吹喉时，动作轻柔、准确，防止恶心、呕吐。

（1）先清洗患部，再上药。

（2）随时询问患者。

（3）吹药器不可碰触病灶，用后严格消毒。

（4）半小时后观察用药反应。

二、适应证

适用于口腔、咽喉、牙龈、鼻腔、耳道等部位的急、慢性黏膜炎症，肿痛溃烂，如小儿急性扁桃体炎、化脓性中耳炎等。

三、注意事项

（1）吹药动作要轻柔敏捷，药末要均匀撒布于整个病变部位。

（2）口腔、咽喉吹药后半小时不要喝水、进食和吞咽，以提高疗效。

（3）神志不清者及婴幼儿禁用。

（4）对某种药物有皮肤、黏膜过敏者禁用各种吹药法。

（5）鼓膜穿孔者禁用吹耳法。

第十六节　滴　药　法

滴药法是将药物制成液体后滴入某一部位的治疗方法，通常有滴耳、滴鼻、滴眼方法，具有抗炎杀菌、消肿止痛等作用。

一、操作方法

滴药前用消毒棉签擦拭鼻腔、外耳道分泌物，滴药时应选择正确的姿势。滴耳时取侧卧或坐位，令患耳朝上，将外耳道拉直，成人的耳郭向后上方牵引，小儿的耳郭向后下方牵引，滴入药物后适当按压耳屏；

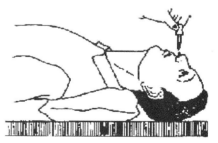

图 5-24　滴药法

滴鼻取仰卧位或坐位仰头，滴入 2～3 滴后，稍稍挤压鼻翼两侧，使药液充分与鼻腔黏膜接触；滴眼取仰卧位或坐位仰头，缓慢滴入 2～3 滴。通常每次滴药不超过 3～5 滴，可以增加频次来保证受药局部的药物浓度。（图 5-24）

二、适应证

适用于鼻腔、耳道、眼部各种急、慢性炎症，头痛及小儿高热不退等疾病。

三、注意事项

（1）滴药时避免滴管触及皮肤污染药液。

（2）滴药的温度不宜过凉。

（3）药物过敏者，禁用。

（4）鼓膜外伤，出现裂孔的急性期禁用滴耳法。

第十七节　蜂　针　法

蜂针法是将蜂的尾针刺入人体穴位或痛点，通过尾针的物理刺激和蜂针液的化学刺激，使局部潮红、充血、发热，起到类似艾条温灸的效应，对全身有免疫调节作用，以达到防治疾病的目的，是一种将针、药、灸结合为一体的治疗方法。

蜂针法在我国有着悠远的历史。《黄帝内经》中虽未有蜂针、蜂毒治病的词句，但在《灵枢》中有"毛刺""扬刺""浮刺""半刺"等针的刺法，与蜂针刺法相似，可作为蜂针法的理论依据。蜂毒治疗风湿病，始于徐铉（916—991）《稽神录》："旁有大蜂窠，客尝患风因而遂愈，盖食蜂之余尔。"蜂毒治疗疮疡，早在明代方以智（1611—1671）《物理小识》卷五中有记载："取黄蜂之尾针和硫炼，加冰麝为药，置疮疡之头，以火点而灸之。"

近年来，蜂针受到越来越多的关注。目前，已知蜂毒由多种肽类、活性酶类、生物胺类、非酶类蛋白质等成分构成，其成分复杂，生物活性强大，适应证范围很广。目前在临床上广泛应用于治疗免疫风湿疾病、痛证、乳腺增生、鼻炎、支气管哮喘等。

一、操作方法

常用的蜂针疗法有蜂针直刺法、蜂针散刺法、蜂针点刺法、减毒蜂刺法四种，其中蜂针直刺法刺激量大，痛感明显，临床使用广泛；蜂针散刺法力度轻柔，痛感较小，患者容易接受，适用于幼儿、易过敏者、痛感明显者、保健人群。本节主要介绍此两种方法。

（一）蜂针直刺法

取常规穴位或痛点，用 75% 酒精棉球消毒。一手持镊子，夹住蜜蜂的腰段将其从蜂盒中取出，使蜂的尾部接触已消毒穴位或痛点，受到刺激的蜜蜂便会执行蜇刺动作。移开蜜蜂后可看到有节律收缩的毒囊不断将蜂毒注入体内，当其毒囊干瘪以后，留蜂针 10 ～ 20 分钟，用镊子将蜂针拔出。

技术要点：夹蜜蜂腰段，直刺进针。如蜜蜂不行蜇刺动作时，用另一只镊子在胸部或蜂尾给予适当刺激后再针刺。夹持力度要适中，以防捏死。夹持部位要注意，不要夹其四肢或翅膀，以防飞脱；不要夹其头部，以防蜜蜂不放针。

（二）蜂针散刺法

1. 拔针散刺法

取常规穴位或痛点，用 75% 酒精棉球消毒。一手用镊子夹住蜜蜂的腰部，待其蜂刺探出，用另一只镊子夹住蜂针中上部将蜂针从活蜂尾部拔出。夹持蜂针，在施针部位点刺即出，要求针不离镊，即刺即拔。1 个蜂针可刺 3 ～ 5 个点，多至十几点，最后可将蜂针留针几分钟或不留针。

技术要点：该法需等待蜂针外探时将其拔出，对镊子的使用及操作者的熟练度要求较高。夹持蜂针的力度要适中，稍小易脱落，较大易夹断蜂针。夹持部位要选择中上部，即上 1/3 和下 2/3 交界处，偏上会影响毒囊收缩和蜂针液排出；偏下因针较细易被夹断，且不易进针。

2. 蜂体散刺法

取常规穴位或痛点，用 75% 酒精棉球消毒。用镊子夹住活蜂腰段将其从蜂盒中取出，另一镊子夹住腹尾，夹断腰部，捏住腹尾将尾部对准施术部位垂直针刺，当蜂针进入皮肤后，移开腹尾。镊子夹持蜂针，针不离镊，在施针部位进行轻柔带状散刺，即刺即拔。

技术要点：蜂针方向与皮肤垂直，可避免针身断裂及减轻疼痛。要浅刺轻刺，深度控制在 0.5 ～ 1.0mm，即刺即拔。操作熟练者 1 根蜂针可散刺 10 余点。

二、适应证

临床上广泛应用于治疗免疫风湿疾病、面神经炎、痛证、痛经、乳腺增生、过敏性鼻炎、支气管哮喘等。辨证选取穴位或痛点进行蜂针疗法。

三、注意事项

（1）留针期间密切观察患者情况，如发生不良反应需及时对症处理。

（2）观察蜇刺局部红肿、瘙痒、水肿等反应及心悸、胸闷、气促、发热等全身反应，警惕过敏性休克等严重不良反应的发生，做好应急预案。

（3）蜂针直刺法操作简单，刺激量大，临床最常用。但因蜂毒量较大，局部反应较大，不适合初次蜂针治疗者。对于病情轻、怕痛、敏感患者应即刺即拔，或选用其他针法。起始蜂针每次 1 ～ 2 只，对过敏反应不明显时，1 个月后可每次增加 1 ～ 2 只，或者过敏期间维持 1 ～ 3 只，直到度过过敏期后再视情况行常规量治疗，一般维持 10 只左右。

（4）使用拔针散刺法时，当针从蜂尾部拔出后，应立即进行蜇刺，以免蜂毒排出而影响疗效。

（5）心肺功能衰竭者、严重肝肾功能障碍者、高血压危象者、淋巴结持续肿大者、局部溃疡者禁用；严重过敏反应患者、糖尿病患者、月经期妇女、孕妇、术后患者及严重动脉硬化、感冒、饥饿、疲劳、大汗大渴、腹泻、体质虚弱等患者慎用。

四、不良反应及处理

1. 疼痛

对于剧烈疼痛者，应适当减少留针时间，对于疼痛敏感者，可点刺不留针，同时按揉局部皮肤，或者用酒精棉球涂拭蜂针周围皮肤以缓解疼痛。

2. 红肿

一般在接受蜂针治疗后第 2 ～ 3 天为红肿高峰期，严重者可持续 4 ～ 6 天，随后可自行消退。避免抓挠，可随治疗的次数增加而呈现出轻–重–轻的反应。治疗前应充分做好知情告知，轻者自行消退，严重者可局部使用冰水毛巾湿敷或涂用皮炎平霜等。初期治疗患者在进行第 3 ～ 5 次治疗时更应该控制蜂针量，同时避免使用小关节附近、屈侧、阴经、肌肉薄少的穴位。同时，如患者有佩戴首饰，应先摘除后再行蜂针疗法，以免出现红肿后难以取出。如出现水泡，轻者可自行吸收；水泡较大者，可先用毫针挤破水泡，放出液体，再用消毒纱布包敷。

3. 瘙痒

避免抓挠，饮食清淡，忌食鱼腥辛辣等发物。如泛发全身瘙痒，可服用抗过敏药物。如有声音嘶哑、呼吸困难，则做好抢救的准备，按照过敏性休克处理。

4. 色素沉着

交替使用穴位，对易发生色素沉着者采用点刺法。

5. 阿瑟氏反应（实验性局部过敏反应）

交替使用穴位，同时调整蜂针用量。

6. 发热

一般在治疗 3 ～ 4 次后，在蜂针后的 3 ～ 5 小时出现。做好知情告知，了解蜂毒接触史，多饮温水（蜂蜜水）或物理降温。

7. 荨麻疹

服用抗过敏药物，去枕平卧待患者皮肤改善。一般在 24 小时内可缓解。

8. 淋巴结肿大

说明蜂针量多大，需减少用量。多饮温水（蜂蜜水），同时更改部位或减少蜂针数量，延长蜂针的间隔时间，一般可自行消失。

9. 头晕

去枕平卧，保持呼吸通畅，予温水饮用，严重者艾灸百会穴。

10. 过敏性休克

一般在接触蜂针或蜂毒后30分钟内发生。首先要拔刺，尽量从蜂刺的根部拔出，避免挤压毒囊。按照西医治疗原则进行处理，皮下注射或肌肉注射肾上腺素 0.5 ～ 1.0mg，5 ～ 10 分钟后根据病情、年龄等重复使用肾上腺素 0.3 ～ 1.0mg，用 0.9% 生理盐水稀释 10 倍后行静脉注射；开通静脉通道；应用突击量糖皮质激素；应用血管活性药物；保持呼吸道通畅。如休克持续不能缓解，应及早送上级医院治疗。

第十八节　割　治　法

割治法是指用手术刀或粗针切开人体腧穴或某一特定部位皮肤，或划刺放血，或刺激切口内组织，或割除少许皮下脂肪，以治疗疾病的一种方法。割治法操作简便，多用于治疗小儿疳积、支气管哮喘、过敏性鼻炎、癫痫、慢性阻塞性肺疾病稳定期、面瘫、肛肠疾病、类风湿性关节炎、腰椎间盘突出症、膝关节炎、偏头痛、皮肤病等疾病。

一、操作方法

割治部位根据疾病的不同选择相应的部位，本节主要介绍割治法治疗小儿疳积。割治部位为手掌大鱼际内侧边缘线上，相当于食指和中指间引一垂直线向下，另在拇指掌指关节处向掌心引一横线，与垂直线交叉点。

先将患儿两手用手消液或肥皂洗净，然后用 3% 碘酊及 75% 酒精先后做局部消毒。患儿由家属抱坐膝上，由助手手持患儿的手，助手的大拇指按压在患儿掌心，施术者用大拇指按压患儿大拇指下方的鱼际部，然后用手术刀在术处垂直纵向切开，创口宽 0.4cm、深 0.4cm 左右，然后挤出皮下脂肪如赤豆大，并剪去之。用棉球止血，再用纱布条包扎，术后由助手或患儿家属按压创口 10 分钟，以防出血，5 天后可解除包扎。

二、适应证

多用于治疗小儿疳积、支气管哮喘、过敏性鼻炎、癫痫、慢性阻塞性肺疾病稳定期、面瘫、肛肠疾病、类风湿性关节炎、腰椎间盘突出症、膝关节炎、偏头痛、皮肤病等疾病。辨证辨病取穴。

三、禁忌证

（1）患儿感染麻疹、水痘等传染病。

（2）严重营养不良状态或存在器官功能衰竭。

（3）6个月以下婴儿。

（4）急性感染性疾病。

（5）出血倾向疾病。

（6）患有精神疾病等无法配合治疗者。

四、注意事项

操作过程中，术者应始终按压患儿掌心创口外侧大鱼际处（图5-25），以防出血。术后包扎期间，须保持干爽，以防感染。可配合中药内服，增强疗效。忌食发物、辛辣、湿热肥甘厚腻之物，饮食宜清淡，进食容易消化、富有营养、不易过敏的食物。

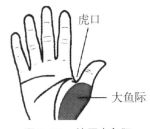

图5-25　按压大鱼际

五、不良反应及处理

创口感染者，初起可用金黄膏外敷，成脓宜切开排脓。

第十九节　中药雾化吸入疗法

中药雾化吸入疗法是由古代熏蒸疗法和鼻疗法演变而来的一种现代治疗方法，是将中药液通过超声雾化器雾化成小分子的气雾，经口鼻吸入，使药物分子通过气雾直接进入呼吸道毛细血管及肺泡，以达到治疗目的。《急救广生集》是清代著名的外治专著，记载鼻疗的方剂十分丰富，如用薄荷少许滴鼻治疗头痛；用生半夏、葱白塞鼻治疗乳痈初起等。鼻疗法可激发经气、疏通经络、宣畅气机、调理气血，从而发挥全身性治疗作用。中药雾化吸入疗法的优点是中药液微细颗粒直接、均匀地分布于局部呼吸道黏膜，在湿润的基础上保护受炎症损伤的黏膜上皮细胞和纤毛，还可保证中药材中挥发油类水溶性差的有效成分被患者吸收。同时可避免口服给药的不良反应，方便、经济且依从性高，疗效显著。适用于肺炎，急、慢性咽炎，急、慢性鼻炎，鼻窦炎，腺样体肥大，手足口病等疾病的治疗。

一、操作方法

（一）常用器具

超声波雾化仪、雾化面罩、中药药液。

（二）基本操作方法

1. 中药药液的制备

按照常规中药的清洗、浸泡、煎煮等方法进行中药药液制备，并分装备用。

2. 操作步骤

（1）准备好超声波雾化器、药液、冷蒸馏水、水温计等。

（2）水槽内加冷蒸馏水 250ml，液面高度约 3cm，要浸没雾化罐底的透声膜。

（3）雾化罐内放入药液，稀释至 30 ～ 50ml，将罐盖旋紧，把雾化罐放入水槽内，将水槽盖盖紧。

（4）接通电源，先开电源开关，红色指示灯亮，预热 3 分钟，再开雾化开关，白色指示灯亮，此时药液呈雾状喷出。

（5）根据需要调节雾量（开关自左向右旋，分 3 档，大档雾化量每分钟为 3ml，中档每分钟为 2ml，小档每分钟为 1ml），一般用中档。

（6）患者吸气时，将面罩覆于口鼻部，呼气时启开；或将"口含嘴"放入患者口中，嘱其紧闭口唇深吸气。治疗过程中注意检查管道，以防弯折。

（7）使用过程中，如发现水槽内水温超过 60℃，可调换冷蒸馏水，换水时要关闭机器。

（8）如发现雾化罐内液体过少，影响正常雾化时，应继续增加药量，但不必关机，只要从盖上小孔向内注入即可。一般每次使用时间为 15 ～ 20 分钟。

（9）治疗完毕，先关雾化开关，再关电源开关，否则电子管易损坏。整理用物，倒掉水槽内的水，擦干水槽。

二、禁忌证

（1）对吸入药物过敏者禁用。

（2）心肾功能严重损伤患者、严重血液循环障碍等不能耐受雾化者。

三、注意事项

（1）使用前，先检查机器各部有无松动、脱落等异常情况。机器和雾化罐编号要一致。

（2）水槽底部的晶体换能器和雾化罐底部的透声膜薄而质脆，易破碎，应轻按，不能用力过猛。

（3）水槽和雾化罐切忌加温水或热水。

（4）特殊情况需连续使用，中间须间歇 30 分钟。

（5）每次使用完毕，将雾化罐和"口含嘴"浸泡于消毒溶液内 60 分钟。

第二十节　中药离子导入法

中药离子导入法，是通过直流电将中药离子经皮肤或黏膜引入病变部位，从而发挥作用的治疗方法，是经皮给药的一种治疗方法。其利用直流电电场内同性电荷相斥、异性电荷相吸原理，结合人体皮肤对药物的透皮吸收性特点，近年来在临床上应用较广泛，可用于治疗肺炎、支气管炎、功能性消化不良、腹痛、慢性盆腔炎、痛经、关节痛、腰背疼痛等妇幼疾病。

一、操作方法

（一）常用器具

中药离子导入仪，一次性电极片、中药药液、导电介质、消毒棉球等。

（二）基本操作方法

1）中药药液的制备。按照常规中药浸泡、煎煮方法进行中药药液制备，并分装备用。

2）准备工作。

（1）接通治疗仪电源并打开，检查机器指示灯是否正常，电位器旋钮有无松动，治疗输出导线有无扭曲、破损，夹子是否裸露、松动或缺损，插头有无松动，电极板是否平整、完好。

（2）如指示灯闪烁或不亮，导线、插头、夹子破损裸露应及时更换，导线扭曲要理顺，电极板破损严重要及时更换。

（3）治疗输出导线有污渍，要及时清理干净；隔水布发硬、破损要及时更换。

3）患者选择合适的治疗体位，如腹痛、盆腔炎等选择仰卧位；肺炎、腰背疼痛等选择俯卧位或侧卧位，充分暴露治疗部位。将棉纱垫在中药浓煎液充分浸透后，放置于电极片上，贴敷在相应穴位，连接治疗输出导线。

4）打开机器的电源开关，设置好治疗参数，检查好治疗通道的电位器是否回零，按下确认键，慢慢调节电位器，旋转至患者能够耐受为止。对初次治疗者，电流不要开得太大。每天1次，5～7天为1个疗程。

5）治疗期间，要定期观察，及时调整电流强度，询问患者感受，特别对初次治疗者及年幼患儿更要密切观察，以防意外情况发生。

6）机器报鸣后，治疗电流自动切断。

7）取下电极片及输出导线。检查治疗部位皮肤有无红肿烫伤，如有破损要及时报告并处理。轻者涂碘附等消毒药液，重者要进行包扎处理。

8）将治疗输出导线理顺，放在合适位置。

9）关闭电源开关，拔出电源插头。

二、注意事项

（1）治疗前去除治疗部位及其附近的金属物。

（2）电极衬垫药浴皮肤贴合均匀，固定牢固。

（3）治疗过程中，患者不得移动体位，防止电极滑脱。

（4）感觉障碍及年龄较小的患儿不应以患者的感觉来决定电流强度。

（5）电极衬垫使用后应清洗干净并消毒。

三、禁忌证

（1）对所用药物过敏者禁用。

（2）对电流不能耐受者，湿疹、恶性肿瘤、出血倾向的疾病、心力衰竭、严重感觉障碍者，人工关节、安装心脏起搏器、骨折后钢板或钢钉固定者禁用。

第二十一节　电　疗　法

电疗法是利用不同类型的电流和电磁场治疗疾病的方法。主要有直流电疗法、低频脉冲电疗法、中频脉冲电疗法、高频电疗法等。其中，不同的电流对人体具有不同的作用。直流电是方向恒定的电流，可改变体内离子的分布，调整机体功能；低、中频电流刺激神经肌肉收缩，降低痛阈，缓解粘连，常用于神经肌肉损伤，如损伤、炎症等；高频电通过对人体的热效应和热外效促进循环，消退炎症和水肿，促进组织再生、止痛，常用于治疗损伤、炎症疼痛等。临床上，常用于肠系膜淋巴结炎、肺炎、盆腔炎、痛经等妇幼疾病。

一、操作方法

（一）常用器具

根据治疗需要选择具有相关波形和参数的电疗机，电疗机配备相应的电极、衬垫、导线等。

（二）基本操作方法

（1）打开电源开关，检查机器、电极、衬垫、导线、电极板是否完好，机器是否正常运行。

（2）患者取舒适体位，暴露施治部位，冬天注意保暖；选好电极，将电极板均匀接触皮肤，放置适当位置；金属电极板不可直接接触患者皮肤。

（3）开启电源，输出旋钮应在零位；缓慢增加电流，至患者最大耐受量为止；每天1次，5～7天为1个疗程。

（4）治疗中，根据患者适应程度，可逐渐增减电流强度，至患者耐受为宜；若患者在治疗过程中有灼痛等不适情况，要及时告知工作人员，立即将电流减小或停止治疗。

（5）治疗完毕后，缓慢将电流降至零位，关闭电源，取下电极板，整理好设备，摆放整齐，擦拭干净，备用。

（6）若治疗过程中不慎烫伤，要及时报告并处理；轻者涂碘附等消毒药液，重者要进行包扎处理。

二、注意事项

（1）两电极板间无电阻时不可相碰，以防短路。

（2）对烧伤瘢痕，电极板可放置在瘢痕两侧；若治疗部位有皮肤破损，应避开或处理后再进行治疗。

三、禁忌证

恶性肿瘤、急性炎症、出血倾向、局部金属异物、心脏部位、孕妇腰骶腹部及安装心脏起搏器者禁用。

第二十二节　磁　疗　法

磁疗法是运用一种具有南北极向的磁性器在人体穴位、反应点、病灶区等进行适量刺激以达到防治疾病目的的方法。穴位磁疗法属于一种无痛、无明显自觉针感、副作用小、操作方便的穴位刺激疗法，患者易于接受。目前已广泛应用于临床，涉及内、外、妇、儿、眼、耳、鼻、喉和口腔各科近70种病症，对一些难治病症如再生障碍性贫血、面神经疾患、骨质增生、静脉曲张、颈椎病等都具有一定效果。磁疗法有较好的止痛效果，可应用磁麻醉进行中小型手术，优良率在70%。

一、操作方法

（一）常用器具

目前临床上的磁疗器具分两类，一类为永磁材料制成的器具，包括单纯的磁片、磁珠，或在传统针具上附加永磁材料，如"磁圆针""磁梅花针"；另一类为电动磁疗器具，包括电动旋磁机、交流电磁疗机、振动磁疗器、摩擦磁疗器。还有将磁疗法与现代的一些新的穴位刺激技术结合，比较常见的有光磁法和磁电法。

（二）基本操作方法

磁疗形式多样，适应证广泛，器具种类繁多，一般磁片、磁珠等强度较小的磁疗法适用于儿童，而强度大的电动磁疗器具适用于成人患者。

治疗时患者选择合适的体位，除去手表、助听器及其他金属物品，充分暴露治疗部位，皮肤局部消毒，治疗前做好物品或仪器检查。常用磁疗器具操作分述如下：

1. 单纯磁片贴

直接敷贴是将磁片敷贴在穴位或病变周围，两磁片可敷贴在人体两侧相应穴位上，极性相反。对胶布过敏者或磁片不宜敷贴的部位，可采用间接贴敷法，将磁片做成各种磁疗带，系在穴位上，方便佩戴。

2. 磁珠贴

一般用于耳穴，敷贴在敏感点或穴位上，每次一侧耳穴，3～5天后，换另一侧耳穴。

3. 电动旋磁机

将磁片安装在机头上，机头安放在病变部位或穴位上。每次20～30分钟，每天1次。

4. 磁按摩仪

将有磁片的按摩头按放在病变部位或穴位上。每次20分钟，温度在60℃以下，但头面部不宜用。

5. 磁灯

对治疗部位直接照射，温度不宜过高，随时调节磁灯与治疗部位的距离，以免灼伤皮肤。每次15～20分钟，每天1次，一般5次为1个疗程。

6. 脉冲磁场疗法

根据病情及治疗部位选择合适的磁头，并固定于治疗部位后，依次接通电源，调节脉冲频率及磁场强度机钮达所需量。每次20～30分钟，每天1次。

7. 磁电法

以磁片作为电极，连接低频或中频电流，进行治疗。每次20～30分钟，每天1次。

二、禁忌证

（1）白细胞总数在 4.0×10^9 个/L 以下者。

（2）出血或有出血倾向者。

（3）急性心肌梗死、急腹症、年老体弱者、外感发热者及孕妇、婴儿。

（4）皮肤感觉障碍、血液循环障碍者。

三、注意事项

（1）磁疗敷贴2天内，如出现头晕、恶心、乏力等不良反应，轻者可继续敷贴，严重应立即停止，停止磁疗后不良反应一般迅速消失。

（2）对组织挫伤、各种痛证，可局部取穴与循经取穴相结合。

（3）贴于头部及四肢的磁片宜小，躯干及臀部可用大块磁片。

（4）风湿性关节痛、软组织损伤者，可用较强的磁片。高血压、心悸、失眠者，用磁性低的磁片，每次取穴不超过4穴。

第二十三节　光　疗　法

光疗法是指应用日光、人造光源中的可见光线和不可见光线防治疾病的方法。主要包括红外线疗法、紫外线疗法、可见光疗法和激光疗法。可见光疗法又分为红光、蓝光、蓝紫光及多光谱疗法。

本节主要介绍红外线治疗与超激光治疗，这两种光疗法在妇幼疾病的治疗中常常配合中医传统疗法使用。红外线治疗作用的基础是其照射后直接产生的温热效应，进而影响组织细胞的生化代谢及神经系统功能。穴位红外线疗法，虽是利用红外线的热辐射直接作用于经络穴位或阿是穴（压痛点或病灶部位），但照射后，除了可以使局部血管扩张、血流加快外，血流还能把局部的热量带给全身，使全身的温度增高，从而作用于整个机体。超激光治疗通过照射神经节、神经干、神经丛、痛点和穴位，对人体炎症性、神经性和创伤性疼痛有效。

一、操作方法

（一）常用器具

（1）常用的红外线治疗仪是不发光的远红外治疗仪，利用的是涂有远红外线的材料（如瓷棒等）上缠绕一定圈数的电阻丝在通电后能产生热量，使罩在电阻丝外的瓷棒温度升高（一般不超过500℃）发出的光线。

（2）常用的超激光治疗仪有点式直线偏振光治疗仪，综合了激光和红外线二者的优势，穿透力强，配备不同类型的探头，通过对人体神经节、神经干、神经根和痛患局部进行照射，可对人体炎症性、神经性和创伤性疾患进行有效的无创治疗。

（二）基本操作方法

1. 红外线治疗仪

（1）接通治疗仪电源并打开，检查机器指示灯是否正常。

（2）根据病症采取适当体位，将已经预热的红外线灯头对准病变部位，持续照射。若治疗过程中出现皮肤灼痛感，可适当调整灯头高度，以患者感觉温热舒适而无灼痛为宜。

常在针刺或穴位贴敷的部位照射，起到协同治疗作用。一般儿童照射时间为 10 ～ 15 分钟，成人为 20 ～ 25 分钟。

（3）治疗完成后关闭电源开关，拔出电源插头。

2. 超激光治疗仪

（1）接通电源，打开主机总开关。

（2）询问患者情况，根据患者病情确定治疗方案，换上对应的探头，调整好功率，及时间比例，更换探头时要轻拿轻放并安装到位。

（3）使患者处于一个较为舒适的体位，寻找痛点或所支配的神经，将探头置于病灶部位上，探头需和皮肤接触，有创口的部位距离皮肤表面 1 ～ 2cm 照射治疗。

（4）按开始键开始治疗，嘱咐患者治疗时有舒适温热感，如果感觉烫，及时告诉医务人员。一般每部位照射时间为 20 分钟。

（5）治疗结束后及时移开万向臂并理顺光纤，75% 酒精棉球消毒接触患者的探头部位。

二、禁忌证

孕妇、糖尿病患者、有严重心肺功能疾患者、皮肤长有疱疖及皮肤有破损者、疾病发作期（如发热等）的患者。

三、注意事项

（1）定期进行仪器的检修及保养。

（2）儿童或局部感觉减退者，应用医者的手掌或手指感知患者局部受热程度，以随时调节光疗仪器的高度或强度，以防烫伤。

（3）若出现烫伤，应立即停止治疗，按烫伤常规处理。

（4）毛发根处、黑斑或瘢痕处，以及老年、小孩患者，应注意调低超激光治疗仪的功率。

第二十四节　音　乐　疗　法

音乐治疗是新兴的边缘学科，它以心理治疗的理论和方法为基础，运用音乐特有的生理、心理效应，通过音乐引发被治疗者在生理、心理、情绪等方面的认知，来促进被治疗者在身心方面的改善和相关疾病的治疗与恢复。

中国是音乐治疗的发源地之一，有着悠久的历史，其中最有名也被沿用至今的当属五行音乐疗法。五行音乐疗法最早见于《黄帝内经》，《灵枢·五音五味》篇中首次提出"五音疗疾"的理论。

五行音乐疗法是将中医的阴阳五行、天地人合一的理论与音乐结合起来，五种调式也因其音调、旋律和演奏的乐器不同而发出不一样的声波，对人体的各脏腑有不同的功能。

角音通于肝，乐曲具有五行中木之柔和条达的特点，可疏肝理气、助兴和胃；徵音通于心，乐曲具有火之兴奋活泼的特点，可养心、补肺、泄肝火，欢畅情绪；宫音通于脾，乐曲具有土之敦厚典雅的特点，有健脾养胃之功；商音通于肺，乐曲具有金之清彻肃静的特点，能够促进肺气宣降，调畅全身气机；羽音通于肾，乐曲具有水之苍凉柔润的特点，可调和心肾、安神助眠。不同类型的人所适合的音乐也有不同，可以"因人制宜"，根据个人体质特点结合五行相生相克理论选择适合的调式。

一、操作方法

（1）准备工作：保持音乐治疗室安静清洁；检查音乐播放器、音箱或耳机；向患者或患儿家长说明音乐疗法的功能和作用。

（2）体位：接受治疗者采取坐卧位或平卧位，选择合适的音乐处方播放，调节合适的振幅和音量。

（3）可同时配合其他治疗或医疗操作，如针灸、小儿按摩、孕妇胎监等。

（4）治疗时间一般为20分钟，治疗结束后关闭音乐，拔下电源。

二、禁忌证

无特别禁忌证。

三、注意事项

患儿或无自理能力的患者接受音乐治疗时，不宜离开床旁，应打起床栏，以免发生坠床事故。

第六章 内 服 法

第一节 概 述

中医内服法：包括方药应用（辨证论治拟方、民间土单验方应用、中成药应用），以及中药茶饮法、中药药酒疗法、饮食药膳、膏方疗法等。

第二节 膏 方 疗 法

《中华人民共和国药典》（2020年版）对煎膏剂（膏滋）的定义："煎膏剂系指饮片用水煎煮，取煎煮液浓缩，加炼蜜或糖（或转化糖）制成的半流体制剂。"

广义来讲，膏剂是一类剂型的总称，包括煎膏、浸膏、摊膏等，运用方法多样，有膏摩、外敷、摊贴、点眼、点鼻、内服等，治疗的病种也十分广泛，内、外、妇、儿各科的急、慢、虚、实诸证均能使用。历史上，"膏"的概念几经变化，早期的中医称"膏"者，大多指外用剂型；汤剂浓缩后的剂型则"煎""膏"并称，两者在形态上有一点差异，稍稀的（必须用汤匙取服）称"煎"，稠厚的（可用手搓捏成型）的称"膏"。到了近现代，外用之膏以"膏药"约定，内服之膏以"膏方"来约定，使概念得到明确，临床不致错误。本节所指的膏方特指煎膏剂型。

膏方历史非常悠久，我国现存最早的医书——长沙马王堆西汉古墓考古发现的帛书《五十二病方》中就有膏方的记载。东汉时期的我国第一部中药学专著《神农本草经》记载"药性有宜丸者，宜散者，宜水煮者，宜酒渍者，宜煎膏者，亦有一物兼宜者，亦有不可入汤酒者，并随药性，不得违越"，其中就有"煎膏"的论述。后世医书亦有大量膏方的记载，如《圣济总录》"一醉膏"，以没药、瓜蒌、甘草，酒煎成膏，治"发背、脑疽及一切恶疮"；再如《洞天奥旨》"文武膏"，用桑葚、夏枯草两味熬膏，每服二匙，白汤化下，一天3次，治"瘰病，一月即愈"。《圣济总录》"天门冬煎"用天门冬汁、人参、麦冬汁、生姜汁、生地黄汁、肉桂、赤芍、甘草、牛黄等同煎为膏，每服一匙，治疗"喉痹，咽隘不利"。《扁鹊心书》"一醉膏"则以麻黄熬膏，治"耳聋"。《千金要方》"一味百部膏"，用百部制膏，治"久嗽"。《同寿录》"七汁救命膏"，用茅根汁、竹沥、萝卜汁、韭菜汁、生藕汁、梨汁、人乳、童便、川贝母、硼砂制成膏，治疗肺结核咳嗽。《万病回春》"八仙膏"

也是用藕、梨等液汁制膏来治疗食管癌（噎膈）。《辨证录》"三仙膏"，用熟地黄、人参、丹皮制成膏，治疗男子"血精"。《千金要方》有一首预防难产的膏方，叫"滑胎丹参膏"，组成为丹参、川芎、当归、蜀椒等，功效为"养胎，令滑易产"。《千家妙方》"二冬膏"，用麦冬、瓜蒌仁、橘红、百部、天竺黄等制膏，用于清热化痰、润肺止咳、治疗百日咳。

通俗来讲，膏方通常是指中医大夫根据患者的体质因素、疾病性质，按理、法、方、药的要求，开具处方，选择单味药或多味药配伍组成方剂，并将按方剂调配好的中药饮片，经过多次煎煮，滤汁去渣，加热浓缩，再加入炼蜜，或根据临床需要加入红糖、冰糖等收膏而制成的一种比较黏稠的半流体状制剂，是具有补虚疗疾、调理机体作用的一种中药剂型。

一、膏方的治疗特点

膏方与丸剂有类似之处，具有起效相对和缓的特点，在临床上医生在开具膏方时多喜用滋补药，长此以往人们都认为膏方是滋补药，故又称膏滋药，俗称膏滋。其实膏方作为中药的一种传统剂型，适合于各种慢性疾病的治疗，具有调和全身气血阴阳的功能，不仅可以滋补强壮以祛除虚损劳伤，还包含治病纠偏之义。

二、膏方的适合人群和使用宜忌

膏方常用于以下人群：①慢性病患者；②亚健康人群；③素体虚弱的老人及儿童；④基于中医体质辨识的体质偏差者的调治；⑤注重养生及有抗衰老需求的中老年人群；⑥大病、大手术或大创伤后的康复期患者；⑦更年期妇女；⑧还有其他医生认为适合使用的人群。

"开路方"：因膏方服用时间较长，一次制成药量较大，为避免不适合服用而停药造成的浪费，或一些患者临床状况较为复杂，一时难以确定用药原则，所以在开具膏方之前可以先服用"开路方"。开路方可先以试探方开路，服用 2 周左右后再做出调整，为正式开出膏方打下基础。同时，开路方中多为健脾化湿通利类中药，以通利肠胃，起到帮助膏方吸收的作用。对于胃肠功能良好、临床资料全面、处方思路清楚的患者，也可以直接开出膏方。

膏方调补，四季皆宜，不必拘泥某个季节变化。对于久病或大病引起的体虚，或者致虚的病因尚未祛除的体虚，一时进补不能达到预期目的，特别是一些病情比较复杂、病史较长的患者，冬天进补调养尚未起效，可以在其他季节继续服用膏方。还有一些容易在冬季发作的疾病，如哮喘、慢性支气管炎等，发病时难以调治，可以在夏秋季节病情还算稳定时加以调养，千万不要拘于"冬令进补"而放弃其他季节。只要做到补而不腻、补而不滞，适合身体需要，就可以在一年四季都吃膏方。

三、膏方的药物组成

1. 按照膏方中药物的作用

可分为滋补药、对症药、健脾药和辅料 4 个部分。滋补药有益气、补血、养阴或温阳等功能，常用的有人参、黄芪、熟地黄、麦冬、虫草、阿胶、鹿角胶、龟板胶等，同时配合使用理气化湿、清热、祛瘀剂等，以增强滋补的效果；对症药是针对患者当时主要病症的药物，兼顾祛病和滋补；膏方内的滋补药多属黏腻呆滞之品，久服多影响脾胃运化，易闭门留寇，故一般需加用陈皮、砂仁、焦山楂、炒麦芽、白术等健脾药，加强吸收，达到补而不滞的功效；辅料主要包括调味收膏的蜂蜜或糖类等。

2. *按照药物的性质*

可分为 3 个部分，即中药饮片、蜂蜜和糖类。中药饮片是起主要治疗调补作用的中药，一般需辨证施治，根据个体情况差异而应用不同的药物。蜂蜜和糖类主要用于改善口感和防腐，另外蜂蜜还能补中缓急、清热解毒、润肺止咳、润肠通便，冰糖补中益气、和胃润肺、止咳化痰，白砂糖润肺生津、补中益气，红糖补中缓肝、和血化瘀、调经、和胃降逆等。

四、膏方的服用方法

膏方的服用方法很多，常用如下几种：①调服，即把黄酒或水加入胶质稠黏难化的膏方中，用碗或其他容器隔水炖热，调匀后服用；②冲服，即用白开水调开量好的药膏，搅拌均匀后服用；③含化，也叫"噙化"，即把药膏含在口中慢慢咽下，此方法最常用于治疗慢性咽喉炎。

服用膏方还应该掌握适当的时间，补益类药应空腹服；治疗胃肠道疾病，膏方宜在饭前 1 小时左右服；养心安神类的膏方，宜睡前服，才能达到最好的效果。

五、服用膏方时的不良反应及防治方法

尽管膏方服用的对象不同，体质、病情不同，但总的要求是以平和为准，在辨证论治的原则指导下，切合个体，一般不会出现不良反应。但是，也有少数人服用膏方后，会出现以下几种不适：

（1）食欲下降，进食减少，胃部满闷，腹部胀满。

（2）牙龈肿痛，口苦，鼻衄，面部烘热，大便秘结。

（3）第二年春夏时感到不适、厌食、困倦，入夏怕热，也有出现低热、皮疹、牙龈肿痛、便秘等。

这些不良反应，可以在刚开始服用几天时出现，也可能在第二年春天或夏天才出现。防止这些不良反应发生，首先在服用开路方时要注意，尽可能祛除湿浊，调整好胃肠功能。在服用几天后就出现不思饮食、腹胀时，应该暂停服用，改服 1 ～ 2 周理气和胃消导药后，再少量服用膏方，慢慢增加。如见牙龈肿痛、鼻衄等上火症状时，可以将清热泻火、解毒通腑药煎好后放入膏方中，一起服用以纠正偏差。

六、儿童最适合膏方进补的情况

"吃膏方不是赶时髦，如果您的孩子平时很健康，身体各方面没有中医理论所指的虚或缺，就没必要进补"。膏方调理要有针对性，如果孩子有下面几种情况，就很有必要补一补：

1. 反复呼吸道感染

包括经常感冒、咳嗽，或多次患支气管炎、支气管周围炎、肺炎、间质性肺炎等。

2. 支气管哮喘

平时经常打喷嚏、流清涕，出现皮肤湿疹、瘙痒或伴有其他过敏症状。

3. 生长发育迟缓

形体瘦削、矮小，食欲不振，自汗盗汗，遗尿等。

4. 其他疾病的康复期

如患有慢性胃炎、慢性肾炎、肾病综合征、心肌炎后遗症等。

七、儿童膏方的特点

儿童的生理有异于成人，不能滥用滋补。儿童如初升的太阳一样生机旺盛，如过早或过度地使用膏方滋补，不仅会抑制自身的正常生长，还容易出现因滋补过度导致的热性疾患。因此儿童膏方主张调补，以用药平和为特点，通常选用党参、白术、太子参等平补的中药，少用滋腻碍胃之品；在补益药中，常适当加入陈皮、佛手等理气和胃消导的药物，做到补中有消、消中进补。

八、妇幼常用膏方

以下膏方均须辨证使用。

（一）亚健康、术后、病后体虚未复

常用膏方：党参（研末）250g，黄芪250g，白术120g，茯苓120g，甘草50g，熟地黄150g，全当归120g，川芎60g，白芍120g，桂枝60g，淮山药150g，陈萸肉120g，枸杞子120g，灵芝150g，陈皮60g，五味子60g，制黄精200g，玉竹120g，麦冬120g，巴戟天120g，丹皮90g，杜仲120g，补骨脂120g，薏苡仁300g，龙眼肉60g，胡桃肉（研末）60g，阿胶250g，鹿角胶250g，黄酒250ml，冰糖250g。并视个人情况调整剂量。

（二）小儿哮喘

常用膏方：太子参150g，天冬120g，熟地黄30g，炙款冬花90g，黄芪120g，补骨脂90g，丹参90g，椒目45g，炙甘草50g，红枣150g，冰糖160g，阿胶120g，黄酒100ml，川贝粉30g。并视个人情况调整剂量。

此方为小儿固本克喘而治，可预防哮喘反复发作，有良好的抗哮喘复发作用。

（三）子宫肌瘤

气虚血滞、痰湿内停，结而成症，月经量偏多，宜扶正运脾、攻湿消症。

常用膏方：桂枝茯苓丸、鳖甲煎丸加减，胶类选用阿胶及鳖甲胶，用量随症加减。除胶类外，辅料可加入龙眼肉、核桃肉、红枣、黑芝麻等。

（四）闭经、月经稀少、不孕

辨证属气血两虚证。

常用膏方：十全大补膏。

【来源】《太平惠民和剂局方》。

【组成】 人参90g，肉桂90g，白术150g，茯苓150g，黄芪150g，炙甘草60g，当归150g，白芍药150g，川芎90g，地黄150g。

【制剂】 先将人参煎汁备用，其他药物水浸一宿，文武火煎取浓汁，冲入人参汁后熬成膏。

【服法】 每服一匙，开水调服。

（五）更年期综合征

辨证属阴阳两虚，心肾不交者。

太子参300g，百合300g，生地黄200g，当归150g，仙茅150g，淫羊藿150g，珍珠母400g，生白芍300g，川芎150g，知母、黄柏各150g，酸枣仁200g，紫丹参200g，茯苓300g，枸杞子250g，菟丝子250g，煅龙骨、牡蛎各200g，桑寄生250g，川续断250g，巴戟天200g，覆盆子200g，生薏苡仁300g，炒白术200g，胡桃200g，蜂蜜250g，阿胶250g。

（六）黄褐斑

辨证属肝肾不足，经脉瘀滞者。症见面部黄褐斑，畏寒，夜寐不安，舌质淡暗，苔薄白，脉弦细。

黄芪300g，党参200g，丹参300g，猪苓150g，茯苓150g，首乌150g，熟地黄120g，当归120g，黄精200g，淫羊藿120g，巴戟天120g，泽泻120g，知母、黄柏各120g，桂枝30g，炮附子30g，菟丝子120g，川续断120g，狗脊120g，肉苁蓉150g，怀牛膝150g，泽兰120g，川芎60g，赤芍120g，桃仁120g，红花60g，杜仲120g，槲寄生120g，酸枣仁300g。

第三节 饮 食 药 膳

药膳，是指将一定的中药与某些具有药用价值的食物相搭配调制而成的食品，是我国传统文化瑰宝之一，具有悠久历史和丰富实践经验。早在2000多年前，《黄帝内经》就有

"毒药攻邪，五谷为养，五果为助，五畜为益，五菜为充，气味合而服之，以补益精气"的论述。唐代医学家孙思邈更明确地提出了"夫为医者，当须先洞晓病源，知其所犯，以食治之，食疗不愈，然后命药"和"若能用食平疴，释情遣疾者，可谓良工"的卓越见解。饮食为气血精津的来源，气血精津为脏腑功能活动的物质基础。

药膳以食药结合、寓医于食为特色，是具有保健、防病、治病作用的特色膳食，具有效、廉、简、便之优点。其既美味又营养，同时还可保健强身、延年益寿，一举多得，深受人们喜爱。

妇科药膳要充分结合女性自身生理病理特点。《金匮要略》《济阴纲目》《备急千金要方》均记载了诸多治疗妇科病症的饮食疗法。女性经孕产乳均以血为用，易致阴血亏虚，故补虚养血为妇科药膳应用的基本法则。而虚有气血阴阳之分、脏腑冲任之辨，并且妇科病多兼血瘀、痰湿、湿热、气滞之实邪。同时女性在调经、求嗣、安胎、产后、更年期等不同时期又有不同需求，需在不同阶段根据需求及辨证来调理。"寒者热之、热者寒之、实者泻之、虚则补之"乃食疗的基本治则，合理用膳，方可事半功倍。

药膳的药物配伍禁忌，遵循中药本草学理论，一般参考"十八反"和"十九畏"。"十八反"的具体内容：甘草反大戟、芫花、甘遂、海藻；乌头（包括川乌、草乌、附子）反贝母（川贝母、浙贝母）、瓜蒌、天花粉、半夏、白蔹、白及；黎芦反人参、丹参、沙参（南沙参、北沙参）、苦参、玄参、细辛、芍药（白芍、赤芍）。"十九畏"的具体内容：硫黄畏朴硝，水银畏砒霜，狼毒畏密陀僧，巴豆畏牵牛，丁香畏郁金，川乌、草乌畏犀角，牙硝畏三棱，官桂畏赤石脂，人参畏五灵脂。

一、妇科篇

（一）闭经

1. 桃仁当归煮鸡蛋

桃仁10g，当归10g，鸡蛋2个，将桃仁、当归加水与剥除蛋壳的熟鸡蛋同煮，吃蛋饮汤。功效：养血活血。适用于月经停闭不行，小腹胀痛隐隐，乳房胀痛。

2. 熟地黄当归桂圆粥

熟地黄15g，当归10g，桂圆干8～10个，粳米100g，加清水适量，煮沸后，加适量红糖调味食用。功效：补气、养血、调经。适用于月经停闭不行，平时月经量少，头晕乏力。

（二）痛经

1. 黄芪羊肉汤

当归10g，黄芪30g，甘草6g，羊肉300g，加生姜10g共同炖汤，吃肉喝汤。功效：补气、养血、止痛。适用于痛经，腰酸，面色苍白，乏力，月经量少色淡。

2. 艾叶当归羊肉汤

艾叶 10g，当归 10g，生姜 10g，羊肉 300g，桂皮、调料各适量。加水煮至肉烂熟即可，吃肉喝汤。功效：散寒、温经、止痛。适用于经前或经期小腹冷痛或绞痛，畏寒喜热，得热痛减，月经量少色黯。

3. 当归红花煮鸡蛋

当归 10g，红花 9g，鸡蛋 2 个，鸡蛋先煮熟，剥壳后与当归红花加水同煮，食蛋饮汤。功效：活血、化瘀、止痛。适用于经前或经期小腹胀痛拒按，月经量少，色紫黯，经行不畅，胸胁胀满或乳房胀痛。

（三）月经过多

1. 桂圆红枣黄芪汤

桂圆、红枣各 8 枚，黄芪 30g，艾叶炭 10g，将桂圆去壳取肉，然后与黄芪、红枣、艾叶炭一同入锅，加水适量，煮开后服用。功效：益气补中，健脾止血。适用于月经量多、色淡红、质清稀，神疲体倦，气短懒言。

2. 槐花粥

槐花 15g，生地黄 15g，山药 15g，粳米 50g，将药材洗净，放入锅中，加清水适量，浸泡 5～10 分钟后，水煎取汁，加粳米煮粥，煮熟后食用。功效：清热凉血，固冲止血。适用于经行量多，色鲜红或深红，质黏稠，口渴饮冷，心烦多梦，小便黄，大便干。

（四）水肿病

薏苡仁粥：薏苡仁 30g，赤小豆 15g，粳米 100g，将粳米淘净，加赤小豆、薏苡仁、清水适量煮沸后改小火，煮至粥成后服用。功效：健脾、利水、消肿。适用于女子经期前后，或正值经期，肢体水肿，纳差食少，大便溏，腰膝酸重等。

（五）外阴瘙痒

车前草竹叶粥：车前草 15g，竹叶 10g，薏苡仁 30g，黄柏 10g，将药材放入锅中，加清水适量，浸泡 10 分钟后，水煎取汁，加粳米 100g 煮成粥后食用。功效：清热渗湿，祛风止痒。适用于阴部瘙痒灼痛，坐卧不安，带下量多，色黄如脓，头晕目眩，口苦咽干，心烦不宁，小便黄少，大便干。

（六）更年期综合征

1. 生地黄甲鱼汤

甲鱼 300g，生地黄 15g，知母 10g，黄精 15g，料酒、姜片、盐适量。做法：先将洗净的甲鱼块放入烧开的水中，加料酒，余去血水，捞出备用；往砂锅中加入清水，烧开后倒入药材和姜片，放入甲鱼块，用中火炖 1 小时至食材熟透，加盐拌匀调味即可。功效：滋阴、清热、补肾。适用于更年期月经紊乱，耳鸣，面部烘热，腰膝酸疼，汗多，烦躁失眠等。

2. 枸杞羊肉汤

枸杞子 30g，羊肉 300g，肉桂 10g，葱、姜适量，加适量清水，炖汤，吃肉喝汤。功效：温补肾阳。适用于更年期月经紊乱，畏寒，腰背冷痛，夜尿频繁。

3. 银耳莲子百合汤

银耳 10g，莲子 30g，百合 30g，加清水同煮后熬成汤汁，加入适量冰糖即可食用。功效：莲子养心益肾、补脾止泻，百合具有清心安神、养阴润肺的功效。适用于更年期心神不宁，烦躁易怒，失眠多梦。

（七）慢性盆腔炎

1. 金银花扁豆粥

金银花 15g，扁豆 20g，当归 10g，粳米 50g。以上材料洗净后，加入清水煮成粥后食用。功效：清热、利湿、止痛。适用于小腹隐痛，反复发作，月经期或劳累时加重，带下量多，黄稠，小便黄少，大便干或稀。

2. 当归芍药猪肉汤

当归 10g，芍药 15g，生姜 6 片，大枣 8 枚，猪肉 250g。以上药材及猪肉洗净后加入清水炖汤服用。功效：补血养血，缓急止痛。适用于小腹隐痛，头晕眼花，心悸，睡眠差，面色萎黄。

（八）经行头痛

天麻白术鱼头汤：天麻 10g，鲢鱼头 150g，白术 15g，大枣 6 枚，将鱼头洗净，去鳃。起油锅，下鱼头煎至微黄，加清水适量，放入药材，煮沸后改小火炖汤服用。功效：通络止痛。适用于经前或经期头痛，头晕目眩，形体肥胖，平日白带多稠黏，月经量少色淡。

（九）月经延后

1. 杜仲山药粥

杜仲 15g，山药 15g，当归 10g，粳米 100g，红糖 30g，加适量清水，熬成粥后食用。功效：补肾、养血、调经。适用于月经延后，月经量少，色淡，腰酸软，耳鸣。

2. 当归羊肉汤

当归 10g，桂枝 6g，生姜 6 片，红枣 10 枚，羊肉 300g，加水适量煮至肉烂熟，吃肉喝汤。功效：温经散寒，养血调经。适用于月经延后，月经量少，色淡红，畏寒肢冷，小腹隐隐作痛，喜暖。

3. 山药粥

山药 15g，熟地黄 15g，枸杞子 15g，红枣 8～10 枚，粳米 100g，加适量清水，熬粥后加入适量红糖食用。功效：补血调经。适用于月经延后、量少、色淡红，头晕眼花，面色白。

（十）月经过少

1. 杜仲鸡汤

杜仲 10g，枸杞子 15g，当归 10g，母鸡 500g，生姜 6 片，鸡洗净后加入清水、生姜，煮沸后加入药材，改小火炖汤，喝汤吃肉。功效：滋肾、益精、调经。适用于月经量少，色黯，腰酸软，耳鸣。

2. 桃仁红花汤

桃仁 10g，红花 9g，当归 10g，加入清水煮开，加入适量红糖调味后服用。功效：活血化瘀、调经。适用于月经量少，色紫黯，有血块，小腹胀痛。

（十一）经行泄泻

扁豆粥：扁豆 20g，茯苓 15g，山药 15g，薏苡仁 30g，粳米 100g，加适量清水，熬成粥后食用。功效：健脾、利湿、止泻。适用于月经前后，或月经期，腹胀，大便溏稀，一天数次。

（十二）子宫脱垂

参芪粥：人参或党参 15g，黄芪 30g，升麻 6g，炙甘草 10g，糯米 50g，加入清水，煮至粥成后服用。功效：补气升提。适用于子宫脱垂，劳动后加重，小腹下坠，乏力，小便频数。

（十三）子宫肌瘤

山楂汤：山楂 30g，陈皮 10g，黑木耳 50g，红糖 30g。山楂煎水约 800ml，去渣，加入黑木耳，小火煨烂，加入红糖服用。功效：行气、活血、化瘀。适用于小型子宫肌瘤，月经色黯有块，小腹胀，有时痛。

（十四）带下病

1. 薏苡仁白果粥

薏苡仁 30g，白果 10g，芡实 30g，粳米 100g，加适量清水，熬成粥后食用。功效：健脾利湿，适用于带下量多，色白或淡黄，质清稀，大便稀。

2. 菟丝子山药莲子汤

山药 30g，菟丝子 15g，莲子 20g，加入清水，煮熟后服用。功效：温肾止带。适用于带下量多，色白清冷，稀薄如水，淋漓不断，头晕耳鸣，腰酸痛，畏寒，大便溏薄。

3. 绿豆车前子粥

绿豆 50g，车前子（包煎）20g，粳米 50g，茯苓 15g，加入清水，煮熟后食用。功效：清热、利湿、止带。适用于带下量多、色黄、黏稠、有臭气，或伴阴部瘙痒，小便黄少。

二、孕产篇

（一）妊娠恶阻

1.鲫鱼砂仁汤

鲫鱼 1 条，砂仁 6g，紫苏 10g，生姜 8 片，葱少许。鲫鱼剖肚，清洗干净后，加入清水适量，煮沸后加入药材、葱、姜，改小火炖汤，少食多餐服用。功效：健脾和胃。适用于妊娠早期，恶心，呕吐，吐出食物，甚则食入即吐，腹胀，乏力。

2.竹茹大枣汤

竹茹 10g，大枣 10 枚，生姜 6 片，加入清水，煮开后少量多次服用。功效：清肝、和胃、止呕。适用于妊娠早期，呕吐酸水或苦水，嗳气叹息，头晕目眩，口苦。

（二）先兆流产

1.菟丝子杜仲粥

菟丝子 15g，杜仲 15g，糯米 50g，加水煮成粥后食用。功效：补肾安胎。适用于孕后腰酸，或小腹隐痛，或有小腹下坠感，头晕耳鸣，或反复流产。

2.苎麻根黄芩山药汤

苎麻根 30g，黄芩 10g，山药 30g，加入清水，煮成汤后食用。功效：清热止血，健脾安胎。适用于孕后阴道少量流血，色红，或腰酸，口苦，心烦，小便黄。

（三）羊水过多

鲤鱼汤：鲤鱼 1 条（约重 1kg，去鳞及内脏），茯苓 15g，生姜 8 片，加水适量煮熟，取汁服用，鱼亦可食。功效：健脾利水，消肿。适用于妊娠 5～6 个月后，羊水偏多，腹胀，不能平卧，小便偏少。

（四）妊娠咳嗽

桑叶百合芝麻汤：桑叶 10g，百合 30g，黑芝麻 15g，加入清水，煮开，加入适量蜂蜜调服。功效：养阴润肺，止咳。适用于妊娠期咳嗽，痰少，口干咽燥，睡眠差。

（五）产后腹痛

《金匮要略》中记载的经典药膳名方——当归生姜羊肉汤，能治妇人"产后腹中痛"，组方原料为当归、生姜、羊肉等三种原料，其中两种为药食同源药材，一种为食物性原料，当归 10g，生姜、羊肉适量，加入清水炖汤，吃肉喝汤。功效：补血益气、止痛。适用于产后小腹隐隐作痛，数日不止，畏寒喜暖，恶露量少，色淡红，头晕眼花，乏力。

（六）产后恶露不净

1. 黄芪艾叶炖鸡

黄芪 30g，艾叶 10g，益母草 10g，鸡肉 250g，隔水炖，吃肉喝汤。功效：补气、祛瘀、止血。适用于产后恶露过期不止，量少，色淡红，质稀，无异味，精神倦怠，乏力。

2. 三七蒸鸡

三七 3g，嫩母鸡 200g。母鸡去杂洗净，用开水焯去血水，三七洗净，放入鸡腹，再放入锅中隔水蒸，蒸熟后吃肉喝汤。功效：活血、化瘀、止血。适用于产后恶露过期不净，淋漓量少，色黯有块，小腹疼痛拒按。

（七）催乳

药膳中首选猪蹄（乃血肉有情之品，养精血以生乳汁）、花生（滋补气血，养血通乳）、丝瓜络（通络，有助理气疏通乳腺），产后第 3 天开始催乳比较适合，喝汤时间和频次根据产妇身体状况来定。

1. 气血虚弱型

（1）黄芪猪蹄汤：猪蹄一对，黄芪 30g，当归 10g，加入清水炖汤，吃肉喝汤。

（2）鲫鱼通草汤：鲜鲫鱼一条，通草 10g，花生 30g。鲫鱼清洗干净后加入清水煮开，加入花生及通草改小火炖汤，汤炖好后，去通草，吃鱼肉喝汤。功效：补气养血，通络催乳。适用于产后乳汁少，甚或全无，乳汁清稀，乳房柔软，无胀满感，倦怠乏力，面色无华。

2. 肝郁气滞型

柴胡猪蹄汤：猪蹄一对，柴胡 6g，通草 10g，加入清水炖汤，吃肉喝汤。功效：疏肝解郁，通乳。适用于产后乳汁分泌少，或乳汁不下，乳房胀硬疼痛，夜寐难安，情志抑郁，胸胁胀闷，食欲差。

（八）产后便秘

黑芝麻当归粥：当归 10g，大米 100g，加入清水，煮成粥，黑芝麻炒香研末，调入粥中服用，食用时亦可加入少许蜂蜜调味。功效：养血、润肠通便。适用于产后大便干，难解。

（九）产后虚弱

黄芪炖五花肉：黄芪 30g，党参 15g，当归 10g，五花肉 250g，红枣 10 枚。将五花猪肉洗净，切成小块与药材一起，放入砂锅内，加入适量的水，先用大火将水烧煮沸后，再改小火炖 60 分钟，加入少许食盐便可食用。功效：补气养血。适用于产后腰膝酸软、四肢乏力、心悸气短、头晕眼花。

（十）产后汗证

黄芪五味子粥：黄芪 30g，五味子 10g，生白术 15g，大枣 10 枚，糯米 50g，白糖适量。

将大枣洗净后用刀劈开，与黄芪、白术、五味子、糯米一同加入清水煮粥，食用时放入白糖。功效：益气、养阴、止汗。适用于产后出汗量过多，持续时间长，不能自止，动则加剧，倦怠懒言。

第四节 中药茶饮

中药茶饮即用沸水冲泡或加水煎煮中草药取汁，频频饮服，用以防治疾病的一种剂型。中药茶饮历史悠久，是我国的传统剂型，是中医防病治病、调理阴阳、养生健体的特殊中药应用形式，在中医学理、法、方、药理论原则指导下，依据辨证与辨病相结合原则对病情进行判断，从而选方用药，用于日常防治疾病、病后调理或养生保健，在治疗疾病及养生保健方面发挥着重要作用。宋代《太平圣惠方》中首次记载"药茶"一词，载录有八种药茶，治疗范围涉及伤寒、泻痢、肠风等，其中有防治妇科疾病的，如"糯米黄芪饮茶"（由糯米、黄芪、川芎组成），用来治疗气血不和、胎动不安的病症，具有调理气血安胎的作用。清代茶饮，是在中医辨证论治理论指导下选用合适的中药组成方剂，将方中药物煎汁后当茶饮用，《清宫代茶饮精华》中使用"回乳代茶饮"（由生麦芽、熟麦芽组成）水煎代茶频饮进行回乳，此茶饮为回乳的特效方。

中草药泡茶简、便、廉、效，但也必须辨证，即要根据中草药的性味功能，结合个人体质（寒热虚实）、病症、季节、气候等，要因病、因人而异，辨证应用，才能达到预期效果。由于组成茶饮方的药物性味比较平淡，用药多平和，与中药汤剂相比，它既保持了汤剂功效显著的特色，又克服了汤药制作繁杂、浪费药材的不足，口味、药力的刺激性会小，可多次泡服且饮服方便，可以避免服用汤药带来肠胃及精神上的负担，中药茶饮适合长期服用，缓图其效，以和脏腑。药效比顿服汤药持久性大，便于慢性疾病的调治及相关疾病的辅助治疗。

通常可用于泡茶的中药有党参、西洋参、灵芝、麦冬、杜仲、龙眼肉、枸杞子、陈皮、番泻叶、大黄、草决明、莲子心、生姜、大枣、胖大海、薄荷、乌梅、山楂、紫苏、罗汉果、青果、茵陈、金钱草、鲜佩兰、鲜藿香、西瓜皮、白茅根、菊花、玫瑰花、金银花、槐花等，以体轻质松、味甘淡的叶、花、果、籽及鲜品类药居多。

一、妇科篇

（一）月经过少

1. 玫瑰花茶

玫瑰花 15g，红茶适量，沸水冲泡代茶饮。《食物本草》谓玫瑰花"主利肺脾、益肝胆，食之芳香甘美，令人神爽"。功效：理气解郁，活血散瘀。适用于月经量少，色紫黑有块，

173

小腹胀痛，血块下后胀痛减轻。

2. 当归山药黄芪茶

当归 10g，山药 15g，黄芪 20g，沸水冲泡或以水煎取药液代茶饮用。功效：补血、益气、调经。适用于月经量少，或点滴即止，经色淡红，质稀，头晕眼花，乏力，面色萎黄。

（二）月经过多

仙鹤草 30g，红枣 10 枚，沸水冲泡代茶饮。仙鹤草又名"脱力草"，治劳作后乏力，有恢复体力之功，可治各种出血症。适用于月经量多，色淡质稀，神疲体倦，气短懒言，面浮肢肿，面色淡黄。

（三）痛经

1. 山楂茶

生山楂 30g，当归 10g，红糖适量，生山楂、当归煎取浓汁，加入红糖后服用。功效：山楂化瘀血而不伤新血，开郁而不伤正。适用于经前或经期小腹胀痛，乳房胀痛，经行不畅，经色紫黯。

2. 艾叶当归茶

艾叶 10g，当归 10g，沸水冲泡代茶饮。功效：散寒、活血、止痛。适用于经前或经期小腹冷痛，喜温，经血量少，色黯，畏寒肢冷，面色青白。

（四）闭经

人参当归茶：生晒参 10g，当归 10g，陈皮 10g，红枣 10 枚，沸水冲泡或以水煎取药液，调入适量红糖代茶饮用。功效：补血化瘀，通经调冲。适用于闭经数月，头晕，心悸怔忡，多梦，面色萎黄。

（五）排卵期出血

枸杞地黄茶：生地黄 10g，枸杞 10g，开水冲泡代茶饮。功效：滋阴止血。适用于月经中期出血，量少，色鲜红，质稠，头晕耳鸣，腰腿酸软，夜寐不宁。于月经周期第 9 天开始服用，连续服 6 天，3 个月经周期为 1 个疗程。

（六）经行泄泻

石榴皮茶：石榴皮 10g，鲜姜汁 5～8 滴，沸水冲泡后作茶饮。功效：止血。适用于经前或经期大便泄泻，腹胀，平时带下量多，色白质黏。

（七）带下病

1. 白果茶

白果 15g，薏苡仁 30g，共煎汤代茶饮。功效：健脾、益气、止带。带下量多，绵绵不断，色白或淡黄，质稀薄，无臭气，神疲倦怠，纳少便溏。

2. 车前草茶

车前草 15g，开水冲泡代茶饮。功效：清热、利湿、止带。适用于带下量多，色黄，小便黄少。

（八）更年期综合征

1. 百合茶

百合 30g，淮小麦 30g，茯神 10g，大枣 10 枚，甘草 6g，用冷水浸泡 1 小时，加水煮沸，不分次数，代茶饮。功效：滋阴敛汗、安神。适用于更年期心烦郁闷、失眠多梦、潮热出汗，动则汗多。

2. 麦冬茶

麦冬 9g，玫瑰花 6g，莲子心 3g，沸水冲泡代茶饮。功效：养颜解郁，清心除烦。适用于更年期心神不宁，五心烦热，皮肤干燥。

3. 菊花茶

菊花 10g，熟地黄 15g，枸杞子 15g。将以上药材以沸水冲泡，可代茶饮。功效：菊花性微寒，味甘、苦，具有平肝明目、散风清热的作用；熟地黄味甘，具有补血滋阴的作用；枸杞子性平，味甘，具有补肝肾、益精明目的作用。适用于更年期综合征引起的眩晕耳鸣、烦躁易怒、双目干涩。

（九）经行乳房胀痛

夏枯草茶：夏枯草 10g，川芎 10g，香附 10g，沸水冲泡代茶饮。功效：行气、疏肝、散结。适用于乳房胀痛，双侧或单侧，胁肋胀痛，烦躁易怒，月经前乳房胀痛明显，月经过后即见减轻并逐渐停止，乳房散在结节感，有触痛，无明显肿块。

二、孕产篇

（一）妊娠呕吐

1. 生姜茶

生姜 6g，紫苏叶 10g，沸水冲泡取汁，代茶饮。功效：行气、安胎、止呕。适用于孕早期恶心，呕吐，不思饮食，头晕，食入即吐，脘腹胀闷。

2. 养阴茶

西洋参 3g，生地黄 10g，麦冬 10g，竹茹 10g，以上药材用冷水浸泡半小时，加水煮沸，代茶，少量频饮。功效：益气、养阴、止呕。竹茹味甘，性微寒，清热止呕效佳，《本草汇言》曰："竹茹，清热化痰，下气止呃之药也。"适合于妊娠呕吐日久伤阴，消瘦，双目无神，四肢无力，口渴，尿少，便秘。

（二）先兆流产

1. 菟丝子茶

菟丝子 15g，桑寄生 15g，加水煮沸，代茶饮。功效：补肾益气，安胎。适用于孕后阴道少量下血，色淡，无腹痛，头晕，腰酸。

2. 黄芩白术茶

黄芩 10g，炒白术 15g。功效：健脾、清热、安胎。元代朱丹溪提出"黄芩、白术乃安胎圣药"。适用于孕后阴道少量下血，色深红，质稠，无腹痛，心烦，恶心，呕吐。

（三）习惯性流产

杜仲茶：杜仲 15g，续断 15g，当归 10g，煎水代茶饮。功效：养血，补肝、肾。适用于反复自然流产孕前调理，头晕耳鸣，腰酸膝软，夜尿多。

（四）羊水过多

玉米须茶：玉米须 30g，冬瓜皮 30g，煎浓茶少量频饮。功效：利水消肿。适用于孕期羊水过多，胎儿发育正常，无畸形，腹大异常，胸腹胀满，甚至不能平卧。

（五）妊娠咳嗽

百合桑叶茶：百合 20g，桑叶 12g，生地黄 10g，梨 2 个，水煎服，代茶饮。功效：养阴润肺，止咳。适用于妊娠期间，咳嗽日久不愈，干咳少痰，口干咽燥。

（六）妊娠贫血

大枣茶：大枣 10 枚，党参 15g，黄芪 20g，白术 10g，白芍 10g，煎水代茶饮。功效：补气养血，安胎。适用于孕后面色无华，倦怠乏力，食欲不振，头晕眼花。

（七）产后便秘

当归茶：当归 10g，沸水冲泡，调入适量蜂蜜代茶饮。功效：生津、润肠、通便。适用于产后大便干，难解。

（八）产后恶露不净

1. 黄芪艾叶茶

黄芪 20g，艾叶 10g，当归 10g，加水煮沸，代茶饮。功效：补气止血。适用于产后恶露过期不止，量多，色淡红，质稀，精神倦怠，气短无力。

2. 黄芩生地黄茶

黄芩 10g，生地黄 10g，旱莲草 15g，茜草 10g，煎水代茶饮。功效：养阴清热，凉血止血。适用于产后恶露过期不止，量较多，色深红，质黏稠，口干，面色红。

3. 三七茶

三七粉 3g，冲水代茶饮。功效：化瘀止血。适用于产后恶露过期不止，淋漓量少，色黯有块。

（九）产后小便不通

1. 黄芪通草茶

黄芪 25g，通草 10g，沸水冲泡取汁，代茶饮。功效：补气、行水、利尿。适用于产后小便不通，或点滴而下，小腹胀急，气短少言，面色少华。

2. 竹叶茶

淡竹叶 15g，生地黄 10g，当归 10g，沸水冲泡代茶饮。功效：清心利尿。适用于产后排尿困难，点滴而下，小腹胀急，心烦口渴。

（十）产后腹痛

当归白芍茶：当归 10g，白芍 15g，甘草 9g，加水煮沸，代茶饮。功效：补血、缓急、止痛。适用于产后小腹隐隐作痛，喜揉喜按，恶露量少，色淡，头晕眼花，心悸怔忡，大便少。

（十一）产后汗证

1. 黄芪甘草大枣茶

黄芪 25g，防风 10g，甘草 10g，大枣 10 枚，沸水冲泡，代茶饮。功效：补气、固表、止汗。适用于产后汗多，不能自止，动则加剧，气短懒言，倦怠乏力。

2. 五味子茶

五味子 10g，麦冬 10g，煎水代茶饮。功效：养阴敛汗。适用于产后汗出不已，夜间尤甚，心烦热，口燥咽干。

（十二）回乳

麦芽 60g，加水煮沸，代茶饮。适用于产后不需哺乳，或不宜授乳，或婴儿已到断奶之时，可予回乳。

（十三）产后缺乳

1. 通草茶

通草 10g，黄芪 30g，当归 10g，麦冬 10g，加水煮沸，代茶饮。功效：补气养血，通乳。适用于产后乳汁分泌少，甚至全无，乳汁清稀，乳房柔软，无胀满感，神倦乏力，进食少，面色无华。

2. 柴胡通草茶

柴胡 10g，陈皮 9g，通草 10g，沸水冲泡，代茶饮。功效：疏肝解郁，通乳。适用于产后乳汁涩少、浓稠，或乳汁不下，乳房胀硬疼痛，情志抑郁，胸胁胀闷，食欲不振。

三、四季茶饮

一年有四季，各季气候各不相同，春温、夏热、秋凉、冬寒，四季变化；春生、夏长、秋收、冬藏，自然之理。饮食起居也应与万物一样，适应四时阴阳变化。《黄帝内经》里提出"春夏养阳，秋冬养阴"，正所谓"法于阴阳"。不同时节就有了不同的代茶饮。

（一）春季

气候渐温，阳气生发，万物复苏，春季茶饮宜益气升发、养阴柔肝。

1. 枸杞茶

枸杞子 10g，菊花 5g，大枣 5 枚，沸水冲泡，代茶饮。功效：疏风散热、平肝明目。《本草备要》记载"菊花味兼甘苦，性察平和，备受四气，饱经霜露，得金水之精，益肺肾二脏"；《本草纲目拾遗》记载菊花"治诸风头眩，明目祛风，搜肝气，益血润容"。

2. 首乌茶

制何首乌 10g，白芍 10g，沸水冲泡，代茶饮。功效：滋阴养血柔肝。

（二）夏季

气候炎热，是阳气最盛的季节，生机旺盛，也是新陈代谢最旺盛的时期，夏季茶饮以清热解暑为主。

1. 金银花甘草茶

金银花 15g，生甘草 4g，药材原料洗净，加入适量清水，大火煮开后放凉，代茶饮。功效：生津润燥，清热解暑。

2. 荷叶茶

荷叶 15g，沸水冲泡 10～15 分钟，待泡出香味以后，滤去渣滓，加入适量冰糖，待其化开，搅拌均匀放凉后即可饮用。《本草再新》中记载荷叶"清凉解暑，止渴生津，治泻痢，解火热"。功效：解暑热，预防夏季中暑。

（三）秋季

天气由热转凉，"燥"为主气，人体阴阳代谢出现阳消阴长的过渡时期，阳气渐收，阴气渐长，以"收养"为原则，秋季茶饮重在养阴防燥。

1. 麦冬饮

麦冬 10g，百合 20g，蜂蜜适量。将药材放入冷水浸泡半小时，用清水大火煮半小时，过滤渣滓留汁，加入适量蜂蜜，调匀后代茶饮。功效：养阴润肺，清心安神。

2. 石斛枸杞茶

石斛 15g，枸杞子 10g，菊花 5g，将石斛、枸杞子洗净，加入适量清水，大火煮开 10

分钟，放入菊花，加盖焖 10 分钟，代茶饮。功效：滋阴补肾，清肝明目。

3. 桑叶玉竹茶

桑叶 10g，玉竹 15g，沸水冲泡，代茶饮。功效：养阴生津，润肺止咳。

（四）冬季

冬季气候寒冷，万物蛰伏，人体阳气收藏，气血趋向于里，养生应以"藏"为主，避免受到严寒的侵袭。中医学认为"时届寒冬，万物生机闭藏，人的机体生理活动处于抑制状态。养生之道，贵乎御寒保暖"。冬季茶饮宜温宜补。

1. 生姜陈皮茶

生姜 5g，陈皮 9g，红茶 4g。生姜切片，与陈皮加入锅中，加适量清水，大火煮开后改成小火煎煮，1 小时以后滤去渣滓，取汁冲泡红茶，加盖焖泡 20 分钟左右，即可饮用。功效：温中散寒，健脾和胃。

2. 枸杞桂圆茶

枸杞子 10g，桂圆 15g，红枣 6 枚，加入适量清水，大火煮开 10 分钟后加入冰糖适量，冰糖化开后即可服用。功效：补肝肾，健脾养血。

3. 黄芪党参茶

黄芪 20g，党参 15g，枸杞子 10g，红枣 6 枚。将药材洗净，加入适量清水，大火煮开后服用，代茶饮。功效：益脾肺，补肝肾。

第五节　单方、验方

一、白带症验方

（一）傅青主女科，五带验方

1. 白带症

傅青主曰：妇人有经年累月下流白物，如涕如唾，不能禁止，甚则臭秽者，所谓白带也。方用完带汤。炒山药、土白术各 30g，野党参 10g，酒白芍 15g，酒车前子、炒苍术各 9g，陈皮、柴胡、黑芥穗各 2g，甘草 3g。记曰：白带须用完带煎，山药白芍与车前。二术荆芥参草陈，脾虚肝郁白带灵。

临床加减法：

（1）遇劳则带量甚者，加重党参之量，并加黄芪 30g，大补脾气之虚。

（2）腰困较甚者，加续断 15g、狗脊 10g，壮腰益肾。

（3）小腹畏寒下坠者，加乌药 6g、枸杞 15g，理气固精。

（4）小腹疼痛者，加艾叶 3g、香附 6g，以理气止痛。

（5）足肿者，加茯苓 20g，除湿消肿。

（6）纳差者，加砂仁、焦三仙各 6g，以醒脾助化。

（7）原方中加入煅龙骨、煅牡蛎各 15g，以固摄止带。

2. 黄带症

傅青主曰：妇人有带下而色黄者，宛如黄茶浓汁，其气腥秽，所谓黄带是也。方用易黄汤。炒山药、炒芡实各 30g，盐黄柏 6g，酒车前子 3g，白果仁 10 枚（敲碎）。记曰：任脉湿热易黄汤，山药芡实大量炒。引入任脉加白果，盐柏酒车白果捣。

临床加减法：

（1）黄带清稀量多，加入生龙骨、生牡蛎、海螵蛸，以固涩并止带。

（2）黄带黏稠，味臭有热者，加茵陈、炒栀子，利湿清热。

（3）腰困较甚者，可加菟丝子、续断，以壮腰益肾。

（4）若见阴虚内热、任脉不固而带脉失约所致带下色淡黄者，多为年老妇人患阴道炎者，此时应以知柏地黄汤加减为佳。

（5）临床若遇湿热毒盛，带下黄稠，或黄绿如脓，或夹血液，且味腥秽，亦可采用银翘蒲鳖丸加减，亦可加墓头回一药。六味地黄丸、银翘蒲鳖丸，医方书均有。

3. 青带症

傅青主曰：妇人有带下而色青者，甚则如绿豆汁，稠黏不断，其气腥臭，所谓青带也。方用加减逍遥散。茯苓、酒白芍、甘草各 15g，柴胡 3g，茵陈 9g，陈皮 3g，炒栀子 9g。记曰：带下色青肝郁滞，逍遥去归加茵栀。疏肝清热并利湿，陈皮健胃带自愈。

临床加减法：

（1）带下青色量多，加生龙骨、生牡蛎、续断，以固摄止带。

（2）带下青绿似脓，加椿根皮、盐黄柏、龙胆草，以清热利湿，化腐去脓。

（3）胸胁烦闷，纳差口苦者，可酌加竹茹、瓜蒌，以理气除湿热。

（4）小便黄浊者，可加通草、竹叶，以清利膀胱之湿滞。

（5）伴有阴部痛痒者，可以百部、苦参、黄柏水煎，先研后洗，以清热、杀虫、止痒。亦可用涂药：枯矾、儿茶各 6g，雄黄 9g，冰片 3g，黄柏 6g，共研细面，徐徐涂于患处，能起到杀菌、止痒、生肌之效。

4. 赤带症

傅青主曰：妇人有带下而色红者，似血非血，淋漓不断，所谓赤带也用清肝止淋汤。醋炒白芍、酒炒当归各 30g，酒炒生地黄 15g，炒阿胶、粉丹皮各 9g，黄柏、牛膝各 6g，香附 3g，红枣 10 枚，小黑豆 30g。记曰：清肝止淋赤带宜，补血清火功效奇。归芍枣豆生地丹，牛膝阿胶柏香附。

临床加减法：

（1）赤带色红较甚而似血者，宜加黑芥穗、续断、生龙骨、生牡蛎，以收涩止血。

（2）赤带白色多而红色少者，宜加山药、芡实、焦白术，以补脾益肾。

（3）气弱脉虚者，加菟丝子、党参、黄芪，以益气固精。

（4）小腹隐痛喜按者，加枸杞子、山萸肉，温经益损以缓痛。

（5）睡不安稳者，宜加炒枣仁、远志等，以安神定志。

（6）原方可酌加生龙骨、生牡蛎各 15g，茜草 10g，加强固经止带的作用。

（7）若久病气虚，带下甚者，宜加黄芪、藕片，益气固摄，以增强止淋之力。注意：从现代医学观之，多可能用于近似"血性白带"之类的病症。因此，须注意排除生殖器官肿瘤，方不误事。切记！

5. 黑带症

傅青主曰：妇人有带下而色黑者，甚则如黑豆汁，其气亦腥，所谓黑带也。方用利火汤。大黄 9g，土白术 15g，茯苓、车前子（酒炒）、刘寄奴、王不留行、黄连、炒栀子各 9g，知母 6g，生石膏 15g。记曰：黑带如因火热盛，连栀石膏并知母。苓术大黄车前子，王不留行刘寄奴。

临床加减法：

（1）如热盛伤阴者，酌加生地黄、白芍、山药等，以益阴清热。

（2）火热不甚者，清火之味酌减，或减其量。

（3）黑带较多者，宜加生龙骨、生牡蛎，以收摄固带。

（4）阴痒肿痛者，以黄柏水煎熏洗。

特别注意：本方乃清热泄水之峻剂，临床实属罕见，只可用于湿热火极体壮者，用之中病则止，一般二三剂，其色即转，然后辨证用药，以求平稳善后，万不可过用。妇人带下色黑、味奇臭腥秽者，除见于生殖系统炎症外，亦多见于生殖系统恶性肿瘤，故遇此患者，应嘱先妇科检查，探究其因，再辨证用药，以便及时准确地采取措施治疗。

（二）白带异常的其他验方

（1）组成：雾水葛、蟑螂屎、白芷各适量。

功效：清热止痒。

主治：妇女白带过多，外阴瘙痒。

用法：煲水冲洗患处。

出处：广东化州。

（2）组成：鸡冠花 15g，莲子 18g，银杏 10g，芡实 15g。

主治：白带过多。

用法：水煎服。

（3）白鸡冠，熬水后煮鸡蛋同食可治带下病。

（4）蛇床子、苦参、土茯苓各 20g，黄柏、白芷、白鲜皮各 15g，加水煎汤去渣，稍凉即熏洗阴道，每天 1 次，7 次为 1 个疗程，治滴虫性阴道炎。

二、月经失调验方

（1）组成：酸枣仁 30g，丹参 30g，云苓 15g，当归 10g，巴戟天 15g，栀子 10g，党参 15g，白术 15g，炙甘草 10g。

功效：养血健脾安神。

主治：更年期综合征。

用法：水煎服。

（2）组成：真珠花菜 100g，青壳鸭蛋 2 个。

功效：调经。

主治：月经先后无定期。

用法：水煎服，吃蛋饮汤。

（3）组成：杜仲 10g，响铃草 30g，当归 20g。

主治：月经量少，腰痛。

用法：水煎服，每天 1 剂。

（4）香附、桔梗、砂仁、红花、厚朴、伏神，用水煎服可治疗更年期综合征。

（5）组成：棕树根 10g，转转藤 10g，对月草 10g，月月开 10g，益母草 15g，矮桐子 10g，茜草 12g。

主治：月经量多。

用法：水煎服。

（6）组成：鸡冠花 10g，红白牛膝 12g，野烟 6g，红巴焦花 6g，益母草 12g。

主治：子宫出血。

用法：水煎服。

（7）组成：南瓜蒂 1 枚，红花 5g。

主治：痛经。

用法：水煎 2 次去渣，加入红糖 32g，于经前分 2 天服用。

（8）组成：血余炭 120g，研极细末。

主治：血崩。

用法：每服 1.5～3g，一天 3 次，凡月经第 2 天开始服，连服 3～5 天。

（9）组成：茜草 10g，益母草 12g，鸡冠花 15g，甘草 6g。

主治：子宫出血。

用法：水煎服。

（10）组成：酒 500ml，老鸦花藤 25g。

主治：月经不调。

用法：将老鸦花藤浸泡在酒中 1 月余。取酒饮，每次饮 10ml，每天服 2 次。

三、前庭大腺脓肿验方

方药：热长散以红升丹、轻粉、血竭、章丹、炼石膏各等分，研细末装瓶备用。

凉收散：珍珠 30g，轻粉、朱砂各 3g，青黛 1.5g，研细末和匀装瓶备用。治疗方法：沿大阴唇外侧皮肤肿起部位呈纵行切开，进行引流，再用无菌干棉球将热长散撒在凡士林纱条上，无药面向下塞入囊腔。每天换药 1 次，肉芽长平后，外用凉收散直接涂在创面，每天 1 次。疗效 19 例均获愈合，最长治疗时间 21 天，平均 13.2 天。

四、妊娠相关单方验方

（一）羊水过多

红茶。治疗疾病：妊娠羊水过多。用法：开水泡饮，每天服 2 次。连服 10～20 天。

（二）先兆流产

陈艾叶 6g，新鲜鸡蛋 2 个。以适量水煎陈艾叶，沸后入鸡蛋，待蛋熟，食其蛋，饮其汤。该方来自民间，湖南吴子明运用临床获得明显效果。如李某，30 余岁，曾多次流产。此次怀孕已 3 个月，晨起突觉腰胀腹痛，阴部见血，稍后下血见多，急求诊治。投以上方。午前服下，至傍晚出血渐止，次日腹胀腰痛亦愈，数月后顺产一男孩，母子均安艾叶为妇科要药，生艾以理气止痛为著，熟艾擅长止漏安胎、暖宫止血，熟艾即陈艾。

（三）妊娠呕吐

取干扁豆 30g，研成粉末，每天服 1 次，一次服 5g，以米汤送服，连服 5 天。

五、子宫脱垂

（一）魔芋花单方治疗子宫脱垂

魔芋花，煮甜酒同食可治子宫脱垂，脱肛。

（二）丝瓜络治疗子宫脱垂

方药：丝瓜络 100g，好白酒 1kg。

制法：将丝瓜络烧成炭，研细，分成 14 等分包备用。

适应证：子宫脱垂。

用法：每天早、晚饭前各服药 1 包，白酒 15～25g 送服。7 天为 1 个疗程，间隔 5～7 天行第 2 疗程，连续服用。

（三）红臭牡丹单方治疗子宫脱垂

臭牡丹，别名臭枫根、臭八宝、矮桐子。马鞭草科。落叶灌木，叶对生，广卵形，基部心脏形或近于截形，先端尖，边缘有锯齿而带波状。触之臭气，花粉红色，有香气，顶生头状聚伞花序，核果球形。

应用方法：

1. 内服

以红臭牡丹根干 50g 或生 100g，水煎，每天 3 次，用米酒冲服（酒量可多可少视人而定），10 天为 1 个疗程，轻症者一般治疗 1～2 个疗程即可治愈，重症者治疗 5～6 个疗程亦能好转或治愈。

2. 外用

将红臭牡丹茎、叶约 10kg 煮水 1 小时左右，倒入盆内，趁药水还热时，以其蒸气熏脱垂之子宫，待水温后坐盆，每天 2 次，每次 30 分钟，坐盆后将宫球放入阴道后穹隆处，待下次坐盆前取出，下次坐盆后另换新的宫球置入。宫球应与红臭牡丹同时煮。（宫球是纱布包棉花而成大小如乒乓球，能卡在阴道后穹隆处，以不掉出为度，球尾部用一棉线结扎成团，线要留出阴道外 3～5 寸长，以便取出。）

如脱出之宫颈有糜烂、红肿时，应按治疗慢性宫颈炎药方外洗至愈。如有阴道前后壁膨出合并症时，应先用五倍子 5 个、明矾 5 钱、九龙藤叶 0.5kg 煮水坐盆。

六、阴寒腹痛验方

火硝 10g，章丹 5g，枯枫 10g，白胡椒 5g。共为细末，以醋调之，握于手心按脐上，令其汗出，一般 1 次即愈。

黑龙江老中医尹凤亭运用此方治疗阴寒腹痛，方法简单，疗效确实。阴寒腹痛多因房事后受寒凉所致。

七、盗汗、须发早白

方一：桑叶 15g，糯稻根 30g，水煎服。主治：盗汗。

方二：何首乌 30g，天麻 15g，炖鸡吃。主治：血虚头昏。

方三：何首乌 30g，煮鸡蛋吃，每次 1 个。主治：须发早白。

八、乳腺炎、缺乳、回乳、乳晕皲裂验方

（1）组方：鲜南瓜子种仁 20g。

主治：产后缺乳。

用法：将鲜南瓜子种仁捣烂，加入少许白糖，开水冲服，早晚空腹各服 1 次。

（2）组方：鲜南瓜茎卷须、盐。

主治：妇女乳头缩入体内。

用法：将鲜南茎卷须适量捣烂，加入少许盐，开水冲服。

（3）组方：野烟、夏枯草、车前草、笔管草、海金沙、滑药、野棉花、黄花菜，将上述药物水煎服或生药捣烂外敷可治疗乳腺疾病。

（4）组方：海金沙、土木通、丝麻草根、白牛膝，将上述药物水煎服或捣烂外敷，可治疗乳腺疾病。

（5）组方：玉簪花、丝瓜络、慈竹根煎水，加甜酒顿服，药渣外敷可治疗乳腺炎。

（6）组方：苦绳、鸡血藤、黄精、野白芍，将上述药物水煎服，可治疗缺乳。

（7）组方：油菜籽 100g，生大黄 50g，冰片 3g。配制与用法：将油菜籽炒熟碾成细末，与生大黄（细末）、冰片混合均匀，装瓶备用，可治疗乳头皲裂。用时视患处大小，取药粉适量和香油（菜油亦可）调成糊状，涂敷患处，每天 2～3 次。若流血、渗液者，先用药粉干撒于患处，待脓水收敛后再涂。一般 5～6 天即愈。注意在治疗期间患侧停止哺乳。

（8）组方：生大黄 6g，怀牛膝 15g，炒麦芽 60g，炙甘草 6g，水煎服，可用于回乳。

（9）组方：金银花 15g，蒲公英 30g，野菊花 20g，柴胡 10g，瓜蒌 30g，穿山甲 6g，甘草 3g。每天 1 剂，水煎服，治疗急性乳腺炎，此病以乳房红肿热痛伴发热畏寒为主要特征。初产妇最易罹患此病。多因热邪壅滞、经络阻塞所致。

九、儿科验方

（一）呼吸疾病

1. 健脾益气方

组成：五爪金龙 20g，太子参 15g，白术 10g，茯苓 15g，甘草 5g，毛冬青 15g，鱼腥草 15g，枇杷叶 15g，天竺黄 10g。

功效：健脾益气。

主治：小儿支原体肺炎。

用法：水煎服。

2. 自拟培土生金方

组成：太子参、茯苓、黄芪、毛冬青各 15g，白术 12g，法半夏、人参叶各 10g，陈皮、

防风各 6g，生甘草 3g。

功效：补肺健脾，益气固表，祛风化痰。

主治：咳嗽变异型，哮喘缓解期。

用法：水煎服，气阴两虚者改黄芪为五爪金龙 15g。

3. 清补并举方

组成：党参 8g，黄芪 8g，白术 8g，丹参 8g，防风 8g，菟丝子 8g，贯众 10g，大青叶 10g，银花 10g，焦楂 10g，甘草 6g。

功效：益气健脾固表，清热解毒。

主治：小儿反复呼吸道感染。

用法：水煎服。

（二）消化疾病

（1）组方：大血藤、小血藤、苦荞、大鱼鳅串、刺五加、木通。将上述药物水煎服，可治疗小儿疳积。

（2）组方：缫丝花、鸡冠花、柿子皮。将上述药物水煎服，可治疗婴幼儿腹泻。

（三）小儿暑疖验方

方药：嫩松香 2 500g，藤黄 50g，乳香、没药各 20g。

用法：依法用麻油适量熬成膏药肉，离火稍冷，加入飞辰砂 30g 调匀，乘热摊于桐油纸上，如铜圆大小，即成红色小纸膏，对折备用。用时将小纸膏用酒精灯或置热水杯旁烘烊掀开，剪圆外贴患处。未溃者每天更换 1 次，破溃脓出者每天更换 2～3 次。若伴有发热者，可配合内服银花露、六神丸或五味消毒饮。

疗效：治疗 150 例，其中未溃者 47 例，溃脓者 103 例，均在 3～9 天痊愈。

（四）其他

（1）将头发烧成灰，七剑下天山水煎，将水煎液兑服头发灰，可治疗新生儿鹅口疮。

（2）鸡油、葱、老姜片，用药物放在勺内加热后取汁，再将汁涂擦小儿全身穴位，可治疗小儿缺钙。

（3）铁线草、防风、荆芥，将上述药物水煎服可治疗小儿抽风。

（4）五倍子 9g，川连 3g。两药共拼细末过 200 筛，贮瓶备用。使用时取药面，以清水浸过药面，并加白酒 1～2 滴，隔水炖 10～15 分钟。待冷后，取消毒棉签蘸药水涂患处，次数不拘，至愈为度。

（5）桑螵蛸 3g，炒焦研末，加白糖适量，温水调服。适用于年纪较小，属于医之肾气不足、膀胱失约者。

（6）益智仁 10g，醋炒研末，分 3 次，开水冲服。适用于小儿遗尿遇冷加甚，以及肾气不足、膀胱虚冷者。

（7）鸡肠 1 具，烧灰存性，牡蛎、茯苓、桑螵蛸各 16g，肉桂 8g，龙骨 8g，共研细末，每服 3 ～ 4g。

第七章　颗粒配方法

一、中药配方颗粒简介

（一）中药配方颗粒定义

中药配方颗粒是由单味中药饮片经提取浓缩制成的、供中医临床配方用的颗粒。以前称单味中药浓缩颗粒剂，商品名及民间称呼还有免煎中药饮片、新饮片、精制饮片、饮料型饮片、科学中药等。是以传统中药饮片为原料，经过提取、分离、浓缩、干燥、制粒、包装等生产工艺，加工制成的一种统一规格、统一剂量、统一质量标准的供临床医生使用的单味中药新型配方颗粒。

（二）中药配方颗粒特点和用法

1. 方便

（1）能够替代传统饮片供中医师临床辨证施治。

（2）不需要煎煮，服用时开水冲后，温后服用。

（3）经过浓缩后，服用剂量小，携带、储存和运输方便。

（4）包装方便，安全卫生、防潮防蛀、保质期长。

（5）配方颗粒的智能中药房清洁卫生，有利于加强中药管理。

2. 安全

（1）原材料是经过严格质量控制的、炮制过的传统中药饮片。

（2）经现代化制药技术提取、分离、浓缩、干燥、制粒、包装而成。

（3）疗效确切、稳定。

3. 有效

（1）与传统饮片具有相同的有效成分、性味归经、主治功效。

（2）单位质量有效成分比传统饮片高。

（3）生物利用度高，作用迅速，起效快。

4. 剂量及服用方法

由于颗粒剂各个品种的有效成分含量和化学性质的不同，每个品种的浓缩比例都不一样。由于其复杂性，所以现在颗粒剂的临床剂量均按照临床饮片量进行，由颗粒药房根据不同的提取浓度进行换算后发药。故临床医师不需要考虑颗粒剂与饮片的浓缩比例。

服用时将一剂药中的中药配方颗粒倒入杯中，100℃开水冲开，搅拌后，加盖焖 5 分钟，服用时间根据方剂功效的不同，遵照医嘱选择饭前或饭后服用。

（三）中药配方颗粒意义

对中医药学科来讲，推广单味中药配方颗粒是一件有历史性意义的事件，是实现中药标准化、客观化的重要的一步。对广大医生、患者而言，推广免煎中药饮片，将为医患提供更高效、安全、稳定、便捷的保健治疗手段，使中医药以崭新的形象出现在世人面前。

（四）中药配方颗粒临床应用现状

中药配方颗粒在日本、韩国、新加坡应用相对较多，已经有了比较丰富的临床实证经验，也取得了很好的疗效。

中药配方颗粒在国内的应用时间还比较短，从临床应用范围上看，几乎适用于所有的专科疾病，尤其在中医急症治疗方面，可以发挥即冲即服的优点，大大促进了中医急症医学的发展。从使用方法上看，免煎中药既可以内服，也可以用来保留灌肠、熏洗、冲洗、湿敷、外敷、雾化等。大量的临床应用资料显示，中药配方颗粒与传统煎剂相比疗效几乎一致，且具有卫生、易服等优点，值得推广应用。

（五）中药配方颗粒优势

1. 比服用传统中药汤剂更方便

首先是携带和保存更加方便，相对于传统中药大包小裹的体积，免煎中药更加适合旅行和出差人员的保健和治疗。与容易发霉、保存不易的草药相比，免煎中药包装严密、防霉变、防虫蛀鼠咬，所以保质期比较长。

2. 安全性和疗效更有保证

中药饮片的质量控制一直是一个比较难以解决的问题，免煎中药在半成品和成品的质量控制方面比较严格，重金属含量、农药残留、微生物、化学污染等指标检测非常严密，所以安全性比较高。

（六）中药配方颗粒存在的问题

（1）疗效尚不明确，根据中医的一些理论和实践证明，几味药材一起煎熬，可以发挥的作用与颗粒简单配方不完全一样，如生脉散（人参、麦冬、五味子）一起煎汤的疗效，显著强于将以上 3 种颗粒混合后的冲剂；四逆汤（附子、干姜、炙甘草）一起煎汤，不仅疗效显著强于将它们混合的颗粒配方，而且附子所含的乌头碱的毒性大大降低。研究发现，这是因为几种药材一起煎汤，有效成分发生了一系列的化合、络合、共溶等化学变化，达到传统中医理论认为的疗效，而颗粒配方则没有或者很少有这些反应，使疗效大打折扣。

（2）制剂厂家存在以次充好等现象，国家药典对药材的有效成分有要求，但单纯的成分分析有时并不与实际一致，如人参的叶子和须的有效成分远高于根，但是实际疗效显然根远强于叶子和须，于是厂家可以拿叶子来代替根，作为制剂的原料，节省成本，而药效则明显不如汤剂。

因此颗粒配方的研究还需要做更多的工作。

二、中药配方颗粒使用——外用

（一）敷贴

1. 中药配方颗粒敷贴简介

穴位贴敷疗法，是以中医经络学说为理论依据，把中药配方颗粒用水、醋、酒、蛋清、蜂蜜、植物油、清凉油、药液甚至唾液调成糊状，或用呈凝固状的油脂（如凡士林等）、黄醋、米饭、枣泥制成软膏、丸剂或饼剂，或将中药汤剂熬成膏，或将药末散于膏药上，再直接贴敷穴位、患处，用来治疗疾病的一种无创痛穴位疗法。宋、明时期，中药外治法不断改进和创新，极大地丰富了穴位贴敷疗法的内容。如宋代《太平圣惠方》中记载："治疗腰腿脚风痹冷痛有风，川乌头三个去皮脐，为散，涂帛贴，须臾即止。"《圣济总录》中指出"膏取其膏润，以祛邪毒，凡皮肤蕴蓄之气，膏能消之，又能摩之也"，初步探讨了膏能消除"皮肤蕴蓄之气"的中药贴敷治病的机制。李时珍的《本草纲目》中更是收载了不少穴位贴敷疗法，并为人们所熟知和广泛采用。如"治大腹水肿，以赤根捣烂，入元寸，贴于脐心，以帛束定，得小便利，则肿消"，另外吴茱萸贴足心治疗口舌生疮、黄连末调敷脚心治疗小儿赤眼至今仍在沿用。

2. 小儿遗尿贴展示（新绿药中药配方颗粒为例）

（1）儿童敷贴物品准备：按照处方准备颗粒剂药品，胶带，纱布，保鲜膜，搅拌棒，开水，黄酒，空杯子，热毛巾及保鲜袋。（图7-1）

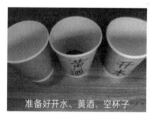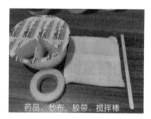

图7-1 敷贴物品准备

（2）将保鲜膜置于纱布上方，用胶带将其固定，固定住以后，我们将其反过来放置备用。

（3）将药品划开两格，倒入干净的空杯子中。加入少量开水，搅拌均匀，搅拌成糊状。再倒入少量（1ml左右）的黄酒，搅拌均匀，继续搅拌成糊状，置于干净的纱布上，接下来就是均匀涂抹。（图7-2）

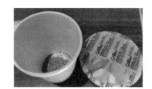
将药品划开两格倒入空杯子中

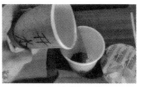
加入少量开水

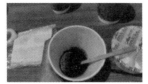
搅拌均匀

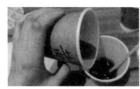
加入少量（1ml）左右黄酒

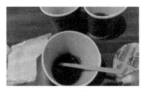
搅拌成糊状

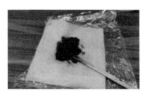
置于干净的纱布上

图 7-2　调配

（4）做好的敷贴，贴于肚脐下方，1～2小时即可。（图7-3）

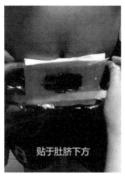
贴于肚脐下方

图 7-3　敷贴

（二）中药配方颗粒药物熏蒸、熏洗

中药熏蒸疗法又叫蒸汽疗法、汽浴疗法、中药雾化透皮疗法，是以中医理论为指导，利用药物煎煮后所产生的蒸汽，通过熏蒸机体达到治疗目的的一种中医外治疗法。早在《黄帝内经》中就有"摩之浴之"之说，《理瀹骈文》曾指出"外治之理，即内治之理；外治之药，即内治之药，所异者法耳"。皮肤是人体最大的器官，面积很大，毛孔很多，除具有防御外邪侵袭的保护作用外，还具有分泌、吸收、渗透、排泄、感觉等多种功能。中药熏蒸治疗疗法就是利用皮肤的这一生理特性，使药物通过皮肤表层吸收、角质层渗透和真皮转运进入血液循环而发挥药理效应。实践证明，中药熏蒸疗法作用直接、疗效确切、适应证广，减少了很多口服给药方法带来的不良反应。

中药配方颗粒的熏洗疗法在治疗疖、痈、痔、软组织受伤，骨折、神经性皮炎、皮肤瘙痒、脂溢性皮炎、手足癣、湿疹、冻疮、烧烫伤、多发病等多方面的临床使用中都能发挥很好的治疗效果。在妇科外阴病、带下病、小儿湿疹等方面也有良好治疗效果。

在中药配方颗粒中加水 1 500ml，沸腾后 20 分钟，放入专业的熏洗机器中，待药液 49℃左右时，按照需要熏洗的部位用药即可。

（三）面膜

中药配方颗粒加入热水融化（由于水少量，可能会因为饱和度原因不溶解，可适当加热），加入甘油、硬脂酸等高分子材料，制成适宜涂布、吸收效果好的外用膏剂。在女性痤疮、色斑、美白方面有良好效果。

（四）泡脚

妇科暖宫泡脚方，出差时带上，按照要求，放入热水中，溶化后即可使用，方便有效。

（五）灌肠

灌肠方药一般根据患者不同病情特点临时配制而成。经过煎煮后浓缩至一定剂量，装入容器备用。如用散剂，在使用时加入调匀即可。

先备以肛管，外面涂少量石蜡油，使之滑润，以便插入时不致对肛门及肠黏膜产生刺激或损伤；然后将肛管插入肛门，其插入深度则根据所患疾病及病变部位不同而定，一般在 10 ～ 30mm；接着将已配制好的药液经注射针筒注入，或由灌肠筒滴入。灌肠液的多少及保留时间长短亦需根据病情而定。如尿毒症一般为 200 ～ 500ml，保留 2 ～ 3 小时；肠梗阻一般约 500ml，保留 1 ～ 2 小时；溃疡性结肠炎一般为 30 ～ 100ml，保留 4 ～ 8 小时。取厚朴、枳实、大黄、黄连、槟榔、沉香、广木香、橘皮，水煎，保留灌肠，用于麻痹性肠梗阻。

灌肠疗法对妇科盆腔炎症、子宫腺肌症、慢性盆腔痛等疾病均有广泛应用。由于本疗法给药途径是通过肠黏膜局部作用或吸收，因此其应用范围有一定的限制。

（六）雾化

中药雾化吸入疗法是现代呼吸系统疾病治疗的重要方法之一。是指经过雾化装置中的中药液体变成微小雾粒或雾滴，悬浮于吸入气中，使气道湿化和中药药液吸入呼吸道，以达到呼吸道黏膜湿润、祛痰、止喘、止咳等目的。对于小儿哮喘有良好疗效。

三、中药配方颗粒使用——内服

（一）替代传统饮片应用

中药配方颗粒属于国家正式认可的中药饮片类型，目前中药配方颗粒覆盖了几乎现有中药房常用品种，突出的优势是服用方便，省去了传统中药饮片使用时需要煎煮的麻烦，同时便于携带储存。虽然其优势明显，但中药配方颗粒与饮片是否等效的质疑，也一直处于被争论的地位。

通过市场调查，中药配方颗粒国内外市场均获得了较好发展，产品逐步得到医生和患者认可，在医院诊疗中占据了越来越重要的地位。

（二）中药配方颗粒膏方

内服膏剂，后来又称为膏方，因其起到滋补作用，广泛地适用于内、外、妇、儿、伤骨、眼耳口鼻等科疾患及大病后体虚者。

膏方具有补虚和治病两大特点。

膏方古法工艺熬制，历经 12 小时浸渍，3 道提取，4 次浓缩，48 小时化胶，武火 3 次熬，文火收成膏，仅工序就有选、制、洗、泡、煎等 13 道，工序耗时长，工艺复杂。（图 7-4）

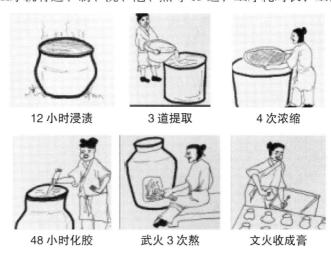

| 12 小时浸渍 | 3 道提取 | 4 次浓缩 |

| 48 小时化胶 | 武火 3 次熬 | 文火收成膏 |

图 7-4　膏方古法工艺熬制

通过工艺的不断研究探索，中药配方颗粒熬制膏方的工艺，在药材质量疗效，制作工艺的改良方面也做出了相当不错的成绩，以新绿药中药配方颗粒制膏为例，其制作工艺路径如图 7-5 所示。

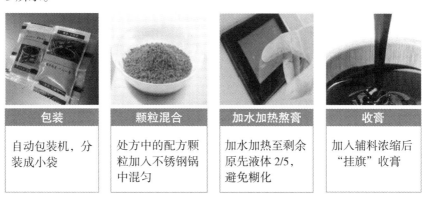

| 包装 | 颗粒混合 | 加水加热熬膏 | 收膏 |
| 自动包装机，分装成小袋 | 处方中的配方颗粒加入不锈钢锅中混匀 | 加水加热至剩余原先液体 2/5，避免糊化 | 加入辅料浓缩后"挂旗"收膏 |

图 7-5　中药配方颗粒熬膏

熬出的膏，黑如漆、亮如镜、食之无渣、一拉成丝、滴水成珠、甘如琼浆，温开水化开，精微药物活性物质易于吸收，濡养脏腑百脉，祛病强身。

第八章　适宜技术在妇幼常见病症中的应用

第一节　妇　科　疾　病

一、月经不调

（一）针刺

1. 月经先期

主穴：关元，血海，三阴交，地机。

配穴：实热证配曲池、太冲；虚热证配太溪；气虚证配足三里、气海、脾俞；月经过多配隐白。

操作：气虚者针后加灸或用温针灸。配穴中隐白用灸法。

2. 月经后期

主穴：气海，三阴交，归来。

配穴：实寒证配天枢、神阙、子宫；虚寒证配命门、关元。

操作：常规针刺，配穴按虚补实泻法操作，可用灸法或温针灸。神阙用灸法。

3. 月经先后无定期

主穴：关元，三阴交，肝俞。

配穴：肝郁配期门、太冲；肾虚配肾俞、太溪；脾虚配脾俞、足三里；胸胁胀痛配膻中、内关。

操作：常规针刺，虚证可加灸。

（二）其他治疗

1. 耳针法

子宫、内分泌、卵巢、皮质下、肾、肝、脾：每次选 2～4 穴，毫针刺用中等刺激，或用压丸法或埋针法。

2. 皮肤针法

选背腰部夹脊穴或背俞穴，下腹部任脉、肾经、脾经、胃经，下肢足三阴经。用皮肤针叩刺，至局部皮肤潮红，隔天 1 次。

3. 穴位注射法

选三阴交、血海、阴陵泉、足三里、气海、关元。每次选 2～3 穴，用 5% 当归注射液或 10% 丹参注射液，每穴注入药液 0.5ml，隔天 1 次。

4. 头针法

取双侧生殖区，用毫针刺，间歇运针，留针 30 分钟，隔天 1 次。

二、崩漏

崩漏是月经的周期、经期、经量发生严重失常的病症，是指经血非时暴下不止或淋漓不尽，前者谓之崩中，后者谓之漏下。

（一）基本疗法

主穴：关元，三阴交，隐白。

配穴：血热配血海、行间、曲池；血瘀配血海、太冲；脾虚配脾俞、足三里；肾阳虚配肾俞、命门；肾阴虚配肾俞、太溪。

操作：关元针尖向下斜刺，使针感传至耻骨联合上下；隐白用灯火灸或麦粒灸；气滞血瘀可配合刺络法；肾虚、脾虚可在腹部和背部施灸。

（二）其他治疗

1. 皮肤针法

腰骶部督脉、足太阳经。用皮肤针从上而下，用轻刺激或中等刺激，循经每隔 1cm 叩打一处，反复叩刺 3 遍，隔天 1 次。

2. 穴位注射法

气海、关元、中极、膈俞、血海。用维生素 B_1 或黄芪、当归等注射液，每穴可注射药液 2ml，每天 1 次。

3. 三棱针法

在腰骶部督脉或足太阳经上寻找反应点。每次选 2～4 个点，用三棱针挑刺，将皮下纤维挑断，每月 1 次，连续治疗 3 次。

4. 耳针疗法

选穴：外生殖器、内生殖器、内分泌、脾、肾。每次取 2～3 穴针刺或用王不留行籽贴压。

三、痛经

（一）基本疗法

1. 实证

主穴：中极，三阴交，地机，次髎，十七椎。

配穴：寒凝血瘀反关元、归来；气滞血瘀配太冲、血海。

操作：毫针泻法，寒凝者加艾灸。

2. 虚证

主穴：关元，足三里，三阴交，次髎，十七椎。

配穴：肾气亏损配太溪、肾俞；气血不足配气海、脾俞。

操作：毫针补法，可加灸。

（二）其他治疗

1. 中成药治疗

田七痛经胶囊，3～5粒，一天3次，口服；乌鸡白凤丸，1丸，一天2次，口服。

2. 耳穴压豆/耳穴埋针

选穴：内生殖器、交感、皮质下、内分泌、神门、肝、肾、腹。每次选3～5穴，在所选的穴位处寻找敏感点，王不留行籽贴压/埋针法。

注：针刺组均可用穴位埋线代替，虚寒者可配合艾灸。

3. 皮肤针法

选背腰部夹脊穴或背俞穴，下腹部任脉、肾经、脾经、胃经，用皮肤针叩刺，中等刺激至局部皮肤潮红，隔天1次。

4. 穴位注射法

关元、气海、足三里、三阴交、地机。每次选2～3穴，用利多卡因或当归注射液，每穴每次注入药液2ml，隔天1次。

适应证：气滞血瘀型痛经。

四、闭经

（一）基本疗法

1. 血枯经闭

主穴：关元，足三里，归来。

配穴：肝肾不足配太溪、肝俞；气血亏虚配气海、脾俞。

操作：毫针补法，可灸。

2. 血滞经闭

主穴：中极，血海，三阴交，合谷。

配穴：气滞血瘀配膈俞、太冲；寒凝胞宫配子宫、命门、神阙；痰湿阻滞配阴陵泉、丰隆。

操作：毫针泻法。

（二）其他治疗

1. 耳针法

选穴：内分泌、内生殖器、皮质下、肝、肾、脾。每次选 2～4 穴，毫针刺用中等刺激，也可用压丸或埋针法。

2. 皮肤针法

腰骶部相应背俞穴及夹脊穴，下腹部任脉、肾经、胃经、脾经、带脉等。用皮肤针从上而下，用轻刺激或中等刺激，循经每隔 1cm 叩刺一处，反复叩刺 3 遍，隔天 1 次。

3. 穴位注射法

关元、归来、足三里、三阴交、血海、肾俞。每次选 2～3 穴，用当归、红花等注射液，或用维生素 E 注射液，每穴每次注入药液 1～2ml，隔天 1 次。

五、经前期综合征

（一）基本疗法

1. 经行情志异常

针刺巨阙、膻中、神庭、神门、大陵、内关、三阴交穴，用补法。

2. 经行失眠

针刺神门、足三里、内关、三阴交穴；灸法取神门、心俞、肾俞、百会、太溪、足三里穴。

3. 经行乳涨

取乳根、屋翳、太冲穴。肝郁气滞加膻中、内关穴；肝肾阴虚加三阴交、阴谷穴。

4. 经行头痛

取头维、百会、风池、太阳、合谷、足三里、三阴交穴。肝肾两虚加肾俞、太溪、太冲、通天穴；气血虚弱加关元、气海、脾俞、肝俞、太冲穴。

（二）其他治疗

耳针：可选肾、心、神门、皮质下、内分泌。

六、绝经综合征

（一）基本疗法

1. 针刺

主穴：气海，肝俞，肾俞，神门，三阴交，太溪。

配穴：肾阴亏虚加阴谷、照海；肾阳不足加关元、命门；肝阳上亢加风池、太冲；痰气郁结加中脘、丰隆。

2. 艾灸

对百会或关元、气海穴进行温和灸。

3. 腹针

主穴：中脘，下脘，外陵，大横，气海，关元，滑肉门，关元下，气穴，水分。

（二）其他疗法

1. 耳针法

取双侧内分泌、内生殖器、神门、交感等穴。

2. 埋线疗法

埋线组的穴位主要有大椎、关元、气海、中脘、肾俞、曲池、足三里，进针得气后将 7 号注射针针头里的 1cm 羊肠线 (3-0) 埋入穴位。

3. 推拿疗法

运用一指禅推法、擦法、点法、拿法、运法等手法，对膻中、中脘、气海、关元、足三里、三阴交、太冲、太溪等穴位进行运腹通经治疗。

七、妇科慢性盆腔痛

（一）基本治疗

1. 体针

取中极、子宫、命门、三阴交、足三里、肾俞、归来、太冲、气海等穴，若小腹部有包块者加阿是穴。均取平补平泻法。

每次任选 2 ～ 3 穴，中等刺激，隔天 1 次。

2. 耳针

取腹、内生殖器、内分泌、三焦、肾上腺、肝等穴，埋针或埋豆，每周 2 ～ 3 次。

3. 电针

取穴：①天枢、血海；②中极、三阴交。选择疏密波，中等强度，通电 20 分钟，每天或隔天 1 次。

（二）其他治疗

1. 中药保留灌肠

常用三棱 10g，莪术 10g，红藤 30g，败酱草 30g，玄胡 10g，丹皮 10g，皂角刺 12g，桂枝 10g，白花蛇舌草 15g。

浓煎至 100ml，保留灌肠，一天 1 次，20 次为 1 个疗程，经期停用。

2. 穴位敷药

可用麝香粉加香桂活血膏或丁桂散加香桂活血膏外敷，敷于八髎穴、双侧子宫穴，外贴隔物灸。

3. 穴位注射

盆底肌肉有触痛结节（阿是穴）者，可经阴道侧壁进行穴位注射治疗。

4. 中药熏蒸疗法

以丹参 15g、香附 10g、延胡索 10g、小茴香 6g、赤芍 10g、乳香 10g、没药 10g 等药物为主，根据病情随症加减。制成熏蒸袋，放入熏蒸锅内熏蒸下腹部 30 分钟左右，每天 1次，经期停用。

八、盆腔炎

（一）基本治疗

1. 体针

取中极、天枢、归来、三阴交、阴陵泉、关元等穴，若小腹部有包块者加阿是穴。均取平补平泻法，用治慢性盆腔炎。

每次任选 2～3 穴，中等刺激，隔天 1 次。

2. 耳针

取腹、内生殖器、内分泌、三焦、肾上腺、肝等穴，埋针或埋豆，每周 2～3 次。用治慢性盆腔炎。

3. 电针

取穴：①天枢、血海；②中极、三阴交。选择疏密波，中等强度，通电 20 分钟，每天或隔天 1 次。用治慢性盆腔炎。

4. 推拿法

一指禅法、鱼际揉法、推法、点法、擦法等手法。关元、中极、归来、肾俞、血海、膈俞、三阴交、阴陵泉、八髎等穴位。

（二）其他疗法

1. 直肠给药

妇科灌肠液：红藤 30g，败酱草 30g，苦参 20g，鱼腥草 15g，没药 15g，丹参 20g，用于盆腔炎属气滞血瘀、湿热瘀结证者。用法：水煎浓缩 200ml 灌肠，每次 100ml，温度 40℃左右，保留 2 小时以上，经期停用。

2. 中药封包外敷

药物组成：败酱草 30g，鸡血藤 30g，丹参 30g，赤芍 30g，乳香 20g，没药 20g，透骨草 60g，苍术 30g，白芷 30g，三棱 30g，莪术 30g，连翘 30g。首次以温水浸湿后，隔水蒸 40～60 分钟，乘热敷下腹部或腰骶部 30 分钟，每天 1 次，经期停用。

3. 刺络拔罐法

关元、气海、血海、膈俞等穴位，先刺络，后拔罐。

4. 灸法

根据病情和证型选择应用艾灸、温和灸、隔盐灸、隔姜灸等疗法。主穴取气海、中极、归来，配穴取大肠俞、次髎。

5. 耳穴压豆法

将王不留行籽放在橡皮胶布上，贴在耳部子宫、内分泌、盆腔、交感等穴。经常按压敷贴部位。

九、带下病

（一）基本治疗

常采用针刺。

主穴：带脉，中极，白环俞，三阴交，阴陵泉。

配穴：肾虚不固配关元、肾俞；脾虚湿盛配气海、足三里、脾俞；湿热下注配水道、次髎、行间。

方义：带脉穴固摄带脉，调理经气；中极可利湿化浊，清理下焦；白环俞助膀胱之气化以化湿邪；三阴交健脾利湿，调理肝肾以止带；阴陵泉健脾利湿以止带。

操作：毫针刺，带脉用平补平泻法，其余主穴用泻法。

（二）其他治疗

1. 耳针法

选穴：内生殖器、内分泌、肾上腺、三焦、脾、肾、肝。毫针用中等刺激，可用埋针法或压丸法。

2. 刺络拔罐法

十七椎、八髎周围寻找瘀血络脉。三棱针点刺出血，加拔火罐，留罐 5～10 分钟，每周治疗 2 次。适宜于湿热下注所致的带下过多。

3. 电针

取三阴交、带脉，针刺得气后接电极，用疏密波。每天 1 次，留针 20～30 分钟。

4. 外治法

蛇床子散外洗：蛇床子、川椒、明矾、苦参、百部各 15g，煎汤趁热先熏后坐浴，1 次 / 天。

十、不孕症

（一）基本治疗

常采用针刺。

主穴：关元，肾俞，太溪，次髎，三阴交。

配穴：肾虚宫寒配命门、肾俞、气穴、然谷；肝气郁结配内关、肝俞、太冲、期门；痰湿阻滞配阴陵泉、丰隆；瘀滞胞宫配血海、膈俞。

操作：用平补平泻手法，留针 20 ～ 30 分钟。每天 1 次，10 次为 1 个疗程。肾虚者可加用灸法。

（二）其他治疗

1. 耳针法

选穴：内生殖器、内分泌、皮质下、肾、肝、脾。每次 2 ～ 4 穴，两耳交替使用。在月经周期第 12 天开始，连续 3 天，毫针中等刺激。可用埋针法或压丸法。

2. 穴位埋线法

三阴交。按穴位埋线法常规操作，羊肠线，每月 1 次。

十一、异位妊娠

基本治疗如下。

1. 中药灌肠法

紫草 30g，蜈蚣 2g，牛膝 10g，丹参 15g，赤芍 12g，桃仁 10g，当归 10g，天花粉 30g，三棱 10g，天南星 30g，水煎，浓缩成 150ml，药温宜 40℃，每次药量 100 ～ 150ml，每天灌肠 1 次。

2. 贴敷法

樟脑 6g，血竭 9g，松香 9g，银朱 9g，麝香 0.06g。前四味药共研细末，用时加热成糊状，趁热加麝香贴于腹部症结处，具有破瘀消症之效。适用于瘀血内结型宫外孕，也可以用于陈旧性宫外孕。

十二、妊娠剧吐

基本治疗如下。

1. 针刺

主穴：上脘，中脘，下脘，足三里，内关。

配穴：中封，太冲，百会，四神聪。

2. 灸法

取中脘、内关（双）、足三里（双）、公孙（双），温和灸。

3. 穴位注射治疗

5ml 注射器抽取维生素 B_1 注射液 2ml（100mg），对准穴位垂直快速刺入双侧内关穴，当进入 2.5cm 左右获得满意针感时注入维生素 B_1 注射液 1ml(50mg)。

4. 中药穴位贴敷治疗

取姜制吴茱萸粉 2.5 ～ 3.0g，用麻油 5 ～ 6ml 调成糊状，摊于特制的贴敷胶布上，贴在涌泉穴上，待药粉干透即可取下。

十三、妊娠瘙痒

1. 外洗法

（1）黄柏 10g，苦参 15g，艾叶 10g，地肤子 15g，白鲜皮 15g，防风 15g，茵陈蒿 20g。将中药加水浸泡 30 分钟，煮沸至 30 分钟，将药汁倒入干净盆中，取适量搽洗皮肤，15 ～ 20 分钟，每天 2 ～ 3 次。

（2）艾叶煎液湿敷：艾叶 20g，加入 500ml 水煎煮 10 分钟，小纱布湿敷患处 15 分钟，每天 3 次。

2. 针刺治疗

主穴：膈俞，血海，风门。

配穴：足三里，脾俞，气海，大椎，曲池，风池，肾俞，太溪，曲池，风市。

十四、产后发热

（一）基本治疗

1. 体针

主穴：中极，次髎，大椎。

配穴：膈俞，太溪，三阴交，太冲，风池，合谷，曲池，足三里，关元，地机，血海。

操作：足三里、关元用毫针补法，余用毫针泻法，每天 1 次，每次留针 20 分钟。

2. 耳针

取肺、神门、内分泌、皮质下、肾上腺、大肠等耳穴。

（二）其他疗法

中药灌肠，适用于感染邪毒发热。

（1）药物：败酱草 30g，红藤 30g，紫花地丁 30g，蒲公英 30g，牡丹皮 20g，红花 15g，连翘 20g，蒲黄 15g，赤芍 20g。

（2）操作：用水浓煎至 100 ～ 150ml，于临睡前排便后，保留灌肠，每晚 1 次。

十五、产后缺乳

1. 按摩疗法

乳房按摩安排如下：确诊后开始进行乳房按摩，30 分钟 / 次，2 次 / 天，连续 3 天。具体操作方法：产妇取舒适体位，合理暴露，注意保暖，清洁乳房，操作者清洁双手，毛巾热敷乳房 3 ～ 5 分钟，取适量按摩油或者精油均匀涂擦于乳房上，用一手在乳房下方托起乳房，另一手顺着手掌的大小鱼际沿着乳腺导管散射的方向从乳房的边缘向乳房中心环状按摩，手掌根部轻轻揉搓乳房周围的胸部，双手配合环形托住乳房底部轻拍和抖动，让乳房进行多向活动。一侧乳房按摩 5 ～ 10 分钟，两侧乳房交替进行，两侧总按摩时间 30 分钟。按摩过程中动作缓和，力度适中，注意与产妇沟通，避免乳房局部损伤。

2. 针灸疗法

主穴：膻中，乳根，少泽，足三里。

配穴：膈俞，脾俞，三阴交，期门，内关，太冲。

操作：毫针刺法，实用泻法，虚用补法，寒者多灸，每天 1 次，留针 20 ～ 30 分钟。

3. 耳穴

取穴为内分泌、交感、胸、子宫。

4. 食疗

药补不如食补，有许多食物都可以起到催乳的作用，如鸡汤、香菇、猪蹄汤、鲫鱼汤、羊肉汤、鸡蛋面条、赤小豆炖红糖等。

5. 药膳治疗

中国传统医学重视饮食调养，积累了很多药食同源的经验，药膳是一种兼有药物功效和食品美味的特殊膳食。

（1）补气养血型，食材多采用章鱼、鸡肉、瘦肉、猪蹄、大枣、花生米等，施药黄芪、当归、通草、王不留行。

（2）疏肝理气型，采用疏肝解郁、通络下乳的药膳，如猪蹄葱白豆腐汤，常选用佛山、穿山甲、王不留行、通草、漏芦等中药。还应多食羊心、乌鸡、金橘、蜂蜜、红糖等。

（3）健脾益气型，应采用健脾益气之物如红薯、黑芝麻、粳米等做成药膳，改善产妇脾胃功能。

十六、产后乳痈

（一）基本疗法

1. 毫针刺法

取穴：双侧太冲，期门，内庭，足三里，足临泣，内关，膻中，曲池，肩井。

操作：毫针刺法，实证用泻法，虚证用补法，寒者多灸；肝郁甚者，加太冲；胃热甚者，加内庭。泻法15分钟。

2. 推拿疗法

取穴：乳根，足三里，合谷，内关，膻中，屋翳，肩井。

操作：患者保持坐位，热敷10分钟患者患侧乳房，同时也要对穴位进行10分钟的点按，再在乳房表面上涂抹凡士林起到润滑作用。医生应站在患者后面，在患者患部进行轻轻按摩3分钟，然后双手四指将患者乳房托起，应用拇指抹推2分钟肿块上方和乳头肿块所交替的地方，再托住乳房用拇指和食指推拿2分钟肿块。应具体根据患者所能够承受的力度，逐渐增强。对于乳胀较显著患者，应对患者进行柔和按摩，增加拍打乳房次数，手呈C状将乳房握住，首先压向胸壁，之后用拇指和食指将乳晕按压住，挤出乳汁后软化乳晕。右手在按照顺时针方向利用摩法按摩了3分钟乳房后，应用抹法按摩2分钟乳腺管方向，使得乳腺管通畅，再轻轻按压乳头，经反复按摩则能够排空乳汁，再应用温水将乳头清洗干净。每天点按10分钟，每天1次，5天为1个疗程。

（二）其他疗法

1. 拔罐

取穴：肝俞，脾俞，胃俞。

操作：针后拔罐，每次留罐10～15分钟，每天1次。

2. 耳穴疗法

取穴：胸、肝、胃、乳腺、三焦、神门。

3. 刮痧

取穴：双侧天宗，肩井，肝俞，胃俞。

4. 中药外敷

（1）初起。

芒硝外敷，自制纱布袋，一般内装芒硝200～300g，具体用量视乳房大小而定，双侧乳房周围皮肤外敷，待芒硝成块后替换。

油菜汁：将油菜叶煮汁或捣汁，每天温服，再将油菜叶捣碎敷于患处。

如果皮肤红热明显者，可用金黄色散或玉露散或双柏散，加冷开水或金银花露调敷；或鲜菊花叶、鲜蒲公英、仙人掌单味适量捣烂外敷；或金黄膏或玉露膏外敷。皮色微红或不红者，用冲和膏外敷。

（2）成脓。

宜切开排脓。

（3）溃后。

用药线蘸八二丹或九一丹引流，外敷金黄膏；脓腔较大者可用红油膏纱布蘸八二丹或九一丹填塞；待脓净流出黄稠汁水，改用生肌散、红油膏或白玉膏盖贴。可配合垫棉法加快愈合。

（4）袋脓或乳汁从疮口溢出。

可加用垫棉法。若失败则做扩创引流。

5. 联合疗法

临床研究中两种外治法联用的方法多见，单独使用 1 种外治法或 3 种及以上外治法联用的较少。

第二节　儿　科　疾　病

一、新生儿黄疸

（一）推拿疗法

1. 湿热发黄（阳黄）

取穴：清补脾 10 分钟，平肝 5 分钟，清胃 5 分钟，清天河水 5 分钟。

2. 寒湿发黄（阴黄）

取穴：揉外劳宫 10 分钟，清补脾 10 分钟，平肝 5 分钟，揉二马 5 分钟。

（二）中药外用

（1）茵陈蒿 15g，栀子 10g，大黄、甘草各 5g。煎汤，保留灌肠，每天或隔天 1 次，用于阳黄。

（2）茵陈蒿、薏苡仁各 10g，栀子、黄芩、郁金各 4g，大黄 3g。水煎 2 次，浓缩过滤 30ml，保留灌肠，每天或隔天 1 次，用于阳黄。

（3）大黄、栀子、黄柏、芒硝各 10g。共煎取汁 1 000ml，擦洗患儿全身，一天 2 次，3 天为 1 个疗程。用于阳黄。

（三）针灸疗法

取穴：智力低下，取百会、风池、四神聪、通里；语言障碍，取哑门、廉泉、涌泉、神门；上肢瘫痪，取曲池、外关、合谷；下肢瘫痪，取环跳、足三里、解溪、昆仑；肘关节拘急，取手三里、支正；指关节屈伸不利，合谷透后溪；手足抽动，取大椎、间使、手三里、阳陵泉。

操作：一天 1 次，3 个月为 1 个疗程。以补法为主，捻转提插后不留针。主要适用于胎黄动风后遗症患儿。

二、感冒

（一）针法

主穴：合谷，大椎，外关。

配穴：风寒感冒加风池、风门、肺俞。风热感冒加曲池、鱼际、外关、少商。暑邪感冒加尺泽、支沟、足三里、中脘、天枢。咽痛重者加少商、商阳点刺放血。气虚感冒加肺俞、太溪。

操作：实证用泻法，虚证用补法。每次选3～5穴，以毫针刺，以上证型均予中等刺激，不予留针。一天1次。

感冒夹惊取人中、合谷、百会、涌泉、十宣、内关，予强刺激，不予留针。咽痛重者加少商、商阳点刺放血。

（二）灸法

取大椎、风池、风门、肺俞。

操作：用艾炷1～2壮，依次灸治，每穴5～10分钟，以表皮温热为宜，每天1～2次。主要用于风寒感冒。

（三）推拿

1. 基本手法

头面四大手法(开天门、推坎宫、揉太阳各200次，掐揉耳背高骨10遍)。依次掐心经、内劳宫各9次；捣小天心30～40秒。后分推手阴阳、清肺经200次；推上三关300次；掐揉二扇门100次；拿风池与肩井50次。

2. 辨证加减

（1）风寒感冒：基本方重点拿风池并颈夹脊，拿肩井。加揉外劳宫、掐揉一窝风、拿列缺各100次，黄蜂入洞法(以食、中指置于鼻孔处揉)30秒。

（2）风热感冒：重点操作头面四大手法，清肺经。加揉内劳宫、清天河水各200次，下推天柱骨令局部潮红。

（3）暑邪感冒：重点操作拿肩颈，拿风池。加清天河水200次。

（四）刮痧

位置：颈部夹脊穴、脊柱两侧膀胱经等。

（五）拔罐

取穴：大椎穴、双侧肺俞、双侧膀胱经。

三、咽喉肿痛

（一）雾化吸入法

1. 喷雾剂

临床中，年龄较小的患儿对中药方剂和散剂喷入配合度低。目前常用金喉健喷雾剂，主要成分为艾纳香、冰片等。

2. 操作

雾化吸入多以超声雾化机将中药注射剂等药液雾化吸入口中，能清热解毒、消肿利咽。常用药物如双黄连注射液、清开灵注射液、痰热清注射液等。

（二）针刺疗法

主穴为耳尖配穴为曲池、合谷，体温较高者加曲池针刺，直刺 1 寸，咽喉疼痛明显者加合谷针刺，直刺，均用泻法，年长儿留针 15 分钟，婴幼儿不留针，惊厥者针刺人中，向上斜刺 0.2 寸，留针 20 分钟。

（三）贴敷法

口疮散组成为吴茱萸、黄连、黄芩、连翘，以 2 : 1 : 2 : 2 的比例，研极细粉混合，睡前取 20g 药粉，醋调和成小饼状，贴于双足涌泉穴，次日清晨取下，每天 1 次。

（四）刺血法

患者取坐位，张口，用压舌板压住舌体，充分暴露扁桃体，用爱丽丝钳夹取碘附棉球涂擦扁桃体 2 次以常规消毒，用一次性无菌 10ml 注射器，扁桃体游离面上下两极分别点刺 1 ～ 2 针，深度在 2 ～ 3mm，嘱患者将口中血液吐出，以 4 ～ 5 口为度。

（五）拔罐法

取穴：大椎穴、双侧肺俞穴、天突穴。留罐 2 ～ 3 分钟。

（六）小儿推拿

清肺经、清大肠经、清脾经、清胃经，顺时针摩腹 300 ～ 500 次，运内八卦、揉二马、涌泉 200 ～ 300 次。

四、鼻炎

（一）针灸治疗

主穴：迎香、上迎香、印堂、飞阳、合谷。

平补平泻，根据患儿情况可留针 20 ～ 30 分钟，不配合者可以快针治疗。

揿针，即在穴位上埋针，经济方便，患儿接受度高，以印堂、迎香、足三里、大椎等穴，辨证加减，效果明显。

（二）推拿

选取头面部四大手法：开天门、推坎宫、按揉太阳、揉迎香，黄蜂入洞、揉而后高骨、印堂各 100 下，指擦鼻根至迎香，以透热为度，捏脊 5 ~ 6 遍。根据患儿情况辨证加减，清肝平肺、补脾经、肾经等手部穴位，10 天 1 个疗程，连续 2 ~ 4 个疗程。邵琪教授创立的鼻部八法治疗肺气虚寒型鼻炎：开天门、按揉（印堂、鼻通、迎香、下关）、擦鼻翼、猿猴摘果、点按（风池、风府、大椎，颈椎 2 ~ 4 棘突）、横擦（头项及项背之交）、拿肩井为主，效果显著。

（三）刮痧

临床对于感受风寒之邪的患儿，可以在足太阳膀胱经两侧线及上背部进行刮痧治疗，以甘油或石蜡油等为介质，以轻微泛红为度。

以上治疗方案可以根据患儿情况，采取联合治疗，疗效更加显著。

五、化脓性中耳炎

（一）药物滴耳

选用具有清热解毒、消肿止痛作用的中成药，如黄连滴耳液。

（二）药物涂敷

外耳或耳后有红肿者，可用紫金锭涂敷，以清热解毒消肿。

（三）中药雾化疗法

慢性分泌性中耳炎的治疗选用超声雾化吸入疗法，把中药液体转换成雾状颗粒，将药效直达局部病灶，方用连菊汤。

（四）耳穴贴压疗法

主穴选择耳中、肾、外耳、内耳；配穴则选择神门。外感风邪者加肺，脾虚湿滞者加脾，肝胆湿热者加肝。治疗期间每天按压穴位 3 ~ 5 次，每次 5 分钟。

（五）针刺治疗

急性中耳炎采取针刺疗法，选取上关、听宫、中渚、翳风、百会、侠溪作为施行针刺的主穴；亦可选取合谷、阳溪、听会、外关、耳门、阳陵泉。

六、结膜炎

（一）穴位放血

取穴：取患眼侧太阳、攒竹、印堂、耳针穴。

操作：将皮肤常规消毒，然后用三棱针在上述穴位上点刺放血 0.5～2.0ml。每天 1 次，连用 3 天。

（二）耳尖放血

取穴：双眼患病者取双侧耳尖穴，单眼患病者取同侧耳尖穴。

操作：患者取坐位或仰卧位，医者先用手搓揉耳轮 2～3 下，使耳轮充血。常规消毒耳尖穴，用小号三棱针或采血针点刺耳尖穴，挤出血液 2～3 滴。1 天 1 次，最多治疗 5 次。

（三）超声雾化

选用清开灵或者鱼腥草注射液 10ml 加生理盐水按 1∶1 配成雾化液，采用超声波雾化器对患眼进行超声雾化，治疗时患眼睁开，药雾沿着传输管便可直接喷雾于患眼。每次 15 分钟，每天 1 次，7 次为 1 个疗程。

（四）中药熏洗

药物：桑叶 15g，野菊花 10g，蒲公英 15g，金银花 20g，薄荷 10g。操作：上述药物水煎 1 000ml，纱布过滤后熏洗患眼，每天 2 次。

（五）针刺疗法

取穴：风池、太阳、精明、合谷、曲池、攒竹、丝竹空、瞳子髎。操作：每次选 3 个穴位，毫针刺，每天 1 次。

七、发热

（一）放血疗法

取穴：耳尖，十宣，大椎，少商穴。

操作：酒精消毒放血部位，三棱针点刺，挤 10～20 滴血，或血色由暗红转鲜红为止。一般放血 1 次，若未缓解病情，可次日再放 1 次。

（二）针刺疗法

取穴：主穴取大椎、曲池、合谷、十二井、三轮。

操作：十二井、三轮点刺放血；大椎、曲池、合谷直刺 0.3～0.5 寸，捻转手法，持续行针 3～5 分钟出针，每天针 2～3 次。

（三）推拿疗法

取穴：开天门，推坎宫，揉太阳，拿风池，分阴阳，清肺经，清天河水，退六腑，揉风池、天柱骨、肺俞。

基本手法：推法、揉法、拿法。

操作：患儿取仰卧位，医者立于患儿头侧，依次做开天门、推坎宫、揉太阳，时间10～15分钟，以疏风解表。在患儿手部做分阴阳、清肺经、清天河水、退六腑，手法轻快，均匀，每穴2～3分钟。患儿取俯卧位，依次揉按风池、天柱骨、肺俞，每穴时间2～3分钟。

（四）其他疗法

1. 中药灌肠法

药物：金银花、柴胡、黄芩、连翘、荆芥、大青叶、菊花各适量。

操作：将以上药物水煎沸20分钟，取汁备用。灌肠前排尿排便，采用50ml注射器，将中药煎剂低压缓慢注入直肠，令患儿平卧10分钟左右。用于急性发热。

2. 刮痧法

（1）取穴：背部膀胱经、手阳明经、天柱骨。

（2）操作：在需刮拭部位涂刮痧油或甘油，根据不同病症，选择不同部位，使皮肤出现痧点。两次刮痧间隔3～7天。一般操作1次。

八、咳嗽

（一）推拿疗法

1. 风寒咳嗽

取穴：推攒竹，推坎宫，揉太阳，黄蜂入洞，揉耳后高骨，拿风池，清肺经，运内八卦，推三关，掐揉二扇门，揉推膻中，揉乳根，揉乳旁，揉肺俞，分推肩胛骨。

2. 风热咳嗽

取穴：推攒竹，推坎宫，揉太阳，揉耳后高骨，清肺经，运内八卦，清天河水，退六腑，揉推膻中，揉肺俞，分推肩胛骨，揉按丰隆。痰多喘咳、有干湿啰音加推小横纹、揉掌小横纹。

3. 气虚咳嗽

取穴：补脾经，补肺经，运内八卦，揉推膻中，揉气海，揉乳根，揉乳旁，揉肺俞，按揉足三里。

（二）刮痧疗法

头面部取印堂、天门、太阳；背颈部取大椎、颈夹脊穴、背膀胱经；上肢取三关、六腑、天河水。采用单向反复刮动，遵循"刮前刮后，阴阳对刮""宁失一穴，不丢一经"的原则，刮拭面尽量拉长。头面部穴位以皮肤鲜红为度。

（三）拔罐疗法

1. 普通拔罐

取穴：双侧肺俞，外感加风门，脾虚加脾俞、膏肓。

2. 刺络拔罐

取穴：风门，肺俞，孔最，外关。

操作：梅花针轻叩刺穴位，然后着罐，每天 1 次，治疗风燥咳嗽。

（四）针灸疗法

1. 体针

取穴：曲池，尺泽，内关，丰隆，太白，太冲，膻中，肺俞。

2. 耳针

取穴：肺，气管，神门，肾，三焦，皮质下。

3. 雷火灸

取穴：天突，膻中，肺俞，定喘，合谷。

九、哮喘

（一）针刺疗法

发作期取穴：定喘，天突，内关。若患者咳嗽痰多，加膻中、丰隆。

缓解期取穴：大椎，肺俞，足三里，肾俞，关元，脾俞。

（二）拔罐疗法

部位：背部膀胱经、肺俞。

（三）推拿治疗

发作期：清肺经、揉肺腧、揉天突、揉丰隆各 200 次，搓摩胁肋、揉膻中、运内八卦各 100 次。

缓解期：推三关、揉外劳宫、揉天突各 200 次，加补肺经、补脾经、补肾经、揉肺俞、脾俞、肾俞各 200 次。

（四）贴敷疗法

一般适用于哮喘各个证型。

将白芥子、紫苏子、细辛、甘遂、延胡索、防风按一定比例加生姜汁制作成药饼，敷贴于大椎、双侧肺俞、双侧膏肓、膻中穴，每次敷贴 4～6 小时。可于每年夏季头伏开始对哮喘儿童进行穴位敷贴，预防哮喘复发。

（五）耳穴压豆

在哮喘急性期，以肺、支气管、内鼻、交感、神门、肾、枕等为主穴，以肾上腺、皮质下、内分泌为配穴。

在缓解期则以肾、脾、肺、胃、内分泌为主穴。

（六）艾灸疗法

主穴：风门，肺俞，足三里。

配穴：肺脾气虚，中脘、肺俞；脾肾阳虚，关元、肾俞、脾俞；痰多者，天突、膻中。

操作：用艾条温和灸法，每穴灸 5 分钟，每天 1 次，连续 1～2 周。

（七）耳针疗法

发作期：取对屏尖、肾上腺、皮质下、交感等穴。

操作：每次选 3 穴，毫针强刺激，留针 30 分钟，每天 1 次。

缓解期：取肾上腺、皮质下、肺、脾、肾、内分泌等穴。

操作：每次选 3～4 穴，用弱刺激，每周 2 次。

十、呕吐

（一）推拿疗法

1. 伤食呕吐

取穴：轻症，运八卦，清胃，清天河水；重症，运八卦，清胃，退六腑；吐泻交作，可选独穴清板门，推拿 40 分钟。

2. 胃热呕吐

取穴：退六腑，清胃，运八卦，清板门。

3. 虚寒呕吐

取穴：揉外劳宫，清补脾，清胃。

（二）针灸疗法

1. 体针

取穴：中脘，足三里，内关，公孙，胃俞。

2. 耳针

取穴：胃，肝，交感，皮质下，神门。

（三）中药外用

（1）吴茱萸 30g，生姜、葱各少许。共捣如饼，蒸熟贴脐。每天 1 次。治疗寒性呕吐。

（2）大蒜 5 个，吴茱萸 10g。蒜去皮捣烂，与吴茱萸粉拌匀，制成直径大小约 1cm 的药丸，外敷双足心，每天 1 次。治疗寒性呕吐。

（3）胡椒 10g，绿茶 3g，酒曲 2 个，葱白 20g。共捣成糊状，分贴于中脘、膻中、期门穴 1 次，每次 6～12 小时。治疗肝气犯胃呕吐。

十一、泄泻

（一）毫针刺法

取穴：神阙，天枢，大肠俞，上巨虚，三阴交。

配穴：寒湿困脾加脾俞、阴陵泉；肠腑湿热加合谷、下巨虚；饮食停滞加中脘、建里；肝郁气滞加期门、太冲；脾气亏虚加脾俞、足三里；气虚下陷的加百会；肾阳亏虚加肾俞、命门、关元。

操作：毫针刺法，实证用泻法，虚证用补法。

（二）推拿疗法

取穴：龟尾，摩腹，肚脐，清小肠，推大肠经。

手法：推法，点法，揉法，振法，摩法，搓法。

（三）穴位贴敷疗法

（1）五倍子、干姜各 10g，吴茱萸、丁香各 5g。

操作：共研细末，白酒调和，贴敷肚脐，纱布覆盖固定，隔天换药 1 次。用于虚寒泄泻。

（2）丁香 1 份、肉桂 2 份。

操作：共研细末，每次 1～2g，姜汁调和成糊状，贴敷肚脐，外用胶布固定，每天 1 次。用于风寒泻、脾虚泻、脾肾阳虚泻。

（3）五倍子适量。

操作：研末，食醋调成膏状敷脐，2～3 天一换。适用于久泻。

十二、腹痛

（一）毫针刺法

取穴：足三里，合谷，中脘，天枢。

配穴：寒证腹痛加灸神阙；食积加内庭；呕吐加内关、公孙。

（二）推拿疗法

取穴：脾经，内八卦，合谷，内关，足三里，顺揉腹，拿肚角，捏脊。

基本手法：摩法，揉法，拿法，指禅推法，点揉法，点按法，擦法。

（三）敷贴疗法

（1）丁桂儿脐贴：每贴 1.6g。贴于脐部，每次 1 贴。用于腹部中寒证、脾胃虚寒证。

（2）公丁香 3g，白豆蔻 3g，肉桂 2g，白胡椒 4g。

操作：共研细末，过 100 目筛，贮瓶备用。用时取药末 1.0 ～ 1.5g，填敷肚脐中，用于腹部中寒证、脾胃虚寒证。

（3）淡豆豉、生姜、葱白各适量。

操作：切细，加青盐炒烫，装入布袋热熨肚腹疼痛处，每天 1 ～ 2 次，每次 20 分钟。用于腹部中寒、脾胃虚寒证。

（4）鸡内金、神曲、麦芽、山楂、砂仁、丁香等。

操作：研末，姜汁调成膏状，敷于神阙穴，每天 1 次，每次 6 ～ 12 小时。用于腹痛乳食积滞证。

十三、积滞

（一）毫针刺法

取穴：足三里，中脘，梁门。

配穴：乳食内积者，加里内庭、天枢；积滞化热者，加曲池、太冲；烦躁加神门；脾虚夹积者，加脾俞、气海。

（二）推拿疗法

取穴：脾经，胃经，板门，内八卦，四横纹，中脘，天枢，腹阴阳，下七节骨，足三里。

基本手法：推法，摩法，揉法，擦法，点揉法，运法，捏脊。

（三）其他疗法

1. 耳穴压豆

取穴：胃，大肠，肝，交感，脾。

2. 放血疗法

取穴：四缝。

操作：常规消毒后，用三棱针或采血针在穴位上快速点刺，挤压出黄白色黏液或血少许，每周 1 次，3 ～ 5 次为 1 个疗程。用于乳食内积证。

3. 穴位贴敷疗法

（1）药物：玄明粉 3g，胡椒粉 0.5g。

操作：共研细粉，拌匀。置于脐中，外盖纱布，胶布固定，每天换 1 次。用于乳食内积。

（2）药物：神曲 30g，麦芽 30g，山楂 30g，槟榔 10g，生大黄 g，芒硝 20g。

操作：共研细末，以麻油调上药，敷于中脘、神阙穴，先热敷 5 分钟后继续保留 24 小时。隔天 1 次，3 次为 1 个疗程。用于积滞实证、腹胀痛。

（3）药物：高良姜 2g，槟榔 4g，白术 5g。

操作：共研细末，敷脐中，纱布固定，每天 1 次。用于脾虚夹积。

十四、癫痫

癫痫的治疗，宜分标本虚实，实证以治标为主，着重豁痰顺气、息风开窍定痫；虚证以治本为重，宜健脾化痰、柔肝缓急。癫痫持续状态应中西医配合抢救。

（一）毫针刺法

取穴：实证取人中、合谷、十宣、涌泉；虚证取大椎、神门、心俞、丰隆、内关；癫痫持续状态可取内关、人中、风府、大椎、后溪、申脉、长强、鸠尾、阳陵泉、筋缩，头维透率谷、百会透强间。

配穴：瘀血痫加三阴交；痰痫加丰隆；惊痫加神门。

操作：毫针刺法，实证用泻法，虚证用平补平泻法，可配灸法。

（二）推拿疗法

取穴：人中，十宣，四关，百会，风府，膻中，肝经，脾经，内八卦。

基本手法：掐法，叩击法，按揉法，扫散法，挤按法，点法，揉法，分推法，搓摩法，振法，摩揉法，拿法，振按法。

（三）其他疗法

1. 耳针

取穴：胃，皮质下，神门，枕，心。

2. 埋线疗法

取穴：大椎、腰奇、鸠尾，备用穴翳风。

操作：每次选用 2 ～ 3 穴，埋入医用羊肠线，隔 20 天 1 次，常用穴和备用穴轮换使用。

十五、脑瘫

治疗以补益肝肾、益气养血、疏通经络、强筋壮骨为主。

（一）毫针刺法

取穴：大椎，身柱，风府，四神聪，悬钟，阳陵泉。

（二）推拿疗法

取穴：囟门，百会，风池，风府。

基本手法：摩法，揉法，推法，振法，弹法，拿法，捋法，按法，捏法，啄法，叩法。

（三）其他疗法

1. 头针

取穴：顶颞前斜线、顶旁 1 线、顶旁 2 线、颞前线、枕下旁线。

操作：毫针微刺，留针 1～4 小时，每天 1 次。

2. 耳针

取穴：皮质下、交感、神门、脑干、肾上腺、心、肝、肾、小肠；上肢瘫痪者加肩、肘、腕；下肢瘫痪者加髋、膝、踝。

3. 舌针

取穴：金津、玉液及舌体。

操作：毫针微刺，不留针，每天 1 次。

十六、遗尿

治疗以温补下元、固摄膀胱为主法。

（一）毫针刺法

取穴：神门，委中。

配穴：温补下元配中极、肾俞、膀胱俞、太溪；补中益气配气海、太渊、足三里、三阴交；清利湿热配太冲、行间、阳陵泉。

（二）推拿疗法

取穴：百会，五脏，肾经，外劳宫，七节骨，膀胱俞，肾俞，命门。

基本手法：推法，点法，揉法，擦法，拿法。

（三）其他疗法

1. 敷贴疗法

（1）五倍子、五味子、石菖蒲各 3 份，麻黄、肉桂各 1 份。

操作：上药共为细末，用时以酒醋各半调药末成膏，临睡前以膏敷双脚心，纱布覆盖，胶布固定，次晨取下，每晚 1 次。

（2）五倍子、吴茱萸、小茴香、补骨脂、附子各等分。

操作：上药共研细末，混合均匀备用。取上药粉约 20g，用温开水调成膏糊状，外敷神阙、涌泉（双侧）穴，用胶布固定每晚睡前敷贴，次日晨起时将药取下，10 天为 1 个疗程。

（3）补骨脂 2 份，黄芪 2 份，桑螵蛸 2 份，麻黄 1 份。

操作：上药共研细末，贮瓶备用。清洁脐部，每次取 3g 药粉，以生姜汁调成饼状，敷于脐部，纱布覆盖，胶布固定。3 天换药 1 次，连用 15 天。

2. 耳针

取皮质下、神门、内分泌、交感、肾、肺、脾、膀胱等穴。每天 1 次，每次 3～4 穴，中刺激，7 天 1 个疗程。

十七、湿疹

治疗以清热利湿、祛风止痒、养血润燥为主。

（一）毫针刺法

取穴：曲池，阴陵泉，血海，风市，阿是穴。

（二）推拿疗法

以婴儿湿疹为主，祛除湿邪、熄风止痒为基本治法。

取穴：脾经，肺经，大肠经，小肠经，天河水，三关，血海。

基本手法：推法，点法，揉法，摩法，拿法，擦法。

（三）中药外洗

药物：苦参 20g，黄柏 15g，地肤子 20g，荆芥 15g，生地榆 15g，马齿苋 20g，金银花 15g，野菊花 20g。

操作：加水约 10L，大火烧开，再小火煎煮 20 分钟，等药汤冷却至 37℃时，取药汁泡浴或局部外洗、湿敷，每次 15 分钟左右。

十八、荨麻疹

治疗以疏散外邪、调和营卫为主。

（一）毫针疗法

取穴：曲池，血海，三阴交。

配穴：发于面部加合谷；头部加风池、迎香、丝竹空；腰部加肺俞、肾俞；腹部加中脘、足三里；下肢多取伏兔、风市、委中、足三里。

操作：平补平泻手法。留针 10～15 分钟，每天或隔天 1 次。

（二）推拿疗法

取穴：太阳，膈俞，三关，百虫，箕门，二扇门，风池，曲池，五经。

基本手法；推法，点法，揉法，擦法，拿法。

（三）其他疗法

1. 拔罐

取穴：神阙，大椎，膈俞，肺俞。

操作：先闪罐背部膀胱经及督脉，分别留罐 5 分钟。

2. 穴位注射

取穴：双侧足三里或曲池。

操作：取患者自身静脉血 2ml，分别注射相应穴位。

3. 耳针

取穴：神门，肺，枕。

4. 灸法

取穴：合谷、血海、足三里、三阴交，并根据临床症状适当加灸百会、阳池、行间、长强等穴。

操作：每次每穴灸 5～10 分钟，每天 1～2 次。

十九、小儿肌性斜颈

治疗通经活血、软坚散结为主。

（一）推拿治疗

取穴：桥弓，扶突，人迎，缺盆，肩井，风池，耳背高骨，局部阿是穴。

基本手法：揉法，拿法，捻揉法，点揉法，拿揉法，弹拨法，扳法。

（二）其他治疗

1. 偏振光治疗

适用于有包块的斜颈，把偏振光探头对准包块，离皮肤 1cm 以内或贴在皮肤表面进行治疗，每次 10～15 分钟，10 次为 1 个疗程。

2. 针刺治疗

以包块局部阿是穴为主进行针刺，每次留针 10～15 分钟。

3. 磁疗

使用哈慈五行针吸附于包块上，利用磁疗的作用促进包块软化和吸收。

4. 手术治疗

手术治疗指征：①胸锁乳突肌持续挛缩，头部旋转活动受限超过 1 年；②因持续性胸锁乳突肌挛缩伴进行性一侧面部发育不良；③1 岁以上发现斜颈，或经保守治疗 1 年未改善者，应考虑手术治疗。

参考文献

[1] 和蕊，赵百孝．浅析灸感的影响因素 [J]．世界中医药，2019，14（8）：2217–2219．

[2] 曹树琦，沈宇平，蔡卫根．化脓灸述要及灸后治疗 [J]．中华中医药杂志，2019，34（6）：2641–2643．

[3] 赵舒蒙，杨涛，郭义，等．论《针灸资生经》灸法特点 [J]．辽宁中医杂志，2018，45（11）：2295–2297．

[4] 齐丽珍，马晓芃，洪珏．古今灸材及灸法的比较 [J]．中华中医药学刊，2013，31（11）：2349–2354．

[5] 唐宜春，张建斌．实按灸源流考 [J]．中国针灸，2012，32（9）：852–855．

[6] 康明非，陈日新．论"反应点"与腧穴 [J]．江西中医学院学报，2006，3：37–38．

[7] 胡媛，李颖，龙宇，等．中药药浴的研究进展 [J]．时珍国医国药，2021，32（5）：1201–1204．

[8] 王嘉俊，李梦瑶．中医芳香疗法现代研究 [J]．新中医，2019，51（3）：38–41．

[9] 胡凯文，卫月，安超．芳香中药在疾病外治中的应用 [J]．中华中医药杂志，2010，25（3）：337–339．

[10] 宋艳琴，张琳，陈柏君，等．中医芳香疗法在临床护理工作中的应用浅析 [J]．云南中医中药杂志，2017，38（6）：91–93．

[11] 杨文倩，孙子渊．中药外敷的临床应用进展 [J]．世界最新医学信息文摘，2019，19（28）：80–81．

[12] 戚运珍．仲景内外并治法及临床意义研究 [D]．南京：南京中医药大学，2013．

[13] 郭凤红，范鹏，张逊，等．蜡疗临床应用新进展 [J]．中华全科医学，2018，16（3）：465–469，483．

[14] 梁冰雪，袁天慧，闫翠，等．浅谈脐疗的中医内涵 [J]．中华中医药杂志，2018，33（10）：4329–4332．

[15] 李金，叶明花，秦晓剑，等．脐疗研究概述 [J]．江西中医药大学学报，2017，29（4）：110–113．

[16] 李继晖．脐疗治疗妇科病的现代文献研究 [D]．济南：山东中医药大学，2015．

[17] 高丽娇，吴杰．蜜蜂蜂毒主要成分与功能研究进展 [J]．基因组学与应用生物学，2013，32（2）：246–253．

[18] 董文华．李万瑶临床常用蜂针针法研究 [J]．中国民间疗法，2018，10（26）：24–25．

[19] 李思聪，陶永康．中药雾化吸入的临床应用 [J]．华西药学杂志，2019，34（4）：104–109．

[20] 王薛，陈卓，尹鸿翔．重楼在中国民族民间医药中的应用 [J]．华西药学杂志，2018，33（5）：555–560．

[21] 赖春明，施香兰．中药雾化吸入对腺样体低温等离子消融术后创面愈合的影响 [J]．中国医药指南，2018，16：211–212．

[22] 胡安梅，雷霞，赵颜俐，等．益气祛风汤雾化吸入治疗鼻衄肺气虚寒证的临床观察 [J]．中国实验方剂学杂志，2018，24（4）：197–202．

[23] 朱继平．中药雾化对慢性鼻 – 鼻窦炎鼻内镜术后恢复及鼻黏膜炎症细胞的影响 [J]．现代中西医结合杂志，2017，26（33）：3726–3728．

[24] 张娟，林东红，黄菊霞．三拗汤雾化吸入联合中药外敷治疗小儿咳嗽临床观察 [J]．当代医学，2017，23